Hippokrates

Meiner Frau und Mitarbeiterin

Dr. med. Gerhard Köhler (1916–2002)

Medizinstudium in Freiburg, München, Danzig. 1941 Staatsexamen und Promotion in Leipzig. Klinische Ausbildung in Aachen und Krefeld (Chirurgie, Frauenheilkunde). Nach 1945 Niederlassung und Arbeit im Belegkrankenhaus – Schwerpunkt Chirurgie, Geburtshilfe, Innere Medizin sowie begleitende Anwendung der Homöopathie im klinischen Betrieb.

1962 Niederlassung als homöopathischer Arzt in eigener Kassenpraxis in Freiburg/Breisgau. In dieser Zeit 24 Semester lang Vorlesungen und Seminare zur Homöopathie für Studenten und Assistenten der Universität Freiburg. 12 Jahre Kursleiter und Dozent bei der Ausbildung für Ärzte im Weiterbildungszentrum Bad Brückenau, später auch in Bergisch Gladbach und Celle.

Gestorben 2002 in Freiburg.

Lehrbuch Homöopathie

Band 1
Grundlagen und Anwendung

Gerhard Köhler

Bearbeitet von Dieter Gabányi

9., vollständig überarbeitete Auflage

9 Abbildungen
15 Tabellen

Hippokrates Verlag · Stuttgart

Bibliografische Information
der Deutschen Nationalbibliothek

Die Deutsche Nationalbibliothek verzeichnet diese Publikation in der Deutschen Nationalbibliografie; detaillierte bibliografische Daten sind im Internet über http://dnb.d-nb.de abrufbar.

Anschrift des Bearbeiters:

Dr. med. Dieter Gabányi
Lessingstraße 10
86159 Augsburg

1. Auflage 1982
2. Auflage 1983
3. Auflage 1984
4. Auflage 1985
5. Auflage 1988
6. Auflage 1994
7. Auflage 1999
8. Auflage 2003
1. englische Auflage 1986 (Band 1)
1. holländische Auflage 1987 (Band 1)
1. italienische Auflage 1985 (Band 1)
1. russische Auflage 1989
2. russische Auflage 2000
1. spanische Auflage 1995 (Band 1)
1. ungarische Auflage 2000 (Band 1)

Zusammenstellung des Kapitels „Homöopathie von A–Z" (Seite 194 ff.): Adelheid Trenz-Steinheil, M.A.
Redaktionelle Bearbeitung: Jochen Klein

Wichtiger Hinweis: Wie jede Wissenschaft ist die Medizin ständigen Entwicklungen unterworfen. Forschung und klinische Erfahrung erweitern unsere Erkenntnisse, insbesondere was Behandlung und medikamentöse Therapie anbelangt. Soweit in diesem Werk eine Dosierung oder eine Applikation erwähnt wird, darf der Leser zwar darauf vertrauen, dass Autoren, Herausgeber und Verlag große Sorgfalt darauf verwandt haben, dass diese Angabe **dem Wissensstand bei Fertigstellung des Werkes** entspricht.

Für Angaben über Dosierungsanweisungen und Applikationsformen kann vom Verlag jedoch keine Gewähr übernommen werden. **Jeder Benutzer ist angehalten**, durch sorgfältige Prüfung der Beipackzettel der verwendeten Präparate und gegebenenfalls nach Konsultation eines Spezialisten festzustellen, ob die dort gegebene Empfehlung für Dosierungen oder die Beachtung von Kontraindikationen gegenüber der Angabe in diesem Buch abweicht. Eine solche Prüfung ist besonders wichtig bei selten verwendeten Präparaten oder solchen, die neu auf den Markt gebracht worden sind. **Jede Dosierung oder Applikation erfolgt auf eigene Gefahr des Benutzers.** Autoren und Verlag appellieren an jeden Benutzer, ihm etwa auffallende Ungenauigkeiten dem Verlag mitzuteilen.

Oswald-Hesse-Straße 50, 70469 Stuttgart
Unsere Homepage: www.hippokrates.de

Printed in Germany

Umschlaggestaltung: Thieme Verlagsgruppe
Verwendete Fotos von: Thieme Verlagsgruppe, Pixelquelle
Satz: Druckerei Sommer, Feuchtwangen
gesetzt in: 3B2, Vers. 7.51f/W
Druck: Grafisches Centrum Cuno, 39240 Calbe

ISBN 978-3-8304-5377-2 1 2 3 4 5 6

Vorwort

„Der Köhler“ ist im deutschen Sprachraum eines der bedeutenden Standardwerke zu den Grundlagen der Homöopathie. Seine besondere Qualität bezieht das Werk aus der geradlinigen Sprache und Didaktik von Gerhard Köhler; diese Klarheit hat sich wie ein roter Faden durch alle bisherigen Auflagen gezogen. Eine der hochrangigen Forderungen des „Lastenheftes“ für die jetzt vorgelegte, vollständig überarbeitete 9. Auflage war, neben notwendigen Aktualisierungen, die Erhaltung der Qualität der „Köhler'schen Klarheit und Knappheit“.

Die Bewahrung dieses wertvollen Erbes mit einer Aktualisierung des Wissensstandes und der Arbeitsmethodik in der Homöopathie zu verknüpfen war eine nicht leicht zu erfüllende Aufgabe. Sie erforderte eine beständige, intensive Kommunikation zwischen den verschiedenen an der Bearbeitung Beteiligten. Alle Änderungen verfolgen das Ziel, den Prozess des Lernens didaktisch und inhaltlich optimal zu gestalten.

Das vorliegende Werk ist aber nicht nur als Leitschnur für den Anfänger gedacht – auch der erfahrene Homöopath ist eingeladen, von Zeit zu Zeit einen Blick hineinzuwerfen und vielleicht so manches mit der Zeit Vergessene wieder neu zu entdecken. Die Vielfalt der Homöopathie führt mitunter dazu, die Grundsätze zugunsten neuer, attraktiver Strömungen etwas zu vernachlässigen. Der „Köhler“ hilft, den Weg zurückzufinden.

Stuttgart,
Herbst 2007

Verlag und Redaktion

Damit jeder seine eigene Methode (Gerhard Köhler, Vorwort 7. Auflage) in der Homöopathie finden kann, soll die Neuauflage dieses Standardwerkes auch den neuen (oder wiederbelebten) Diskussionen und Entwicklungen Platz einräumen. Nach wie vor wird der „Köhler“ ein kurzes, prägnantes und pragmatisches Lehrbuch sein, das den Anfängern Grundlagen vermittelt, den Fortschreitenden an Grundsätzliches und vielleicht Vergessenes erinnert.

Um bei der notwendigen Modernisierung dieses Profil zu erhalten, sind Neuordnungen, Hinzufügungen und auch einige Streichungen erfolgt. Dabei war es dem Bearbeiter ein besonderes Anliegen, die klare Sprache von Gerhard Köhler, der als Dozent dem aufmerksamen Neuling einen bleibenden Eindruck hinterließ, weiterleben zu lassen und auf Modewörter und Anglizismen wenn irgend möglich zu verzichten.

Dem Verlag, all den Mitarbeitern ist natürlich zu danken, ohne sie ist eine solche Arbeit nicht möglich. Mein besonderer Dank gilt den Rettern oder Wiederbelebungskünstlern der deutschen Homöopathie, die vor nunmehr ca. 50 Jahren mit Fortbildungen und organisierten Lernkursen die Voraussetzungen für den heutigen Standard schufen. Zu diesen gehört auch Gerhard Köhler. Seine Bedeutung für die heutige Homöopathie schuf er mit einer gründlichen und verständlichen Zusammenfassung der homöopathischen Theorie sowie – zusammen mit anderen – mit der Wiedereinführung der Repertorisation in der deutschen Homöopathie.

Augsburg,
Herbst 2007

Dr. med. Dieter Gabányi

Aus dem Vorwort zur 1. Auflage

Die heutige Ärztegeneration könnte glücklich sein – sie hat so viele Möglichkeiten der Diagnostik und Therapie wie kaum eine Generation vor ihr.

Die analytisch-naturwissenschaftliche Forschung hat der Medizin Erfolge auf vielen Gebieten gebracht; die technische Perfektion der apparativen Diagnostik und Notfallbehandlung ist beachtlich. Chirurgie und Prothetik geben noch Hilfen, wo früher eine Grenze war. Die Tiefenpsychologie hat uns Einblicke in unbekannte Dimensionen der Seele geschenkt. Die psychosomatische Medizin gibt erste Ansätze zum Begreifen der Wechselbeziehungen von Leib und Seele.

Wir könnten eine glückliche Generation von Ärzten sein bei so vielen Erfolgen! Warum erleben wir trotzdem im täglichen Umgang mit unseren Kranken so oft auch einen Therapienotstand? Warum steigt die Zahl der chronisch Kranken – ist dies wirklich nur eine Folge von Zivilisation und erhöhter Lebenserwartung? Warum ist so oft Nutzen und Schaden einer Therapie abzuwägen? Wie sollen Ärzte und Patienten die Gefahren und Kontraindikationen eines Medikamentes abschätzen, die der Hersteller selbst nicht sicher kennt, da sie oft erst nach langer Zeit deutlich werden? Wir erleben in unserer Zeit nicht nur die Gefährdung der natürlichen Umwelt – wir beobachten mit Sorge auch die Rückwirkung auf die Innenwelt des Menschen. Belastungen durch Schadstoffe in der Luft, im Wasser, in der Nahrung, aber auch durch Medikamente sind erkennbar.

Das Wort von der „Krise der Medizin" beunruhigt seit einem halben Jahrhundert Ärzte und Patienten. Eine Lösung der Krise ist nur möglich, wenn wir uns zuerst um Erkenntnis der Ursachen dieser Krise bemühen, damit wir gemeinsam handeln können. Diese Ursachen hat Bamm in „Ex ovo" formuliert:

„Die wissenschaftliche Grundlage der Heilkunde ist die experimentelle Biologie. Wir wissen aber nun, dass die experimentelle Biologie zum Gegenstand ihrer Forschung gar nicht das Leben, sondern nur die physikochemischen Bedingungsgrundlagen des Lebens hat. Einer Therapie, die sich ausschließlich auf experimentelle Biologie stützt, sind nur diejenigen Störungen des Lebendigen zugänglich, welche Störungen der physikochemischen Bedingungsgrundlagen des Lebendigen sind. Der Arzt, der vor dem Patienten steht, kommt damit nicht aus.

Die metaphysische Unruhe, die seit einem Menschenalter die Heilkunde bewegt, entspringt der Tatsache, dass die wissenschaftlichen Grundlagen der modernen Medizin von vornherein nicht das umfassen, was die Heilkunde am Krankenbett vor sich hat. Der Arzt hat einen Patienten vor sich, in dessen gestörter Gesundheit die Transzendenz der Person des Patienten mit gestört ist ...

Nur eine Heilkunde, die das ganze, entelechial gesteuerte Lebendige in ihre Behandlung einbezieht, hat Aussicht, nicht nur gestörte biologische Funktionen wieder ins gleiche zu bringen, sondern tatsächlich kranke Menschen zu heilen." (Bamm 1956)

Ich zitiere bewusst einen neutralen Zeugen, denn das Wort von der „Krise der Medizin" stammt nicht von der Homöopathie. Es gibt in der Lehrmedizin unserer Zeit genügend sensible Menschen, welche die Unruhe empfinden und nach neuen Wegen Ausschau halten. In dieser Situation sind wir alle aufgerufen, nach erweiterten Therapiemöglichkeiten zu suchen.

Die Homöopathie kann vieles zur Gesamtmedizin beitragen. Sie ist seit 200 Jahren bewährt, sicher und unschädlich. Außerdem erfüllt sie seit ihrem Bestehen die heute so dringlich erhobene Forderung einer Ganzheitsmedizin. Sie behandelt den kranken Menschen in seiner leiblich-seelischen Ganzheit und begreift ihn als handelnde Person, eingefügt in seine konstitutionelle Anlage und mitmenschliche Umwelt, in die Bedingungen und Belastungen seiner Zeit und Biografie.

Der kranke Mensch in seiner Individualität und untrennbaren Einheit von Geist, Seele, Leib gibt den Maßstab für die homöopathische Arzneianwendung.

Die verschiedenen Therapieverfahren haben im Rahmen der Gesamtmedizin je nach Situation des Kranken ihr Optimum und ihre Grenzen.

Deshalb sollten in unserer Zeit Streit und Hochmut ein Ende finden durch brüderliches Miteinander. Wir alle sind nur dem Kranken verpflichtet –

keiner Ideologie oder einer bestimmten Therapierichtung. Jeder kann von jedem lernen.

Ich denke in Dankbarkeit an meine Hochschullehrer und klinische Ausbildung. Aber keiner darf bei seinem schulischen Ausbildungsstand stehenbleiben. „Wir haben Grund, über die Heilkunde neu nachzudenken zu müssen. Die Entwicklung der medizinischen Wissenschaften, der Notstand in der medizinischen Ausbildung, die problematischen Strukturen des Gesundheitswesens sowie wachsende Schwierigkeiten einer sinnvollen medizinischen Praxis sind Gegenstand höchster kritischer Aufmerksamkeit. Der Umgang mit Gesundheit, Krankheit und Leid, mit Not, Hinfälligkeit, Hilflosigkeit und Krise ist geprägt von der Spannung zwischen Handlungsmächtigkeit und Handlungsgrenzen der Heilkunde.“ (Seidler 1979)

Wer im täglichen Umgang mit seinen Kranken diese Grenzen erlebt hat, ist aufgerufen, weitere Heilungsmöglichkeiten zu erlernen. Wir sind um unseres Berufes willen, sogar vom Gesetz, dazu verpflichtet.

Über die verschiedenen Anschauungen und Methoden hinweg können wir unser ärztliches Tun und Wollen prüfen an einem Wort von *Samuel Hahnemann*, dem Begründer der Homöopathie:

> „Das höchste Ideal der Heilung ist schnelle, sanfte, dauerhafte Wiederherstellung der Gesundheit oder Hebung und Vernichtung der Krankheit in ihrem ganzen Umfange auf dem kürzesten, zuverlässigsten, unnachteiligsten Wege nach deutlich einzusehenden Gründen.“ (Org., § 2)

Viele ältere, aber besonders junge Ärzte und Studenten haben erkannt, dass der Therapienotstand und damit auch eine Krise der Medizin überwunden werden kann, wenn wir uns um natürliche Heilverfahren bemühen.

Freiburg im Breisgau, Frühjahr 1982

Dr. med. Gerhard Köhler

Inhaltsverzeichnis

Hinweise

Querverweise auf die Symptomenverzeichnisse (Repertorien) beziehen sich auf drei häufig verwendete Standardrepertorien. Angegeben ist jeweils die Seite, auf der die entsprechende Rubrik zu finden ist:

- **KK** steht für die durch Keller & Künzli von Fimelsberg erfolgte Übersetzung des Kent-Repertoriums (Kent 2003).
- **SR** verweist auf das Synthetische Repertorium von Barthel (2005).
- **Synth**. verweist auf das Synthesis, Edition 9.1 (Schroyens 2005).

Quellenangaben der verwendeten Literatur sind unmittelbar im Text vermerkt und verweisen auf das Literaturverzeichnis. Besonders häufig zitierte Grundlagenwerke sind mit folgenden Kürzeln gekennzeichnet:

Org, § ... steht für das Organon in der 6. Auflage (Hahnemann 1999) mit Angabe des Paragrafen.

CK, Bd., Sym. bzw. **RAL, Bd., Sym.** steht für Die Chronischen Krankheiten bzw. Die Reine Arzneimittellehre (Hahnemann 1991) mit Band- und Symptomennummer. Beide Werke wurden kürzlich in Hahnemann (2007) zusammengefasst. Die Symptomennummern wurden übernommen.

Hering, GS, Bd. steht für The Guiding Symptoms von Hering (1990) mit Angabe der Bandnummer.

Arzneimittelabkürzungen werden entsprechend der deutschen Übersetzung des Kent-Repertoriums (KK) verwendet.

1 Einführung

Homöopathie ist eine Form der arzneilichen Regulationstherapie, die die Selbstheilung des Organismus anregt und steuert.

Der Begründer der Homöopathie, Samuel Hahnemann, hat ein praktisches System der Arzneianwendung entwickelt, das auf drei **Prinzipien** gegründet ist:

- Arzneiprüfung an gesunden Versuchspersonen
- Ähnlichkeitsregel
- Individuelles Krankheitsbild

Die Ähnlichkeitsregel fordert, dass Ähnliches mit Ähnlichem behandelt werden soll: Similia similibus curentur.

Das vergleichbare „Ähnliche" findet sich in den charakteristischen Symptomen der Arzneiprüfung und in den individuellen Symptomen des einzelnen Kranken. Der Vergleich dieser beiden Symptomenreihen (auch Symptomenbilder genannt) führt zur Wahl der Arznei, die dem individuellen Krankheitsfall am ähnlichsten ist. Die Arznei nennt man deshalb das „Simile".

1

1.1 Prinzipien der Homöopathie

Die Prinzipien der Homöopathie werden im Folgenden am Lebenswerk von **Samuel Hahnemann** dargestellt. Dabei zeigt sich, wie modern diese Therapie ist: Durch eine experimentelle Arzneiprüfung (Selbstversuch!) wird eine unerwartete Arzneiwirkung entdeckt, durch gewissenhafte Beobachtung und Nachprüfung das **Gesetzmäßige** dieser Reaktion erkannt und zu einer kompletten Heilmethode ausgebaut „nach deutlich einzusehenden Gründen“ (Org., § 2).

1.1.1 Definition

Im Rahmen der Gesamtmedizin lässt sich die Homöopathie als **Regulationstherapie** definieren. Ihr Ziel ist die Steuerung der körpereigenen Regulation mit Hilfe einer Arznei, die jedem einzelnen Kranken in seiner personalen Reaktionsweise entspricht.

Diese moderne Interpretation der Homöopathie wurde im Einklang mit Hahnemanns Einsichten gewählt. Er beschreibt die charakteristischen Phasen der regulativen Wirkungen der Arzneien auf den Organismus: Die **Erstwirkung** durch den Reiz der Arznei und die **Nachwirkung (Heilwirkung)** als Antwort des Organismus (Org., §§ 63 – 66).

Die praktische Anwendung der Homöopathie beruht auf drei Prinzipien:

Eine Arznei wird gesunden Versuchspersonen gegeben und die dadurch entstehenden Symptome werden registriert. Aus dieser Prüfung wird das **Arzneimittelbild** gewonnen. Die Symptome werden in den Repertorien aufgelistet.
Nach der **Ähnlichkeitsregel** heilt eine Arznei eine Person, deren Krankheit ähnliche Symptome aufweist wie sie die Arznei bei gesunden Personen auszulösen imstande ist.
Das **individuelle Krankheitsbild** ergibt sich durch die in der Anamnese und Untersuchung erfassbaren Symptome.

Samuel Hahnemann

Der Begründer der Homöopathie war der deutsche Arzt und Dozent Dr. med. habil. Samuel Hahnemann (geboren 10.4.1755 in Meißen an der Elbe, gestorben 2.7.1843 in Paris). Weiterführende Literatur zur Lebensgeschichte findet sich u. a. in den Werken von Haehl (1992) und Tischner (1959) – beide sind als historisch zuverlässig zu bezeichnen. Fritsche (1964) steuerte eine interessante, aber sehr spekulative und esoterische Darstellung bei. Ritter (1974) widmete sich äußerst kritisch dem Lebensweg Hahnemanns. Dessen geniales Werk verblasst hinter der Schilderung des Menschen in seiner Zeit. Robert Jütte (2005) verfasste „Samuel Hahnemann, Begründer der Homöo-

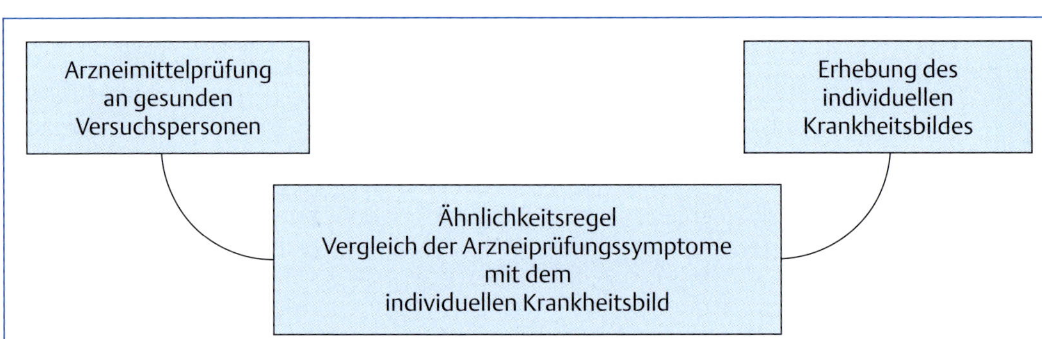

Abb. 1 Prinzipien der Homöopathie.

pathie", von Willibald Gawlik (1996) stammt die „Synchronopse".

Hahnemann wurde zum Arzt in einer Epoche der medizinischen Wissenschaft, die von zwei gegensätzlichen Tendenzen geprägt wurde: auf der einen Seite die geistvolle, aber spekulative „Romantische Medizin" (Leibbrand) – zum alltäglichen „Handwerk" des Arztes dieser Zeit jedoch gehörten radikale therapeutische Verfahren. Exzessive Aderlässe, Klistiere und andere ausleitende Maßnahmen (Fontanellen) schwächten die Kranken ohne ersichtlichen Nutzen. Die Arzneitherapie bestand im Zusammenmischen vieler Pharmaka in heroischen Dosen. Deren Wirkung war bis dahin weder irgendwie geprüft noch durch Erfahrung ermittelt worden. Erfahrung und Prüfung wurden durch Spekulation ersetzt und seit Galen mit Autoritätsgläubigkeit von Generation zu Generation weitergetragen – eine Methode, über die sich schon Paracelsus empörte.

Hahnemann stammte aus dem durch den Siebenjährigen Krieg verarmten Sachsen. Sein Vater war Porzellanmaler an der Meißner Porzellanmanufaktur, eine Kunst, die nicht viel einbrachte. Der außerordentlich sprachbegabte Samuel Hahnemann verdiente sich als Werkstudent mit Übersetzungen sein Studium und den Lebensunterhalt. Er beherrschte Griechisch, Lateinisch, Englisch, Französisch, Hebräisch und Arabisch. Durch seine Übersetzertätigkeit erhielt er tiefe Einblicke in das medizinische, pharmakologische und chemische Schrifttum seiner Zeit. Er versah die übersetzten Texte mit eigenen kritischen Bemerkungen und Kommentaren – getreu seinem Wahlspruch: „Aude sapere", zu deutsch: Wage, weise zu sein, oder – freier übersetzt: – Wage, selbstständig zu denken.

Selbstständiges Denken zwang ihn zum Widerspruch. Bei der Übersetzung eines Werkes des schottischen Pharmakologen William Cullen: „A Treatise of the Materia medica" (Abhandlung über die Arzneikunde, Zit. nach Klunker 1988, S. 9), stieß er auf die spekulative Behauptung des Verfassers, *Chinarinde* heile das Wechselfieber (heute besser bekannt als die Malaria) durch ihre „magenstärkende Wirkung". An dieser Behauptung entflammte sich sein kritischer Geist.

1.1.2 Arzneimittelprüfung an Gesunden

1790 begann Hahnemann, diese von Cullen aufgestellte Behauptung nachzuprüfen – mit genialer Selbstverständlichkeit durch Prüfung einer Arznei auf ihre Wirkung im Selbstversuch. Damit war die Geburtsstunde der Homöopathie gekommen. Das erste Prinzip wurde im Experiment gefunden:

> Was eine Arznei bewirkt, wird durch Prüfung an Gesunden ermittelt (s. Kap. 2.1.1).

Die Prüfung der Chinarinde im Selbstversuch ergab bei ihm eine Änderung seines Befindens, die den Erscheinungen des Wechselfiebers ähnlich war. Er schreibt:

> „Ich nahm des Versuchs halber etliche Tage zweimal täglich jedes Mal 4 Quentchen (1 Quentchen = 3,65 Gramm) gute *China* ein; die Füße, die Fingerspitzen usw. wurden mir erst kalt, ich ward matt und schläfrig, dann fing das Herz an zu klopfen, mein Puls ward hart und geschwind, eine unleidliche Ängstlichkeit, ein Zittern (aber ohne Schaudern), eine Abgeschlagenheit durch alle Glieder; dann ein Klopfen im Kopf, Röte der Wangen, Durst, kurz alle mir sonst beim Wechselfieber gewöhnlichen Symptome erschienen nacheinander, doch ohne eigentliche Fieberschauer. Mit kurzem: Auch die mir bei Wechselfieber gewöhnlichen besonders charakteristischen Symptome, die Stumpfheit der Sinne, die Art von Steifigkeit in allen Gelenken, besonders aber die taube widrige Empfindung, welche in dem Periostium über allen Knochen des ganzen Körpers ihren Sitz zu haben scheint – alle erschienen. Dieser Paroxysmus dauert 2 bis 3 Stunden jedes Mal und erneuerte sich, wenn ich diese Gabe wiederholte, sonst nicht. Ich hörte auf und ich ward gesund." (Zit. aus Hahnemanns deutscher Übersetzung des Werkes von Cullen 1789, S. 103 ff.).

1.1.3 Ähnlichkeitsregel

Das zweite Prinzip wurde 1796 von Hahnemann formuliert. In „Hufelands Journal" veröffentlichte er die Arbeit „Versuch über ein neues Prinzip zur Auffindung der Heilkräfte der Arzneisubstanzen". Das „neue Prinzip" war die Arzneimittelprüfung an Gesunden. Daraus zog er die geniale Schlussfolgerung:

> „Jedes wirksame Arzneimittel erregt im menschlichen Körper eine Art von eigener Krankheit. Man ahme die Natur nach, welche zuweilen eine chronische Krankheit durch eine andere hinzukommende heilt, und wende in der zu heilenden (vorzüglich chronischen) Krankheit dasjenige Arzneimittel an, welches eine andere, möglichst ähnliche künstliche Krankheit zu erregen imstande ist und jene wird geheilt werden; similia similibus." (Hahnemann 1796)

Um es ganz deutlich zu machen, hebe ich den Schlussteil des Satzes heraus: „... welches eine künstliche Krankheit zu erregen imstande ist". Die Arzneiprüfung an Gesunden löst eine künstliche Krankheit aus, deren Symptome der zu heilenden Krankheit möglichst ähnlich sein sollen. Eine Arzneiwirkung als künstliche Krankheit ist uns heute leider durch die Verwendung von Arzneistoffen aus der Retorte nur zu bewusst geworden. In verschämter Verniedlichung läuft diese „künstliche Krankheit" als „Nebenwirkung". Die bei einigen Patienten auftretenden verheerenden Wirkungen sind nur mit Understatement als „Nebenwirkungen" zu bezeichnen. „Aude sapere" – erinnern Sie sich an den Wahlspruch Hahnemanns: „Wage, selbstständig zu denken."

Die Ähnlichkeitsregel, welche in dieser Veröffentlichung 1796 erstmals formuliert wird, erfuhr in der Einleitung des „Organon der Heilkunst" ihre endgültige, klassische Form:

> „Wähle, um sanft, schnell, gewiss und dauerhaft zu heilen, in jedem Krankheitsfalle eine Arznei, welche ein ähnliches Leiden (homoion pathos) für sich erregen kann, als sie heilen soll."

Dazu setzen wir die lateinische Kurzform „Similia similibus curentur" als Aufforderung: „Ähnliches möge durch Ähnliches behandelt werden." Die Ähnlichkeitsregel basiert auf dem bildhaften Vergleich zweier Sachverhalte: Symptome des Kranken werden mit Symptomen der Arzneiwirkung am Gesunden in ihrer phänomenologischen Ähnlichkeit verglichen. Was ein „Stoff" macht, kann dieser auch heilen! Es kommt entscheidend auf die Ausgangslage an. Natürliche Krankheit und spezifische Kunstkrankheit müssen sich in ihrer **Ähnlichkeit** entsprechen.

1.1.4 Individuelles Krankheitsbild

Der Name einer Krankheit, die Diagnose, beschreibt eine Registrierung von pathologischen Fakten, die vom wissenschaftlichen Erkenntnisstand einer Zeitepoche abhängt und sich laufend verändert. Damit ist die Diagnose ein kollektiver Krankheitsbegriff.

Die praktische Anwendbarkeit der Ähnlichkeitsregel verlangt aber aus logischen Gründen die Erfassung der individuellen Symptomatik des Kranken, sie beachtet also die Einzigartigkeit der erkrankten Person und richtet sich nicht nach dem kollektiven Krankheitsbegriff.

> Nicht durch die Diagnose, sondern durch den Vergleich der **individuellen** Symptome des Kranken mit den Symptomen der Arzneiprüfung finden wir die passende Arznei.

Im „Organon der Heilkunst" wird sehr detailliert beschrieben, mit welcher Anamnesetechnik das individuelle Krankheitsbild erfasst werden kann und welche Symptome für die Arzneifindung von Bedeutung sind (§§ 83 – 104).

1.2 Selbstverständnis und Grenzen der Homöopathie

„Des Arztes höchster und einziger Beruf ist, kranke Menschen gesund zu machen, was man heilen nennt." (Samuel Hahnemann, Org., § 1)

Ein gut ausgebildeter Arzt und Homöopath ersetzt nicht die anderen Fachrichtungen der Medizin, wenngleich seine Therapiemöglichkeiten in sehr vielen Bereichen genutzt werden können. Er wird stets bemüht sein, seine Möglichkeiten zu erkennen und zu erweitern, zum Wohle des Patienten aber seine Grenzen in jedem einzelnen Fall beachten und mit anderen Fachgebieten zusammenarbeiten. Die Grenzen sind von seinem Wissen und seiner Erkenntnisfähigkeit gesetzt, sie sind aber genauso abhängig von der Natur der Krankheit und der Heilkraft, die der Patient aufzubringen in der Lage ist. Nicht die Kraft eines homöopathischen Heilmittels – korrekte Herstellung vorrausgesetzt – ist der Schlüssel zur Heilung, sondern die richtige Anwendung der Methode und die Reaktionsmöglichkeiten des Kranken.

Lernziel ist, die Arzneimittel kennen und richtig anwenden zu lernen; ständiges Lernziel des homöopathischen Arztes ist aber auch, die Möglichkeiten anderer Fachgebiete zumindest zu überblicken und dadurch seine eigenen Grenzen besser erkennen zu können. Das ist die Basis eines gedeihlichen Miteinanders zum Wohle der Patienten. Erfreulicherweise verstärkt sich in den letzten Jahren auch an Universitätskliniken die Tendenz zur erfolgreichen Zusammenarbeit zwischen Homöopathen und „Schulmedizinern" – einer der Schwerpunkte solcher Kooperationen liegt in der Behandlung von Kindern.

Als Regulationstherapie, d. h. die Heilfunktionen des Körpers anregende und unterstützende Therapie, sind der Homöopathie im Prinzip keine Grenzen gesetzt.

Die Grenze der Wirkung liegt in der aktuell (noch) vorhandenen Reaktionsmöglichkeit der Person – wieweit sind Heilungsvorgänge auslösbar, welche Lebenskraft besitzt der Mensch. Ungewollte Nebenwirkungen im klassischen Sinne zeigen sich nicht.
Ausnahme: Bei Autoimmun-Erkrankungen können – selten – Reaktionen ausgelöst werden, die den Zustand des Kranken verschlechtern.

An die Grenzen homöopathischen Handelns stößt man in Fällen, in denen andere Methoden wirksamer sind, ohne dabei dem Patienten zu schaden (z. B. durch Unterdrückung von Heilvorgängen); in Betracht kommen hier chirurgische Maßnahmen oder die apparative Unterstützung bzw. der Ersatz von Organfunktionen. Grenzen treten häufig auch bei Krankheiten im höheren Alter, bei Krebs oder anderen schweren chronischen Erkrankungen im fortgeschrittenen Stadium auf, in denen die Homöopathie meist nur zur Linderung der Beschwerden, aber nicht mehr zur Heilung beitragen kann.

In den 200 Jahren ihres Bestehens hat die Homöopathie unzählig Gutes bewirkt. Dennoch wird sie nach wie vor von manchen Ärzten abgelehnt. Ihrer Verbreitung über die ganze Welt hat dies jedoch keinen Abbruch getan.

In den letzten Jahren gelang der Beweis ihrer Wirksamkeit mit Hilfe wissenschaftlicher Methoden, die dem individuellen Geschehen einer homöopathischen Therapie eigentlich nicht gerecht werden, ihre therapeutische Effizienz aber nachweisen konnten. Eine systematische Übersicht klinischer Prüfungen findet sich bei Dean (2004) und Albrecht (2005). Ein neueres Beispiel für ein gelungenes Studiendesign lieferten Frei et al. (2005) in einer Studie zur Wirksamkeit klassischer Homöopathie bei ADHS. Therapiestudien wurden in Deutschland unter anderem von Witt et al. (2006) und Möllinger & Schneider (2007) durchgeführt.

Der Nachweis der Wirksamkeit war für den einzelnen Homöopathen nie wichtig, hat er doch den Erfolg der Methode in jedem Heilungsverlauf erlebt. Auf ganz unmittelbare Art ist dies natürlich für die Patienten erlebbar. Gerade durch die Kritik der „Schulmedizin" sind wir aber auch gezwungen, uns in besonderer Weise als korrekte und gute Ärzte zu erweisen, die sich ihrer Fähigkeiten und damit auch ihrer Grenzen bewusst sind.

1.2.1 Kritik an der allopathischen Medizin

Jede Form von Therapie (medikamentös, physikalisch, chirurgisch, psychologisch etc.) kann eine oder mehrere Zielrichtungen verfolgen:

- fehlende Substanzen ersetzen,
- Funktionen des Körpers anregen,
- Funktionen des Körpers unterstützen,
- Funktionen des Körpers unterdrücken.

Die Anregung durch einen vom Arzneimittel induzierten Reiz steht im Zentrum des homöopathischen Prinzips. Wir wollen die Heilkraft (Dynamis nach Hahnemann), über die der Mensch verfügt, solange er lebt, und die im Krankheitsfall gestört ist, durch den Reiz, den das spezielle homöopathische Arzneimittel beim Kranken auslöst, anregen, damit sie ihrer Aufgabe wieder nachkommt.

Allopathie wurde von Hahnemann die der Homöopathie entgegengesetzte Behandlungsmethode genannt. Wenn Homöopathen Kritik an manchen allopathischen Therapievorgängen äußern, darf dies nicht als generelle Absage an die Allopathie verstanden werden, sondern bezieht sich nur auf einzelne Behandlungselemente, die einer Heilung eventuell sogar entgegenstehen (z. B. Antiphlogistika bei Infekten). Häufig erschwert die wirtschaftliche Zwangssituation vieler Ärzte auch das tiefere Eingehen auf den Patienten; unterstützt wird diese Tendenz zugleich von „modernen" Arzneimitteln, die uns die Situation vermeintlich beherrschen lassen. Die Folgen falscher Lebensweise oder schädlicher Umweltfaktoren werden damit erträglich gemacht, damit vermindert sich der Druck, richtiger oder gesünder zu leben. Wir verbleiben in der krankmachenden Situation.

> Im Grunde müsste jeder verantwortliche Arzt, gleich welchen Fachgebietes, im Sinne seines Heilanspruches eine Therapie in Frage stellen, die nur die Symptome zu vermindern oder beseitigen vermag, die Krankheitsursachen oder/ und den Krankheitssinn nicht berücksichtigt.

Insofern ist eine solche Kritik nicht gegen die Allopathie gerichtet, sondern gegen die oft zugrunde liegenden Therapievorstellungen.

Ein weiteres generelles Problem der heutigen Medizin ist, dass der Patient zu wenig als Individuum wahrgenommen wird. Unter anderem auch die wissenschaftliche Forschung, so notwendig und erfolgreich sie ist, verleitet zur Einteilung in Diagnoseschemen. Ein Patient hat z. B. eine Hypertonie und Hypertonie ist zu behandeln durch… . Dass dieser Patient die Hypertonie durch eine eigene, besondere Krankheitsgeschichte entwickelt hat, der u. a. seine individuellen Ängste zugrunde liegen, damit individuelle Heilansätze möglich sind, weicht der Feststellung, er müsse sein Leben lang bestimmte Antihypertensiva nehmen. Die allopathische Medizin gibt hier den Anspruch auf, wirklich zu heilen.

1.2.2 Homöopathische Therapie ist Reiztherapie

Das pauschal urteilende Wort „viel hilft viel" widerlegt sich bei jedem reizenden Heilverfahren selbst. Für die Stärke eines Reizes gibt es keine Norm, keine objektive Maßeinheit. Da nur die Re-Aktion entscheidet, wird ein völlig neues Messinstrument eingeführt: das Individuum, der Patient, der mit seiner Reaktion die Stärke eines Reizes misst.

> Für jede Reiztherapie gilt: Nicht die Stärke der Aktion, sondern die **Re-Aktion** auf den gesetzten Reiz ist entscheidend für den Erfolg.

Der Homöopath muss durch Befragen des Patienten und durch Beobachten der Symptome die Reaktion und damit den Therapieerfolg beurteilen. Da die homöopathische Behandlung eine individuelle Behandlung ist, liegt es nahe, jedes Mal von einem Experiment zu sprechen. Das stimmt insofern, als die wissenschaftlichen Erkenntnisse über die homöopathischen Arzneien (Arzneimittelversuche am Gesunden, 200 Jahre Beobachtung der Arzneimittelwirkungen) in jedem Fall neu angewendet werden. Genauso ein Experiment ist übrigens die Gabe eines modernen Arzneimittels, denn auch dessen – wesentlich kürzerer – Beobachtungszeitraum gibt nur kollektiv festgestellte Reaktionen an, die im Einzelfall erst bestätigt oder widerlegt werden müssen.

„Gegen jedes Übel ist ein Kraut gewachsen" – aber welches Kraut gegen welches Übel bei welchen Kranken? Diese Fragen wurden von den alten Heilkundigen durch generationenlange Erfahrung, Beobachtung und naturnahen Instinkt beantwortet. Das Experiment als gezielte Fragestellung an die Natur hat zwar schon Vorläufer in der Antike und im Mittelalter – aber erst mit Francis Bacon (1561 – 1626) gewann es die Bedeutung, die für die wissenschaftliche Erkenntnis der Neuzeit wesentlich geworden ist.

Das Hauptwerk von Bacon trägt den Titel „Novum Organum" – es ist vielleicht kein Zufall, dass Hahnemann sein Hauptwerk ebenfalls „Organon" nennt (Klunker 1992): Er beginnt sein Werk mit einem Experiment und tritt damit in die erste Reihe der neuzeitlichen Ärzte, die mit gezielten Fragestellungen das **Gesetzmäßige** der Heilung erforschen. Seine Fragestellung lautet: Welche **Reaktion** ruft eine Arznei an gesunden Versuchspersonen hervor? Er begnügt sich nicht mit den überlieferten oder spekulativen Erklärungen der Ärzte und Pharmakologen seiner Zeit, dass Arznei wirke, weil sie „magenstärkend" oder nutritiv, auflösend oder umstimmend sei. Seine klare Antwort lautet nach den Arzneiprüfungen an Gesunden:

> Arznei macht eine Kunstkrankheit. Wie jeder Fremdstoff setzt auch eine arzneiliche Substanz einen spezifischen Reiz (Erstwirkung). Sie wird erst zur heilenden Arznei durch die darauffolgende Reaktion des Organismus (Nachwirkung, Heilwirkung). (Org., §§ 63, 64)

Bei diesen Experimenten, d. h. Arzneimittelprüfungen an Gesunden, wird deutlich, dass eine Arzneiwirkung die Bedingungen der Reiztherapie erfüllt:

- Jede Arznei setzt einen spezifischen Reiz, der für diese eine Arznei typisch ist.
- Der Reiz muss genau angepasst sein, damit eine sinnvolle Reaktion erfolgen kann.
- Die Reaktion ist abhängig von der Ausgangslage des Organismus.
- Kleine Reize haben einen stimulierenden Effekt durch die reaktive Nachwirkung des Organismus. Stärkere Reize erzwingen eine direkte Erstwirkung. Überstarke Reize wirken lähmend.
- Das Subjekt entscheidet allein durch seine Reaktion über die Angemessenheit eines Reizes.

Am letzten Punkt wird der unterschiedliche therapeutische Ansatz zwischen Allopathie und Homöopathie deutlich.

Für die **abführende** Wirkung von *Aloe* als direktem Reiz auf den Darm ist eine starke Dosis „angemessen". Wenn ein schon gereizter Darm, z. B. bei einer Kolitis, **geheilt** werden soll, wird eine minimale Dosis *Aloe* „angemessen" sein. *Aloe* produziert als Kunstkrankheit einen Reizzustand. Liegt dieser Reizzustand als natürliche Krankheit schon vor, kann *Aloe* in feiner Dosierung ihn beheben.

Tab. 1 Allopathische und homöopathische Arzneiwirkungsprinzipien und Anwendungsbereiche

Wirkungsprinzip		Anwendungsbereiche (Beispiele)
Substitution	Ersatz fehlender Stoffe	Eisenmangelanämie, Insulinpflichtiger Diabetes
Kompensation	Ausgleich defekter Systeme	Behandlung nephrogener Ödeme mit harnausscheidenden Wirkstoffen, Therapie bakterieller Infekte mit Antibiotika
Suppression	Unterdrückung unerwünschter oder überschießender Reaktionen	Unterdrückung allergischer Reaktionen mit Cortison, Behandlung der Extrasystolie mit Betablockern
Regulation	Steuerung krankhafter Prozesse	Desensibilisierung mit minimalen Allergendosen Immunstimulation, z. B. Impfung, Homöopathie

1

Eine homöopathische Arznei ersetzt nicht unmittelbar fehlende Stoffe. Sie strebt nicht die Kompensation eines Teilsystems auf direktem Wege an, auch hat sie keine gegengerichtete Wirkung mit unterdrückenden Effekten. Sie greift **regulierend** in Steuerungsvorgänge des Organismus ein.

Die Steuerung der körpereigenen Regulation ist nur möglich durch die Berücksichtigung der Ausgangslage jedes einzelnen Kranken. Die Ausgangslage ist erkennbar an individuellen Reaktionen, d.h. an der Symptomatik: Die objektivierbaren **Befunde** und die Störung des subjektiven **Befindens** geben Hinweise auf die Abweichung der Reaktionslage im einzelnen Krankheitsfall.

Der objektivierbare Befund ermöglicht es, eine Krankheit zu benennen und somit die Art der Störung einzuordnen. Das subjektive Befinden öffnet darüber hinaus Einblick in eine tiefere Schicht: Der kranke Mensch kann als **Person** wahrgenommen werden. Der Begriff der „Person" wiederum kann nur individuell verstanden werden: Die **eine** Person tritt dem Arzt als Ganzheit von Geist – Seele – Leib entgegen.

Die Regulationsvorgänge, die wir zunächst mehr physiologisch betrachtet haben, gewinnen auf der personalen Schicht eine tiefere Bedeutung: Eine Krankheit ist Ausdruck der Störung der zentral steuernden und lebenserhaltenden Energie. Hahnemann nennt diese zentrale Instanz „geistartige Lebenskraft, Dynamis, Autokratie." Aristoteles spricht von der „Entelechie", Hippokrates verwendet den Ausdruck „Enormon", viele andere sprechen vom „Lebensprinzip". Es ist nicht wägbar, lässt sich nicht messen oder experimentell nachweisen.

Wir können mit Sicherheit nur sagen, dass die Formel „Physik + Chemie = Leben" nicht das Wesentliche alles Lebendigen erklärt. Seelisches und Geistiges sind an jedem lebenden Menschen erkennbar – aber nicht allein mit der Physik und Chemie erklärbar. Der Mensch erlebt diese Verschmelzung von Materiellem und Geistigem in seinem beseelten Leib. Eine Medizin, die sich **Humanmedizin** nennt, muss diese Ganzheit anerkennen – und praktizieren!

Als personale Medizin bemüht sich die Homöopathie um die Integration der Seelen- und Körperheilkunde. Sie fasst den Kranken als einmaligen, unteilbaren ganzen Menschen auf:

„Man wird ... nie naturgemäß, das ist nie homöopathisch heilen, wenn man nicht bei jedem ... Krankheitsfalle zugleich mit auf das Symptom der Geistes- und Gemütsveränderungen sieht." (Org., § 213)

1.3 Was ist Krankheit?

Im Rahmen unserer grundsätzlichen Vorüberlegungen werden wir uns mit Fragen zu beschäftigen haben, die dem Arzt eigentlich lange geläufig sind, und deren genauere Definition das homöopathische Handeln erleichtert. Wir werden dabei auch lernen, manche oberflächliche Denkweise zu verlassen.

> Krankheit ist eine Störung der physischen, psychischen, geistigen und sozialen Funktionen der individuellen Person.

Eine der denkbaren Ursachen dafür, dass ein Mensch erkrankt, kann in der unzureichenden Entwicklung seiner individuellen Fähigkeiten gesehen werden – unabhängig davon, ob die Entwicklung von außen behindert oder unmöglich gemacht wurde oder ob innere, im Menschen selbst liegende Ursachen einer verfehlten Entwicklung ausgemacht werden können. Die Identifizierung und Bewertung der Symptome einer Störung sind nicht nur für die homöopathische Heilung bedeutsam, jede Krankheit liefert auch Indizien, welche Faktoren diese Störung möglicherweise ausgelöst und befördert haben. Daraus lassen sich dann Hinweise auf notwendige Veränderungen der Lebensführung ableiten. Vereinfacht gesagt kann man es auch so formulieren: Die Symptome sind die Sprache des Körpers.

Manchmal ergibt die homöopathische Anamnese keinen klaren Hinweis auf die passende Arznei, lässt aber auch dann mögliche Krankheitsursachen oder Heilhindernisse erkennen. Hahnemann listete schon eine Reihe von Heilungshindernissen auf, die aus falscher Lebensweise entstehen.

> Die Ursachen von Erkrankungen liegen entweder im Menschen selbst begründet (Erbanlagen, Diathesen, Miasmen; s. Kap. 8) oder sind das Resultat äußerer Einflussfaktoren (Umweltgifte, Trauma etc.) bzw. stellen eine Kombination aus beiden dar.

Alle Naturvorgänge, damit auch Krankheiten, haben einen Sinn, den es zu akzeptieren gilt, ob man ihn erkennt oder nicht. Er steht meist in Verbindung mit der Person und ihrer Lebensweise, tatsächlich beeinflussen Krankheiten häufig den Menschen und dessen Lebensweg.

Krankheit ist oft mit Leid verbunden und sinnloses Leiden widerstrebt uns. Dennoch einen Sinn darin zu finden, setzt voraus, seine Existenz zunächst grundsätzlich zu akzeptieren, auch wenn er uns noch verborgen ist. So besteht z. B. der Sinn einiger Kinderkrankheiten in der Stimulation des Immunsystems, um dadurch spätere (Immun-) Auseinandersetzungen unbeschadeter bestehen zu können. Jede erfolgreich durchlebte Erkrankung stärkt zudem das (unbewusste) Selbstvertrauen in den eigenen Körper – umso mehr, wenn man sie ohne äußere Hilfe überwunden hat.

Die Kunst des Arztes liegt ganz wesentlich in seiner Fähigkeit zur Beurteilung von Krankheitsverläufen. Er muss erkennen können, wann er einzugreifen hat und wann ein natürlicher Verlauf lediglich seiner aufmerksamen Beobachtung bedarf. Keineswegs darf es therapeutisches Ziel sein, Vorgänge, die zur Heilung führen könnten, zu unterdrücken. Zweifellos gibt es aber Krankheitsstadien, in denen die Unterdrückung von Symptomen das Leid des Kranken lindert und dies dann auch ärztliche Aufgabe ist. Dies trifft auf all jene Fälle zu, in denen eine Heilung nicht mehr möglich ist und der weitere Verlauf nur noch zusätzliches Leid für den Patienten bereithalten würde.

1.3.1 Akute Krankheiten

Für die homöopathische Therapie ist es wichtig, eine akute von einer chronischen Krankheit zu unterscheiden, um die Symptome richtig werten und Klarheit über die Prognose und die zu erwartenden Reaktionen und Heilungschancen zu gewinnen.

Eine akute Erkrankung ist ein vorübergehender Zustand, mit dem der Organismus bzw. der Mensch ohne äußere Hilfe fertig wird. Sie dient häufig der individuellen Entwicklung oder der Überwindung eines Zustandes und hinterlässt keine bleibenden Schäden.

Im Verlauf einer akuten Erkrankung sind die Regulationssysteme des Organismus nicht tiefgreifend gestört, allenfalls gilt es, die Heilmechanismen (Auseinandersetzung, Ausscheidungsleistung etc.) zu unterstützen und eventuelle Heilungshindernisse (z.B. Dehydrierung) zu beseitigen. Die akute Erkrankung ist in sich meist eine funktionierende Aufgabenlösung. Sie hat oft auch das Potenzial, tieferliegende Störungen der Dynamis, der Lebenskraft, zu vermindern, gelegentlich sogar vollends zu beseitigen. Denken wir nur an die Entwicklung der Immunkompetenz bei Kindern. Die Auseinandersetzung mit sogenannten natürlichen Krankheiten wie akuten Infekten oder Kinderkrankheiten ist der bedeutsamste Reiz auf dem Weg zur Ausreifung des Abwehrsystems.

Die ärztlichen Aufgaben werden bestimmt durch:

- laufende, gründliche Beobachtung,
- weitgehende Zurückhaltung in der Wahl therapeutischer Eingriffe – zugunsten eines maximalen Lerneffektes der Abwehrkräfte,
- Vermeidung medikamentöser oder auf sonstige Art induzierter Unterdrückung der körpereigenen Reaktion.

! Cave: Akute Krankheitssymptome sind nicht selten die Exazerbation eines chronischen Krankheitsgeschehens. Dabei sind die Symptome der chronischen Krankheit häufig nur schwierig als solche zu identifizieren.

Um die Gefahr der Verwirrung bei der Arzneimittelwahl möglichst gering zu halten, gilt deshalb: Bei akuten Krankheitserscheinungen ist immer eine Anamnese durchzuführen, die mögliche chronische Aspekte bei der Wahl des Arzneimittels nicht berücksichtigt.

Die Differenzierung zwischen akuter oder chronischer Erkrankung ist oft schwierig genug; vor allem bei Erwachsenen ergibt sich häufig kein eindeutiges Bild. Da wir uns in der Therapie letzten Endes aber trotzdem entscheiden müssen, hilft in solchen Fällen die Beantwortung folgender Fragen: „was steht momentan im Vordergrund der Behandlung?" und „was wünscht sich der Patient?" – in den meisten Fällen werden die Antworten natürlich auf die Beseitigung der aktuellen Beschwerden abzielen. Wenn dies dann trotz gut gewählter Mittel und nach anfänglichen Erfolgen letztlich nicht zum Ziel führt und immer weitere Symptome auftreten, so wird es sich dann mit größter Wahrscheinlichkeit um eine chronische Krankheit handeln. Gerade im Anfangsstadium einer homöopathischen Praxis werden solche Situationen gehäuft auftreten – mit wachsender Erfahrung wird man dann in der Lage sein, die Signale chronischer Krankheiten frühzeitig zu erkennen und angemessen zu behandeln.

1.3.2 Chronische Krankheiten

Nach Hahnemann ist die Ursache der Krankheit eine Verstimmung der Heilungsfähigkeit, der Lebenskraft (Dynamis), d.h. bei einer chronischen Erkrankung ist die Lebenskraft und damit die Heilungsfähigkeit chronisch verstimmt.

Chronische Krankheiten sind Ausdruck einer tiefliegenden Störung und können in folgenden Faktoren begründet sein:

- Sie können angeboren oder/und erworben werden.
- Sie können sich als Folge der unzureichenden Behandlung einer akuten Störung entwickeln.
- Sie können Folge vorangegangener Unterdrückungsmaßnahmen sein.

Die konsequente und qualifizierte Behandlung einer chronischen Störung ist wichtig, um ihrer Fortentwicklung hin zu irreversiblen Zuständen, wie z.B. einer Krebserkrankung, entgegenzuwirken.

Ein wichtiges Merkmal chronischer Erkrankungen ist die Tatsache, dass die Krankheit immer wieder in Erscheinung tritt, wobei die Form, d.h. die Symptomatik, wechseln kann. Daraus kann man den Schluss ziehen, dass die Heilvorgänge unzulänglich sind, meist findet sich auf irgendeiner Ebene der Hinweis auf eine tiefgehende Störung. Auch wenn die akute Symptomatik entweder als Resultat einer Therapie oder auch spontan wieder verschwunden ist, wird damit die chronische Verstimmung der Dynamis nicht unbedingt beseitigt. Bei der chronischen Erkrankung ist der Krankheitsprozess mit dem Rückgang der akuten Symptome nicht abgeschlossen. Wenn dies in sehr seltenen Fällen doch geschieht, spricht man von einer Spontanheilung, deren Ursache nicht feststellbar ist. Im schlimmsten Fall wird gelegentlich durch die Behandlung der akuten Symptome das chronische Geschehen unterdrückt und damit die vollständige Heilung verhindert. Unter Umständen dringt dadurch die Krankheit in tiefere Schichten vor, der Schaden wird zunehmend irreversibel und es kann zu unheilbaren Organschäden kommen.

> Die Unterdrückung von Symptomen führt zu chronischen Erkrankungen.

Eine destruktive Erkrankung wie Krebs kann sich aus dem fehlgeleiteten Verlauf akuter Erkrankungen heraus entwickeln. Eine den Regeln folgende homöopathische Therapie verhindert die Entwicklung von einer akuten hin zu einer chronischen Krankheit.

Weil viele Menschen akute Krankheiten nicht aushalten wollen und die heutige Medizin in der Lage ist, diesem Wunsch zu entsprechen, wer- den die Beschwerden (Symptome) oft unterdrückt. Unterdrückt werden damit meist auch die notwendigen Heilreaktionen, sodass der Mensch damit zusätzlich geschwächt wird. Gleichzeitig werden Lernprozesse des Körpers, v. a. des Immunsystems, verzögert, eingeschränkt oder verhindert.

Der spontane körpereigene Versuch einer Selbstheilung wird durch die falsch verstandene ärztliche Hilfeleistung verhindert.

So richtig diese Theorie sein mag, so unausweichlich befindet man sich mit dem ärztlichen Handeln oft im Widerspruch zwischen Helfen und Heilen.

Es wird in jedem Einzelfall zu entscheiden sein, was wir dem Kranken an Beschwerden zumuten müssen oder sollten und in welchen Situationen eine Unterdrückung angezeigt ist. Diese Entscheidung muss immer in enger Absprache mit dem Kranken getroffen werden; die notwendige Voraussetzung dafür ist eine perfekte Aufklärung des Patienten über seinen momentanen Zustand.

> Der Anfänger in der Homöopathie sollte sich zunächst mit der Heilung akuter Erkrankungen beschäftigen. Eher selten wird durch die Symptome einer akuten Krise das Simile für die zu Grunde liegende chronische Krankheit gefunden.

Die ersten Misserfolge in der Homöopathie ergeben sich aus der Schwierigkeit, die Symptome einer gesundheitlichen Störung korrekt als Ausdruck der chronischen Erkrankung zu erkennen. Oft bessern sich auch unter der Therapie zu Beginn die Symptome, doch die Krankheit kehrt in der Folge zurück. Spätestens dann sollte die Möglichkeit der chronischen Krankheit in Betracht gezogen werden.

Der philosophisch-religiöse Aspekt der chronischen Krankheit

Nach unserer Definition von Krankheit sind die Aufgaben dieser Erkrankung nicht oder nur teilweise erfüllt, wenn sie noch weiter besteht. Wenn die Krankheitsursachen, wie z. B. Fehler in der Lebensführung, Nichtverwirklichung eigener Fähigkeiten, bestehende Fehlsteuerungen etc. nicht beseitigt sind, so besteht die Krankheit damit aufgrund der Verstimmtheit der Heilfähigkeit (Dynamis) weiter.

Wer also nicht entsprechend seiner Lebens- und Schicksalsvoraussetzungen lebt, neigt zwangsläufig dazu, chronisch krank zu werden. Die chronische Krankheit ist somit zutiefst auch ein philosophisch-religiöses Problem. Sie wirft immer die Frage nach dem richtigen, d. h. dem individuell richtigen Leben, und damit nach der irdischen Verwirklichung des Menschen auf.

> Der Körper spricht durch die Krankheit, um dem Menschen damit die Gelegenheit zu geben, seine Lebensführung kritisch zu überdenken.

So klar dies im Einzelfall erscheinen mag (z. B. bei Ernährungsfehlern oder Bewegungsmangel), so schwierig sind körperliche Symptome oft im Kontext der chronischen Krankheit zu interpretieren; die Antworten sind dann außerhalb des schulmedizinischen ärztlichen Wissens zu suchen.

Angeborene oder vererbte Krankheiten

Die moderne Wissenschaft versorgt uns mit einer Vielzahl von Erkenntnissen zu den Zusammenhängen zwischen der genetischen Ausstattung des Menschen und dem Auftreten bestimmter Krankheiten. Dies entspricht auch der Hahnemannschen Erkenntnis, dass die chronische Krankheit „mit einem tief liegenden Ur-Übel zu thun habe".

Mit der Miasmen-Theorie (s. Kap. 8.4) geht Hahnemann auf die Gründe für dieses „Ur-Übel" ein. Er hat in seinen jahrzehntelangen Forschungen u. a. festgestellt, dass die chronischen Krankheiten sich fast immer zuerst als Störungen auf der Ebene der Haut zeigen. Auf der Haut und den Schleimhäuten erfährt der Mensch den ersten stofflichen Kontakt mit körperfremden Agenzien, mit denen er sich auseinandersetzen muss, wenn er weiterleben möchte. Wenn diese Auseinandersetzungsfähigkeit (Lebenskraft, Dynamis, Heilungsfähigkeit) von Geburt an geschwächt oder substanziell gestört ist, wird man bei den ersten Kontakten oder Auseinandersetzungen bereits Hinweise auf diese Störungen erhalten.

Naturgemäß ist diesem „Ur-Übel" überhaupt nicht oder nur schwer abzuhelfen, allerdings sind gerade mit der Homöopathie die daraus resultierenden Folgeerscheinungen und Entwicklungen häufig positiv beeinflussbar.

Wir müssen als Ärzte grundsätzlich differenzieren, welche Symptome direkte Folgen von Erbkrankheiten sind und welche Symptome auf Versuche des Körpers hinweisen, zu einer Heilung zu kommen. Auch wenn eine solche Unterscheidung oft schwierig sein wird, ist sie ein wichtiges Entscheidungskriterium für die Therapieform.

2

Homöopathische Arzneien

Die Homöopathie bemüht sich um die genaue Kenntnis der Arzneiwirkung mittels

- Arzneiprüfung an gesunden Versuchspersonen
- Ergebnissen der Toxikologie und Pharmakologie
- Anwendung bei Kranken
- Anwendung an Tieren

Die Gesamtheit dieser Beobachtungen ergibt das Arzneimittelbild.

Die verwendeten Arzneistoffe stammen überwiegend aus dem Naturreich (Pflanze, Tier, Mineral), einige aus der Retorte. Eine spezielle Art von Arzneimitteln sind die Nosoden; sie werden aus Gewebe oder Sekreten des Organismus gewonnen.

Hahnemann hat eine spezielle Arbeitstechnik (Verreibung oder Verschüttelung) zur Aufbereitung der Rohstoffe vorgeschrieben. Dabei wird stufenweise eine Minimierung und gleichzeitig eine Aufschließung der Ausgangssubstanz mit gleichzeitiger Steigerung ihrer Wirksamkeit erreicht. Hahnemann nannte diese Arzneizubereitungen deshalb **Potenzen** oder **Dynamisationen**. Je nach Höhe der Verdünnung pro Arbeitsschritt unterscheidet man C-, D- und Q-Potenzen.

Das **Homöopathische Arzneibuch (HAB)** ist die amtliche deutsche Pharmakopöe und legt die Herstellungsprozesse der Arzneien verbindlich fest.

2.1 Quellen der Arzneikenntnis

2

Die Homöopathie bezieht die Kenntnis der Arzneiwirkung aus folgenden vier Quellen:

- Arzneimittelprüfung an gesunden Versuchspersonen (Probanden),
- Ergebnisse der Toxikologie und Pharmakologie,
- Anwendung bei Kranken (Ex usu in morbis) sowie
- Arzneianwendung bei Tieren und den Ergebnissen der Veterinärmedizin.

Die Bedeutung jeder dieser Quellen erhöht sich in dem Maße, indem sie sich gegenseitig bestätigen.

2.1.1 Arzneiprüfung an Gesunden

Der älteste und immer bewährte Weg zur Erkenntnis ist der Weg der Erfahrung. Das Experiment gibt der Erfahrung Sicherheit und stellt eine neue Erfahrung her. In Bezug auf die Kenntnis zur Wirkung der Arzneimittel kommt es entscheidend darauf an, so viel wie möglich über die Wirkung einer einzelnen Substanz in Erfahrung zu bringen.

Blenden wir noch einmal zurück auf Hahnemanns Selbstversuch mit der *Chinarinde* (Kap. 1.1.2). Die Erfahrung, dass *China* in bestimmten Fällen von Wechselfieber hilft, war bereits vielfältig bestätigt worden. Aber erst das Experiment in Form des Selbstversuchs zeigte ihm, warum und wann *China* gesetzmäßig hilft. *China* erzeugt beim Gesunden Änderungen des Befindens, die dem Krankheitszustand beim Wechselfieber ähnlich sind.

Hahnemann prüfte zuerst im Selbstversuch, dann in seiner Familie. Er gewann Freunde, Patienten und Kollegen, später in seiner Hochschultätigkeit auch Studenten zu Prüfern. Er gab die Prüfstoffe im Anfang in wägbarer Menge als einmalige Gabe und ließ sich genau berichten, welche subjektiven Symptome und welche objektiven Zeichen der Prüfer vermerkt hat. Trat keine Änderung ein, wurde nach ein paar Tagen die Menge erhöht und solange gesteigert, bis eine wahrnehmbare Reaktion auf den Prüfstoff erfolgte. Hahnemann gab für die damalige Zeit präzise Richtlinien für die Durchführung der Prüfung (Org., §§ 105–108, 120–153). Er war der Erste, der überhaupt nennenswerte Arzneiversuche am Menschen durchführte.

Wirkung heißt – das kann nicht deutlich genug gesagt werden –, welche Veränderungen ein arzneilicher Stoff an Leib, Seele und Geist des Individuums, also auf allen drei Ebenen des Seins, bewirkt. Aus seiner Erfahrung mit der *Chinarinde* hat Hahnemann vermutet, dass Arzneimittel, die bestimmte Symptome beim Gesunden auslösen, **ähnliche Symptome**, die bei einer Krankheit bestehen, zu heilen imstande sind. Nachdem er diese Vermutung durch praktische Anwendung bewiesen hatte, mussten nun die Wirkungen, die eine Arznei beim Gesunden auslöst, geprüft werden. Der Weg zur Arzneimittelprüfung war beschritten.

Was ein „Stoff" macht, kann er auch heilen. Er wird dadurch zur Arznei. „Was krank macht, kann damit auch heilsam wirken." (Hahnemann)

Jede Droge hat ein Doppelgesicht: Sie kann als Arznei, aber auch als Gift wirken. Genaue Kenntnis der Arzneiwirkung erhält man durch das Studium der durch sie hervorgerufenen Arzneikrankheiten.

> *Sepia*, ein insbesondere im Klimakterium häufig hilfreiches Mittel, wurde vorwiegend an jungen Menschen geprüft. Die einzige ältere Frau (53 Jahre, Prüfer 8) produzierte ein schönes *Sepia*-Symptom: „Auffallend gleichgültig unangenehmen Angelegenheiten gegenüber, über die sie sich sonst aufregen würde." Ein 39-jähriger sensitiver Musiker (Prüfer 6) reagierte mit weinerlicher, trauriger Stimmung, unruhigem Schlaf und allgemeiner Nervosität.
> Bemerkenswert ist eine Feststellung Martinis: „Besonders auffällig erscheint dagegen, dass in beiden Versuchsreihen die relative Symptomenhäufigkeit bei den tiefen Potenzen einschließlich der Urtinktur eher geringer war als bei den höheren Potenzen (bis D 10)."

Wie real eine solche Prüfung ist, lässt sich an fast alltäglichen Beispielen zeigen. Ich bin sicher, dass Ihnen schon einmal beim Schälen oder Schneiden einer Zwiebel die Tränen aus den Augen liefen, dass die Nase anfing, zu jucken und Sie niesen mussten. Die Reizwirkung der Zwiebel auf Auge und Nase ist eine sichere Erfahrung. Es ist ebenso gesicherte Erfahrung, dass mancher katarrhalische Schnupfen einen ähnlichen Reizzustand an Augen und Nase hervorruft. Sie haben damit *Allium cepa*, die Küchenzwiebel, geprüft. Sie wird – in homöopathischer Potenzierung – bei ebendiesen Symptomen eines Schnupfens helfen.

Erinnern Sie sich an Ihren ersten Rauchversuch, der vielleicht in die „Hose ging?" Wie es Ihnen schwindlig wurde, sodass Sie sich festhalten mussten und es Ihnen elendig schlecht war? Sie sahen kreidebleich aus. Erinnern Sie sich noch an die Wirkung von Tabak? Sie haben sicher Patienten erlebt, denen es – aus ganz anderen Gründen – so elendiglich schlecht und schwindlig war, dass sie fahl-weiß und grün im Gesicht aussahen, sich festhalten und hinlegen mussten. Im Kreislaufkollaps sieht ein Mensch so aus. Der Menière'sche Schwindel zeigt sich in solchen Symptomen. Sie haben die Prüfung und das Arzneimittelbild von *Tabacum nicotiana* erlebt.

Mögen Sie Kaffee? Vielleicht haben Sie nach längerer Zeit der Entwöhnung recht starken Kaffee getrunken. Sie wurden danach richtig „aufgedreht", das Blut schoss Ihnen in den Kopf, das Herz fing an, hart und schnell zu schlagen. Sie konnten am Abend nicht einschlafen, es fiel Ihnen immer Neues ein, und Sie wälzten sich im Bett herum. Haben Sie von Patienten, z. B. von Frauen im Klimakterium, ähnliche Symptome gehört? *Coffea tosta*, gerösteter Kaffee ist das zugehörige Arzneimittel.

Alltägliches wird zur Wissenschaft durch experimentelles Ansammeln von Erfahrungen. Dieses Sammeln von Erfahrungen geschieht in der planmäßigen Prüfung der Arzneistoffe.

Ablauf und Richtlinien

Heute werden die Prüfungen nach **Richtlinien** durchgeführt, die Folgendes berücksichtigen:

- In einem **einfach** blinden Versuch weiß allein der Prüfungsleiter, welche Arznei geprüft wird. Der Doppelblindversuch verbietet sich, da der Prüfungsleiter die Verantwortung gegenüber den Prüfern trägt. Er muss abschätzen, welche Risiken mit einer Prüfung verbunden sein können. Der Prüfungsleiter muss auch die individuelle Ansprechbarkeit und die Empfänglichkeit der einzelnen Prüfer durch Steigerung oder Abschwächung der Dosen berücksichtigen. Bei völlig unbekannten Stoffen ist der Prüfungsleiter ohnehin „blind".
- Der eigentlichen Prüfungszeit werden Perioden mit **Placebogaben** entweder vorgeschaltet, zwischen die Prüfzeiten gelegt oder angehängt. Ein Teil der Prüfer erhält ausschließlich das Placebo. Mit diesen Sicherheitsfaktoren wird die wissenschaftliche Aussagekraft erhöht. Echte Symptome der Arznei und Erwartungssymptome des Prüfers können dadurch voneinander getrennt werden. Hahnemann hat bereits viele Ergebnisse der modernen Placeboforschung vorweggenommen. Er machte reichlich Gebrauch von Zwischengaben mit Placebos (Milchzucker).
- Die Prüfer sollten bei Beginn und während der Prüfung gesund sein. Es soll vermieden werden, dass Symptome durch krankhafte Störungen verwischt oder verfälscht werden. Erkrankt ein Prüfer an einer interkurrenten Krankheit, so scheidet er aus der Prüfung aus oder es erfolgt ein Eintrag ins Prüfungsprotokoll, um diese Symptome getrennt beurteilen zu können.
- Die Prüfungsgruppe soll möglichst breit nach Alter und Geschlecht gestreut sein, um die unterschiedlichen Empfänglichkeiten für den Prüfstoff zu erfassen.
- Die Prüfer schreiben ein tägliches **Protokoll** über alle subjektiven und objektiven Abweichungen vom Ausgangszustand. Es sollen möglichst genaue Angaben über Ort, Zeit, Art, Abhängigkeit von Umweltfaktoren der erlebten Befindensänderungen gemacht werden. Die Sicherheit der Ergebnisse der Arzneiprüfung kann vor allem dann wesentlich gesteigert werden, wenn der Prüfungsleiter möglichst täglich mit den einzelnen Prüfern deren Protokolle durchsprechen kann. Böttger (1991) beschreibt, wie durch Rückfragen echte Prüfungssymptome von mehr zufälligen Empfindungen sehr deutlich abgegrenzt werden können.
- Der Prüfungsleiter versucht objektive Zeichen durch klinische Untersuchungen zu sichern: BSG, Status von Blut und Urin, biochemische Parameter, EKG, Temperatur- und Pulskontrolle, Blutzucker usw.
- Die **Internationale Liga der homöopathischen Ärzte** setzt weltweit Prüfungen in verschiede-

nen Ländern an, um Klima- und Rassenunterschiede in den Prüfungsergebnissen zu berücksichtigen.

- Die Aufnahme in die Arzneimittellehren sollte möglichst wenig durch statistische Auswertungen beeinflusst werden, denn damit besteht die Gefahr der Unterdrückung der wenigen, qualitativ hochwertigen sonderlichen Symptome.
- Das European Committee for Homeopathy (ECH) erarbeitet in seinem Proving Subcommittee Qualitätsstandards für Durchführung und Dokumentation von Arzneimittelprüfungen (im Internet unter www.homeopathyeurope.org).

2.1.2 Ergebnisse der Toxikologie und Pharmakologie

Die Arzneimittelprüfung an Gesunden hat aus Gründen der Menschenfreundlichkeit Grenzen. Eine Vergiftung mit toxischen Stoffen in massiver Dosierung oder über lange Zeit verbietet sich von selbst. Wir müssen mit der Arzneimittelprüfung im subtoxischen Bereich bleiben. Sie liefert uns hauptsächlich subjektive Symptome, die der Prüfer als Änderung seines Befindens erlebt. Die objektiven Zeichen und Gewebeveränderungen erfahren wir aus der Toxikologie (Lehre der Vergiftungen) und Pharmakologie.

Aus absichtlichen (forensische Medizin) oder unbeabsichtigten Vergiftungen (Unglücksfälle, Arbeitsmedizin) gewinnen wir Kenntnis, welche Organschäden oder tiefe Funktionsstörungen eine Substanz verursacht.

Platon hat uns einen genauen Bericht hinterlassen, wie Sokrates durch die Vergiftung mit *Conium maculatum* (gefleckter Schierling) starb. Die deutsche Übersetzung findet sich bei Charette (1991, S. 194). Die durch eine toxische Dosis Schierlingssaft von unten nach oben fortschreitende Lähmung ist unter den Bedingungen einer Arzneiprüfung am Gesunden nicht zu reproduzieren. Zum Gesamtspektrum der Arzneikrankheit gehören alle Bereiche von der Befindensstörung über Organ- und Funktionsschäden bis zum tödlichen Ausgang. Die Toxikologie liefert dazu reichliches Material.

So verursacht die perorale Quecksilbervergiftung deutliche Schäden an der Mund- und Magenschleimhaut, im Enddarm und an den Nieren. Im Mund zeigt sich starke Absonderung von üblem, stinkendem Speichel, das Zahnfleisch schwillt an und verändert sich geschwürig, die Zunge ist verdickt, mit Zahneindrücken. Die Tonsillen entzünden sich und zeigen geschwürigen Zerfall mit Bildung von Pseudomembranen. Im Darm – besonders dem Enddarm – kommt es zu geschwürigen Entzündungen. Es erfolgen schleimig-blutige Stuhlentleerungen mit starkem Tenesmus. Die Krankheitsbilder der Dysenterie und der Colitis ulcerosa zeigen oft sehr ähnliche Symptome. Die Ähnlichkeit im Darmbefund kann so sehr übereinstimmen, dass es bei der Sektion – worauf schon Virchow hinwies – unmöglich ist, zu entscheiden, „ob es sich im konkreten Falle um eine schwere Dysenterie oder um eine ebenso schwere Quecksilbervergiftung handelte" (Zit. nach Schulz 1956, S. 308).

Es liegt daher nahe, bei Erkrankungen wie einer Stomatitis, der Angina pseudomembranacea, der Diphtherie, der Dysenterie oder der Colitis ulcerosa dem Patienten die im jeweiligen Falle angezeigte *Mercurius*-Verbindung zu verabreichen.

Bei lang anhaltender, z. B. beruflich bedingter Quecksilberschädigung treten psychische Störungen auf. Diese reichen von anfänglich übersteigerter Aktivität mit motorischer und psychischer Unruhe bis zum Endzustand der Lethargie und Demenz. Häufig beobachtet man das Vibrieren und Zittern der Hände, einen sichtbaren Tremor oder schlaffe Lähmungen. Die Haut reagiert mit vielgestaltigen Effloreszenzen ähnlich den Hauterscheinungen der Lues II, die fast alle dermatologischen Erkrankungen nachahmen kann. Verblüffend ist insgesamt die Symptomenähnlichkeit der Lues mit der Arzneikrankheit des Quecksilbers. Viele Jahrhunderte lang war Quecksilber **das** Mittel gegen Lues. „Als Zlatorowic, Professor an der Wiener Medizinischen Universität, im Jahre 1845 im Kolleg die Wirkungen von *Mercur* (Quecksilber) durchsprach, wurde es ihm plötzlich klar, dass seine Beschreibung der Symptomatologie der Syphilis zum Verwechseln ähnlich war. Diese blitzartige Erkenntnis ergriff ihn so, dass er seine Vorlesung abbrach, nach Hause ging und das Studium der Homöopathie begann, von der er bis dahin nur vage hatte reden können" (Zit. nach Charette 1991, S. 316).

Nebenwirkungen

Das Thema Quecksilber ist – leider – auch recht ergiebig für all das, was heute so niedlich als „Nebenwirkung“ verpackt wird. Man hätte den Arzneistoffen rechtzeitig sagen sollen, was sie „dürfen“ und was man als Pharmakologe als „ungehörigen Effekt“ der Arzneikrankheit empfindet.

Die bei der Anwendung von Arzneien auftretenden Nebenwirkungen möchte ich nach drei Richtungen präzisieren:

- Sie sind umso häufiger und stärker, je höher die Dosis gewählt wird.
- Sie sind abhängig von der Empfänglichkeit des Kranken (Idiosynkrasie, Allergie, Vorschäden).
- Die Arzneiwirkung ist ihrer Natur nach grundsätzlich breiter als die vom Menschen abgesteckte Indikation (beabsichtigte Heilwirkung).

Konsequenzen

Aus diesem klaren Sachverhalt hat Hahnemann – bisher als Einziger – folgerichtige **Konsequenzen** gezogen:

- Die Dosis wurde minimiert.
- Die minimale Dosis ist der Empfänglichkeit des Kranken individuell angepasst.
- Die Arzneiwirkung muss der Gesamtheit der Symptome und Zeichen des Kranken entsprechen.

Nur so wird die Forderung der Ähnlichkeitsregel erfüllt. Eine nur teilweise Ähnlichkeit ist eine lediglich scheinbare Ähnlichkeit und damit für die homöopathische Heilabsicht ungenügend.

So entspricht der sichtbare Aspekt vieler Mandelentzündungen vordergründig dem, was wir bei peroraler Quecksilbervergiftung als Entzündung mit Eiterung und eventueller Bildung von Pseudomembranen wahrnehmen. Das grobtoxische Aussehen ist ähnlich, aber erst die feintoxikologische Untersuchung mit den Mitteln der Arzneimittelprüfung an Gesunden wird das für die Arzneiwahl gültige Bild ergeben. Gültig ist dieses Bild deshalb, weil es die individuelle Unterscheidung zu anderen, in ihrer Symptomatik ähnlichen Mandelentzündungen ermöglicht:

- Lokaler Befund entsprechend der toxischen Wirkung des Quecksilbers.
- Zusammenschnürender, stechender Schmerz, Berührungsempfindlichkeit des Halses, übler Mundgeruch.
- Reichlicher, fettiger Schweiß, der keine Erleichterung des Allgemeinbefindens bringt.
- Alle Beschwerden verschlimmern sich während der Nacht, besonders die ängstliche Unruhe.
- Wärme tut dem Kranken nicht gut – weder warme Halswickel oder warme Getränke, noch Wärme im Raum. Der *Mercurius*-Patient mag aber auch keine starke Kälte und ist im Ganzen gesehen frostig. Temperaturextreme werden als unangenehm empfunden.

An diesem Beispiel lässt sich der Wert der Arzneimittelprüfung an Gesunden und der Wert der genauen Beobachtung des Behandlungsverlaufs ablesen. Erst die Bestätigung durch den Heilerfolg gibt beiden Erkenntnisquellen ihre Bedeutung und grenzt sie gegen vordergründige Ähnlichkeit der grobtoxikologischen Zeichen ab.

2.1.3 Anwendung bei Kranken (Ex usu in morbis)

Neben der Verifizierung des Heilerfolges und Klarstellung der echten Ähnlichkeitsbeziehungen steuert die Anwendung bei Kranken zusätzliche Informationen für die Arzneimittelkenntnis bei.

Eine 37 Jahre alte Patientin kommt wegen seit ca. 5 Wochen bestehender Schmerzen in beiden Beinen, die sich im Verlauf der letzten drei Wochen auch zunehmend im gesamten Körper ausgebreitet haben. Nach Angaben der Patientin würden diese Beschwerden während der Nacht noch durch zusätzliches Stechen und Kribbeln in den Beinen verstärkt; außerdem habe sie nachts das Gefühl, die Füße seien heiß, was sich aber bei Berührung nicht bestätigen lasse. Zu Beginn habe sie eine (später festgestellte) Blasenentzündung gehabt, die sie aber überhaupt nicht gespürt habe. Erst nach ungefähr einer Woche hätten sich massive Schmerzen entwickelt, die schließlich eine Krankenhaus-Einweisung notwendig machten; dort musste Morphin verabreicht werden, um der Schmerzen Herr zu werden. Die Patientin schildert ihre Beschwerden in klagendem Tonfall, auf Nachfragen reagiert sie häufig gereizt.

2

Seit dem 18. Lebensjahr leide sie unter essenzieller Hypertonie, die mit Betablockern behandelt werde.
Seit 13 Jahren werde sie wegen eines „Overlapsyndroms" (autoimmunbedingte Hepatitis) mit Cortison behandelt.
Vor 10 Jahren sei im Rahmen einer Routineuntersuchung festgestellt worden, dass beide Ovarien offenbar schon häufig entzündet gewesen seien; die dadurch notwendig gewordene Operation habe massive Verwachsungen der Ovarien ergeben. Sie habe allerdings vorher nie etwas von Entzündungen in diesem Bereich gespürt.
Vor 7 Jahren seien Gewebeveränderungen an der Cervix festgestellt worden, die eine Konisation erforderlich machten.
Die aktuellen Beschwerden seien dadurch zu verbessern, dass sie „nicht daran denke", dies sei auch bei Problemen in der Vergangenheit immer ihre bevorzugte Strategie der Bewältigung von körperlichen oder seelischen Schwierigkeiten gewesen.
Die Repertorisation erbrachte, wohl auch aufgrund der seit langem bestehenden medikamentösen Unterdrückung, keine klaren Hinweise auf ein Simile.
Eines der wichtigen Mittel für Übererregtheit, Ruhelosigkeit der Extremitäten und Krampfneigung ist *Zincum*. Es zeigt eine gewisse Verwandtschaft zu *Cuprum* (Kupfer) und wurde in früheren Zeiten häufig zur Therapie von Krampfleiden wie Chorea oder Epilepsie eingesetzt, die als Folge der Unterdrückung von Hautausschlägen aufgetreten waren.
Die Gabe von *Zincum* führte in diesem Fall innerhalb von drei Tagen zu grundlegender Besserung: Die Schmerzen der Beine verschwanden sukzessive, sodass die Patientin die Schmerzmittel absetzen konnte – die Füße wurden nicht mehr als heiß empfunden – sie „spürte ihre Beine wieder", konnte besser gehen und die Schlafqualität besserte sich erheblich. Aus ihrer Stimme war der gequälte, unzufriedene Tonfall verschwunden.

2.1.4 Anwendung bei Tieren

„Tierversuche" werden von homöopathischen Tierärzten täglich als Therapie durchgeführt – freilich nicht im Sinne der Forschung mit gezielter experimenteller Fragestellung. Als Behandlungsauftrag mit Kosten-Nutzen-Vergleich, vor allem bei Großvieh und wertvollen Reitpferden, sind sie jedem Experiment gleichwertig und führen die Behauptung, es handele sich um eine „Suggestivtherapie", ad absurdum.

Für die Arzneimittelkenntnis ist die Behandlung von Tieren wichtig, da die subjektive Meinung dieser Patienten höchstens mit einem Schwanzwedeln kundgetan werden kann. Entscheidend ist hier der objektive Erfolg. Der Arzt als „Droge" spielt hier keine Rolle.

Im Doppelblindversuch konnte Wolter (1980) die differenzierte Wirkung von *Caulophyllum* D30 bei der Geburt von Schweinen zeigen und das Arzneimittelbild von *Flor de Piedra* an Kühen erarbeiten. Experimentelle Tierversuche zum Nachweis der Wirksamkeit unserer Arzneien sind durchgeführt worden, reichhaltiges Material findet sich bei Wurmser (o.J.; s. auch die Veterinary Research Database in Homeopathy der Carstens-Stiftung im Internet unter www.carstens-stiftung.de). Viele homöopathische Ärzte stehen Tierversuchen, die der Gewinnung von Kenntnissen zu Arzneimittelbildern dienen sollen, skeptisch gegenüber, da der Mensch wehrlose Geschöpfe nicht missbrauchen sollte. Andererseits werden jedoch jedes Jahr alleine in Deutschland zehn bis zwölf Millionen Tiere für Versuche in der Pharma- und Parfümindustrie zu teils sehr fragwürdigen Versuchen verwendet. Hier wäre eine Betrachtung der Relationen auch unter dem Gesichtspunkt der sehr unterschiedlichen Konsequenzen für die Tiere wünschenswert: homöopathische Versuche generieren Arzneisymptome, wobei das Absetzen der Arznei die Gesundheit wiederherstellt – Versuche in der Pharma- und Parfümindustrie haben hingegen meist den Tod des tierischen Individuums zur Folge.

2.2 Arzneimittelbild

Der Begriff des „Arzneimittelbildes" ist schon des Öfteren verwendet worden. Er wird Ihnen zuvor vielleicht fremd gewesen sein – die Kombination aus Arzneimittel und Bild ist in der allopathischen Pharmakologie nicht gebräuchlich. Sie kennen aber aus der Krankheitslehre der Klinik den Begriff des „Krankheitsbildes". Damit beschreibt man die Gesamtheit der im einzelnen Krankheitsfalle vorliegenden Symptomatik.

Das Arzneimittelbild ist die Zusammenschau aller Einzelerkenntnisse der Arzneiwirkung. Der bildhafte Vergleich der Arzneiwirkung mit der Symptomatik des Kranken ist ein phänomenologischer Vorgang.

Nachdem wir viele Quellen der Arzneikenntnis „angezapft" haben, wissen wir, welchen Wert jede Einzelne hat. Mit den gebündelten Erkenntnissen aus diesen Quellen verfügen wir nun über das gesamte, für den Entwurf des Arzneimittelbildes benötigte Material. Dieses ist als die Zusammenschau der Einzelerkenntnisse zu verstehen, das „tout ensemble" der Wirkung einer Arznei, es ist eine Ganzheit. „Bild", „Schau" und „Ganzheit" sind Begriffe aus dem Sprachgebrauch der Phänomenologie. Um Ganzheiten zu beschreiben und geistig zu erfassen, reicht das Denkmodell der Ursache-Wirkung-Beziehung nicht mehr aus. Der heutige Arzt kennt leider fast nur kausale Beziehungen der experimentellen Naturwissenschaft. In unserer Zeit wird deutlich, dass wesentliche Erkenntnismöglichkeiten verloren gehen, dass wir verarmen, wenn die Jahrtausende alten Bemühungen des Menschen um philosophische Einsichten vergessen werden. Die Universität ist eine Bildungsstätte ohne wahre „Universitas" geworden. Die materialistisch-naturwissenschaftliche Biologie des 19. und 20. Jahrhunderts hat auch die Medizin einseitig auf das Körperliche, kausal Erklärbare und experimentell Fixierte beschränkt (Bamm 1980, S.142 ff.). Über die „Hintertür" wurde dann aber die Seele in die offizielle Medizin allmählich wieder eingelassen. Alles Seelisch-Geistige ist kausal nicht erklärbar, es ist ein Phänomen. Die Ähnlichkeitsbeziehung zwischen dem Arzneimittelbild und dem Krankheitsbild ist ebenso kausal nicht erklärbar.

An die Stelle der Ursache-Wirkung-Beziehung tritt die Beobachtung von „Wenn-Dann". **Wenn** das Arzneimittelbild und das individuelle Krankheitsbild vergleichbare Ähnlichkeit haben, **dann** ist die Voraussetzung gegeben, dass dieses Arzneimittel die individuelle Gesundheitsstörung dieses einen Kranken heilt. Eine strenge Ursache-Wirkung-Beziehung findet sich im Bereich der Biologie fast nie. Etwas überspitzt kann man sogar sagen, dass die klassischen Gesetze der Physik – trotz ihrer Exaktheit – die Einhaltung vieler Randbedingungen verlangen. Wenn z.B. ein Experiment im luftleeren Raum durchgeführt wird, dann sind damit die Voraussetzungen für die Gültigkeit des Fallgesetzes geschaffen. Biologische Experimente lassen sich aber nicht im „luftleeren Raum" durchführen. Jede Bemühung um Heilung ist ein Experiment unter meist sehr komplexen Bedingungen. Diese Bedingungen bleiben oft ohne die Anwendung der Ähnlichkeitsregel unüberschaubar. Ausgehend von der Definition der Homöopathie als Regulationstherapie wird deutlich, dass der heilende und der die Krankheit auslösende Reiz einander ähnlich sein müssen, damit eine Umschaltung im Regulationssystem möglich wird. Somit entspricht die Ähnlichkeitsbeziehung zwischen dem Arzneimittelbild und dem individuellen Krankheitsbild wissenschaftlicher Logik. Bayr (1969) hat mit seiner Arbeitshypothese des kybernetischen Regelkreises die Ähnlichkeitsregel einsichtig dargestellt.

Die Anwendung der Ähnlichkeitsregel setzt voraus, dass zwei Ganzheiten verglichen werden. Deshalb ist es unerlässlich, die Einzelerkenntnisse der Arzneiwirkung zum Arzneimittelbild zusammenzufügen.

Die Arznei wird so zu einer ganzheitlich wirkenden Individualität. Paracelsus spricht in der gleichen Weise ganzheitlich von der Arznei (Vergleich zwischen Paracelsus und Homöopathie bei Clarke 1923 und Schultz 1831). Im Sprachgebrauch homöopathischer Ärzte geht die bildhafte Identität von Arznei und Kranken so weit, dass von einer *Pulsatilla*-Frau, einem *Calcium carbonicum*-Kind, von einem *Hyoscyamus*-Husten oder einer *Arsen*-Angst gesprochen wird. Der phänomenologische Vergleich zeigt, dass bestimmte „Menschentypen" besonders gut zu einem ganz bestimmten Arzneimittelbild passen. Der Name des Arzneimittelbildes kann so zur Typenbezeichnung werden. Wir sprechen dann vom „*Nux vomica*-Typ", vom „*Phosphor*-Typ" usw.

Zu beachten ist, dass nur einige tief wirkende Arzneimittel eine derartige Typenzuordnung zulassen. Bei jenen Mitteln handelt es sich in erster Linie um Substanzen, die einen wesentlichen Anteil am Aufbau des Körpers haben. Doch auch hier muss man wissen, dass durch eine qualifizierte homöopathische Therapie mit der Zeit eine Veränderung der Symptomatik erfolgen wird; dies wiederum hat zur Konsequenz, dass ein anderes Folgemittel zu verordnen ist.

Hahnemann verwandte noch nicht den Begriff „Arzneimittelbild". Für seine ganzheitliche Auffassung der Arzneiwirkung steht der Ausdruck „Inbegriff" der Symptome.

Er schreibt:

> „Der Inbegriff aller Krankheitselemente, die eine Arznei zu erzeugen vermag, wird erst durch vielfache, an vielen dazu tauglichen, verschiedenartigen Personen beiderlei Geschlechts angestellte Beobachtung der Vollständigkeit nahe gebracht." (Org., § 135)

Dabei sollte man für die Homöotherapie unbedingt festhalten und bedenken, dass der Inbegriff mehr ist als die Summe von Teilerkenntnissen.

Hinweise auf das Arzneimittelbild aus den Ursprungsstoffen

Die Lebensverhältnisse, insbesondere aber die **Modalitäten**, d. h. die Reaktionen verschiedener Organismen auf Veränderungen ihrer Umgebungsbedingungen, können wertvolle Hinweise auf mögliche Arzneiwirkungen geben. Für Mineralien und Metalle sind in dieser Hinsicht deren physikalische Eigenschaften interessant, so ist z. B. Quecksilber (*Mercurius*) eine durchdringende und kaum zu fassende oder aufzuhaltende Substanz. Bei *Mercurius*-Patienten zeigen sich diese Eigenschaften in Form von Krankheiten, bei denen das Abwehrsystem des Organismus von dem die Krankheit auslösenden Faktor schnell und grundlegend überwunden worden ist. Auch ein rasches Fortschreiten von der körperlichen auf die mentale und schließlich auf die seelische Ebene kann als Hinweis auf *Mercurius* als das passende Arzneimittel gelten. Solche Hinweise erhalten wir auch

- aus dem Erscheinungsbild und/oder dem althergebrachten Namen (z. B. *Euphrasia* – Augentrost, *Symphytum* – Beinwell etc.),
- aus der Lebensweise (*Lachesis muta*, die Buschmeister-Schlange, verträgt keine Enge, stirbt in Gefangenschaft, weil sie nichts mehr frisst),
- aus Märchen und den Mythen ihrer Entstehung (*Aconitum napellus*, eines der stärksten Gifte, ist mythologisch entstanden, als Herakles den Höllenhund Cerberus würgte und dessen Speichel die Erde befruchtete, entsprechend dazu die äußerste Unruhe und Todesangst eines solchen Patienten).

Im Unterschied zur **Kenntnis** über Arzneimittelwirkungen handelt es sich hierbei jedoch um **Hinweise** zu Wirkungen, die erst durch die Arzneimittelprüfung bestätigt werden mussten. Gleichwohl erklären sie uns gelegentlich, wie die Menschen zu diesen Heilmitteln gekommen sind und dem Lernenden ermöglichen sie hilfreiche Assoziationen.

2.3 Herkunft und Herstellung der Arzneien

Hahnemann war nicht nur ein ärztliches Genie – er war ebenso ein hervorragender Chemiker, Pharmakologe und Apotheker. Getreu dem Berufsbild des Pharmakologen und Apothekers entsprechend war er so exakt, dass seine Angaben zur Arzneizubereitung heute noch gültig sind und allen wissenschaftlichen Kriterien standhalten. Er war aber nicht nur exakt und penibel, sondern schuf eine von Grund auf völlig neue Pharmazie. In seiner Zeit fand er kaum etwas vor, was seinen Ansprüchen genügen konnte und bereitete deshalb alle seine Arzneien selbst zu. So weit wie möglich sammelte er die Heilkräuter selbst oder stellte die Auszugsstoffe eigenhändig her. Er wollte sicher sein, dass sein Ausgangsmaterial echt und einwandfrei war.

Die Kritiker Hahnemanns sollten zur Kenntnis nehmen, dass weder vor noch nach ihm kaum je ein Arzt sich mit solcher Gründlichkeit, Hingabe und Weitsicht um Kenntnis und Herstellung der Arznei bemüht hat.

2.3.1 Ausgangsstoffe

Das **Rohmaterial** der homöopathischen Arzneimittel entstammt einer Reihe von Quellen:

- alle Reiche der Natur (Pflanzen, Tiere, Mineralien),
- chemische Elemente und ihre Verbindungen,
- Nosoden (körpereigene Sekrete und Krankheitsprodukte),
- Imponderabilien (stofflose Kräfte, wie z. B. Sonnen- oder Mondlicht, UV-Licht, Rx-Strahlung, Gase wie Ozon, Kräfte wie Magnetismus, elektrischer Strom etc.).

Hahnemann selbst hat einige chemische Verbindungen neu entwickelt oder neue Herstellungsverfahren für ausgewählte Substanzen angegeben (z. B. *Calcium carbonicum Hahnemanni, Mercurius solubilis Hahnemanni, Causticum Hahnemanni*). Er hat als erster die kolloidale Löslichkeit von Stoffen entdeckt, die im Rohzustand unlöslich sind, durch ihre Verreibung jedoch löslich werden.

Seit Hahnemanns Zeiten sind überaus viele neue Substanzen aus sämtlichen oben angegebenen Quellen in die homöopathische Therapie eingeführt worden, so werden auch Krankheitsprodukte, die Nosoden, als Ausgangsmaterial verwendet (s. Kap. 8.4.3). Anhand dieser Beispiele erkennt man, wie reichhaltig, dynamisch und modern die Homöopathie immer geblieben ist und dass ihre Vertreter sich nicht etwa gemütlich auf den Lorbeeren ausruhen. Hahnemann ist kein heiliges Denkmal. Wie er bis zu seinem leiblichen Ende geforscht und die Methode verbessert hat, so forschen seine Nachfolger weiter. Wertvolle Erkenntnisse werden fortlaufend aufgenommen und integriert.

2.3.2 Herstellung nach dem Homöopathischen Arzneibuch

Die homöopathische Arzneibereitungslehre ist von Hahnemann selbst entwickelt worden. Sie ist so exakt, dass das **Homöopathische Arzneibuch (HAB)** als offizielle Pharmakopöe heute noch – abgesehen von technischer Verfeinerung – nach seinen Vorschriften arbeitet.

Es enthält die heute rechtsgültigen Vorschriften zur Herstellung homöopathischer Arzneimittel. Von der ersten Auflage an, die 1934 erschien, ist bis zur aktuellen Fassung aus dem Jahre 2000 jeder technische Fortschritt und Erkenntnisgewinn in diese Pharmakopöe eingegangen – dazu zählen auch moderne Nachweismethoden wie die Spektralanalyse.

Nach den Richtlinien Hahnemanns erfolgt die Herstellung nach dem HAB, abhängig vom Ausgangsmaterial, als **Essenz, Tinktur, Lösung** oder **Verreibung**:

- **Essenz:** Ausgangsstoff ist der Saft frisch gepresster ganzer Pflanzen oder Pflanzenteile (Blüten,

Blätter), mit 90%igem Alkohol zur Haltbarmachung versetzt.

- **Tinktur:** Ausgangsstoff ist die getrocknete, pulverisierte Pflanze oder gequetschte animalische Substanz (Biene, Ameise usw.). Mit 60–90%igem Alkohol, je nach Pflanze, werden die Inhaltsstoffe der Droge extrahiert und im Mazerationsverfahren oder durch Perkolation verarbeitet.
- **Lösung:** Ausgangsstoffe sind vorwiegend lösliche Salze und Säuren. Diese werden je nach Lösungsfähigkeit zu wässrigen oder alkoholischen Lösungen verarbeitet.
- **Verreibung:** Ausgangsmaterial sind unlösliche Mineralien oder fein pulverisierte, getrocknete Pflanzen oder Pflanzenteile (Wurzeln, Samen u.Ä.). Durch mindestens einstündiges Verreiben im Mörser werden sie mit Milchzucker vermischt.

Die flüssigen Ausgangsstoffe (Essenzen, Tinkturen, Lösungen) werden unter dem Begriff **Urtinkturen** zusammengefasst. Die festen Stoffe tragen den Namen **Ursubstanzen.** Beide erhalten die Kennzeichnung „Ø".

So wird z.B. die Urtinktur von *Pulsatilla* als *„Pulsatilla Ø"* rezeptiert. Die Ursubstanz von *Gold* schreibt sich in „Apothekerlatein" *„Aurum trit. Ø"* (trit. = Abkürzung von trituratio = Verreibung).

Die homöopathischen Arzneien werden dem Patienten als Tropfen, Tabletten, Pulver, Streukügelchen und auch parenteral (i.v., i.m. etc.) verabreicht. Für die äußerliche Anwendung lassen sich Salben und Glycerin-Arzneigemische herstellen.

Für die **Rezeptur** lauten die entsprechenden Begriffe:

- Dil. = Dilutio = Lösung
- Tbl. = Tabuletta = Tablette
- Trit. = Trituratio = Verreibung
- Glob. = Globulus = Streukügelchen

Die Anwendungsform wählt man in Abhängigkeit vom Ausgangsstoff und den Bedürfnissen des Patienten. Für die Einnahme während einer Reise sind Tabletten oder Globuli oft vorteilhafter als Lösungen. Die Verabreichung alkoholischer Lösungen an Kinder sollte nur in Ausnahmefällen erfolgen – gänzlich darauf zu verzichten ist bei Patienten, für die Alkohol aus unterschiedlichen Gründen ein Problem darstellt (z.B. Patienten mit Pankreas- oder Lebererkrankungen oder abstinent lebenden Alkoholkranken). Die Verordnung von Streukügelchen (Globuli) ist dagegen meistens unproblematisch; sie werden aus Rohrzucker hergestellt, mit der potenzierten Arzneilösung getränkt und anschließend getrocknet.

2.3.3 Potenzierung

Allgemeines

Hahnemann machte die Erfahrung, dass der rohe, unbearbeitete Arzneistoff oft nicht wirksam genug ist und die bisher verwendeten Arzneidosen zu groß waren.

Hahnemann gab in der ersten Zeit tastender Versuche die Arzneien in wägbarer Dosis ohne weitere Bearbeitung. Dabei beobachtete er, dass die Anwendung der Arznei in der seit alters her gebräuchlichen Form nicht optimal war. Je nach Ausgangsstoff erschien entweder die Arzneireaktion beim Kranken zu stark – in Form von Nebenwirkungen, zu starker Anfangsreaktion oder starker Erstverschlimmerung – oder zu schwach wegen zu geringer Aufschließung des Arzneistoffes. Dies zeigte sich vor allem bei unlöslichen Mineralstoffen.

Aus diesen Beobachtungen ergab sich der logische Schluss, eine Methode der Arzneibereitung zu entwickeln, welche die Quantität und Qualität des Arzneistoffes in optimaler Weise verbindet. Hahnemann hatte außerdem beobachtet, dass die Empfänglichkeit und Reaktionsbereitschaft gegenüber der Arznei individuell verschieden ist. Dieser von Mensch zu Mensch unterschiedlichen Reaktionsweise sollte aber seine individuell angepasste Medizin entsprechen.

Dieses Ziel erreichte er durch die **Minimierung der Dosis** und die **Steigerung ihrer Wirksamkeit** mittels Bearbeitung der Arznei (Verreiben und Verschütteln). Da diese Arzneiform das Optimum an arzneilicher Kraft bei gleichzeitiger Vermeidung schädlicher Wirkungen erreicht, gab Hahnemann ihr den Namen „Potenz“ oder „Dynamisation“ (potentia = Können, Vermögen; Dynamis = Kraft).

Den Arbeitsprozess zur Herstellung dieser Arznei nannte Hahnemann im Jahre 1827 erstmals „potenzieren“. Das späte Datum ist ein Indiz dafür, dass er erst nach langer und genauer Beobachtung diese Arbeitsweise entwickelt und als seinen hohen Ansprüchen an die Qualität einer Therapie genügend befunden hat. 1839 schrieb Hahnemann:

> „Homöopathische Dynamisationen sind wahre Erweckungen der in natürlichen Körpern während ihres rohen Zustandes verborgen gelegenen, arzneilichen Eigenschaften.“

Sie sind also nicht als „Verdünnungen“ zu bezeichnen.

Zubereitung und Mischungsverhältnis

Nach den Vorschriften des HAB ist die Urtinktur eine Mischung aus gleichen Teilen des Presssaftes der Pflanze und dem Arzneiträger Äthanol. Im ersten Schritt werden die fein zerkleinerten Pflanzen oder Pflanzenteile nach der Lese und gründlichen Reinigung ausgepresst. Um das Verschimmeln zu vermeiden, wird der Presssaft anschließend sofort mit dem Äthanol gemischt, dann für fünf Tage bei einer bestimmten Temperatur stehen gelassen und zuletzt filtriert.

Auch die Herstellung alkoholischer Auszüge von trockenen Pflanzenteilen oder Pulvern ist möglich. Bei dieser Methode werden die getrockneten Blüten oder gemahlenen Wurzeln bzw. Samen in einer bestimmten Menge Alkohol eingeweicht und nach etwa zehn Tagen abfiltriert. Das resultierende Filtrat ist dann die Urtinktur.

Eine Lösung ist ein Gemisch aus einem Arzneigrundstoff und einem flüssigen Arzneiträger. In den meisten Fällen handelt es sich dabei um Äthanol, es kann aber auch Wasser oder Glyzerin sein. Gelöst werden Substanzen wie z. B. Salze oder Säuren.

Die Trituration ist die Verreibung einer unlöslichen Substanz, wie z. B. eines Metalls, mit Milchzucker.

Die Herstellungsvorschrift einer Trituration ist im HAB wie folgt festgelegt: Die Gesamtmenge des Arzneiträgers Milchzucker wird in drei gleiche Teile aufgeteilt. Das erste Drittel wird kurz alleine in einem Porzellanmörser verrieben, dann wird der Arzneigrundstoff hinzugefügt; diese Mischung wird sodann sechs Minuten lang verrieben. Anschließend werden die Wände des Mörsers vier Minuten lang mit einem Porzellanspatel geschabt, worauf erneut sechs Minuten verrieben und dann wiederum vier Minuten lang geschabt wird. Im nächsten Schritt wird das zweite Drittel Milchzucker hinzugefügt und die Prozedur des Verreibens und Schabens wiederholt. Diese Arbeitsgänge werden eine Stunde lang fortgeführt. Entsprechend wird bei den folgenden Verdünnungen verfahren. Bis zu einer Menge von einem kg kann eine Verreibung von Hand erfolgen, größere Mengen werden maschinell produziert.

Herstellung von D- und C-Potenzen

Die Durchmischung mit dem Trägerstoff (Wasser, Alkohol, Milchzucker) erfolgt in jeder einzelnen Stufe entweder im Verhältnis 1 + 9 = 10 = Dezimalskala (D_1, D-Potenzen) oder 1 + 99 = 100 = Zentesimalskala (C_1, C-Potenzen). In der Kurzform der Rezeptur erhalten Sie ein D oder C vor der Zahl der Arbeitsschritte.

Die Zahl der Potenzierungsschritte ist bei den D-Potenzen zweimal größer als bei vergleichbaren C-Potenzen. Der rein rechnerische Vergleich, bezogen auf die Menge des Ausgangsstoffes, gilt sicher nur in tieferen Potenzen. So entspricht beispielsweise die C 3 der D 6, die C 6 der D 12.

Das Homöopathische Arzneibuch enthält detaillierte Vorschriften zur Arzneimittelherstellung, so auch zur Potenzierung flüssiger Ausgangssubstanzen:

„Die Potenzierung flüssiger Substanzen wird in einem vor direktem Sonnenlicht geschützten Zimmer vorgenommen. Die dazu verwandten Gläschen müssen ½ bis ⅓ mehr Volumen fassen, als darin potenziert werden soll. Der Name des Mittels und die Nummer der Potenz, welche das Gläschen aufzunehmen bestimmt ist, wird sowohl auf dem Korken als auf dem Gläschen angebracht, und zwar bei Zentesimalpotenzen vor der Nummer der Buchstabe C, bei Dezimalpotenzen der Buchstabe D. Das Potenzieren geschieht, indem man bei großen Mengen mit Gewichtsverhältnissen, bei kleinen Mengen dagegen mit Tropfen arbeitet.
Die auf die oben angegebene Weise mit den Namen des Mittels und der Nummer C1–C30 signierten Gläschen werden der Reihe nach auf den Tisch gestellt und in ein jedes von C2 ab mit Hilfe des Mensurierglases 99 Teile Weingeist gegeben. Aus der Essenz bzw. Tinktur oder Lösung wird nach den Vorschriften der einzelnen Paragrafen die 1. Zentesimalpotenz bereitet und in die Flasche „C1" gegeben. Nun wird ein Teil aus Flasche C1 in das mit C2 bezeichnete Gläschen gegeben, verkorkt und durch 10 kräftige, abwärts geführte Schüttelschläge gemischt. Von dieser 2. Potenz wird ein Teil in das mit C3 bezeichnete Gläschen gebracht und zehn Mal geschüttelt, dies ergibt die 3. Potenz, und so wird das Potenzieren durch sämtliche Gläschen fortgesetzt, indem jedes Mal ein Teil der vorhergehenden Potenz zum nächstfolgenden Gläschen gebracht und zehn Mal geschüttelt wird."

Dieses Beispiel steht für das Grundprinzip des Vorgangs der Potenzierung. Sinngemäß ergibt sich daraus auch die Herstellung trockener Potenzen durch Verreibung mit Milchzucker als Arzneiträger. Zu erwähnen ist noch, dass die erwähnten Paragrafen die genaue Herstellung der C1 (oder D1) je nach Ausgangssubstanz etwas unterschiedlich regeln, da der Saftgehalt von Pflanzen, die Löslichkeit von Salzen oder der Extrakt tierischer Stoffe verschieden ist. Damit wird erreicht, dass jede C1 bzw. D1 den Arzneistoff im Verhältnis zum Alkohol 1:99 bzw. 1:9 enthält, sodass sich die Gesamtmenge immer zu 100 oder 10 ergänzt.

Herstellung der Q-(LM)-Potenzen

Neben D- und C-Potenzen entwickelte Hahnemann in seinen letzten Jahren die Potenzierung über Streukügelchen, welche als „LM-" oder „Q-Potenzen" bezeichnet werden.

Hahnemann arbeitete bis in seine Pariser Zeit hinein mit den Zentesimalpotenzen. Durch seine Fähigkeit der genauen Beobachtung und im Bestreben, seine Heilmethode fortlaufend zu verbessern, wurde ihm die Notwendigkeit zur noch feineren Anpassung der Arzneimittelreize bewusst. Daraus entwickelte er in seinen letzten Lebensjahren die Weiterführung der Potenzierung über getränkte und für den nächsten Potenzschritt wieder gelöste Streukügelchen (6. Auflage des Organon, § 70, §§ 246–248). Das Mischungsverhältnis ist dabei etwa 1:50000, deshalb (leider falsch latinisiert) auch LM-Potenz genannt – die korrekte Bezeichnung **Q-Potenz** (abgeleitet von Quinquagesmillesima = 50000) beginnt sich allmählich in Deutschland durchzusetzen (Keller 1988 und Klunker 1992). Wichtig ist aber vor allem die korrekte Durchführung von Hahnemanns Handlungsanweisung, wonach die ersten drei Potenzierungsschritte als einstündige Verreibung (analog zur Herstellung einer C-Potenz) erfolgen sollten.

„Dies sind die drei Grade der trockenen Pulver-Verreibung, welche wohl vollführt, schon einen guten Anfang zur Kraft-Entwickelung (Dynamisation) der Arzneisubstanz bewirkt haben" (Organon, § 270, Anmerkung zu Fußnote 1).

Die Herstellung der Q-Potenzen erfolgt nach Hahnemann in drei unterschiedlichen Arbeitsgängen. Dabei ist charakteristisch, dass trockene und feuchte Zubereitungsschritte aufeinander folgen:

1. 1 Gran (=0,06 Gramm) der festen Arzneisubstanz (Minerale, Metalle, trockene Pflanzenteile etc.) oder 1 Tropfen flüssiger Substanz wie z. B. Quecksilber oder Petroleum mit 100 Gran Milchzucker verreiben. Dies ergibt eine Verreibung (Trituration) der Stufe C1. Entsprechend weiter verreiben nach dem Modus der Zentesimalpotenzen (1:100) bis C3. Hahnemann legte besonderen Wert darauf, dass die drei ersten

Potenz-Stufen von der C 1 bis zur C 3 als **Verreibungen** angefertigt werden. Das HAB I hingegen erlaubt auch Verschüttelungen (Barthel 1990, Schöpfer 1990).

2. Von dieser C 3-Potenz 1 Gran abnehmen und in 500 Tropfen eines Gemisches von 1 Teil Branntwein und 4 Teilen destilliertem Wasser **lösen**. Von dieser Lösung gibt man 1 Tropfen in eine neue Flasche, fügt 100 Tropfen „guten Weingeist" hinzu und verschüttelt die Mischung 100-mal. Mit einigen Tropfen dieser Verschüttelung werden nun kleine Rohrzuckerkügelchen getränkt. Dann diese befeuchteten Globuli auf Fließpapier trocknen, in eine Flasche geben und mit „Q I" bezeichnen. Für jede weitere Potenzstufe 1 Globulus der Vorstufe nehmen, zur besseren Löslichkeit mit 1 Tropfen destilliertem Wasser benetzen, und mit 100 Tropfen „guten Weingeistes" in einem verkorkten Fläschchen 100-mal schütteln. Mit einem Tropfen dieser Lösung wieder neue Globuli befeuchten, trocknen, verwahren und mit Q II bezeichnen, für höhere Potenzierung bis „Q …" wird das Verfahren entsprechend häufig wiederholt.
3. Für die Therapie muss man Folgendes beachten: Das besondere Charakteristikum dieser Herstellung ist der Wechsel von „trocken" zu „feucht". So sollte man die Globuli **nicht trocken** einnehmen – sondern gelöst. Dafür gibt es die im Folgenden dargestellten Möglichkeiten:
4. Nach § 248 des Organon (man beachte auch die Fußnote 1) werden ein oder zwei trockene Globuli, die nach der oben genannten Regel mit Arzneilösung präpariert wurden, in einem „Pulvertütchen mit ein paar Gran Milchzucker" zerquetscht. Dieses Arzneipulver wird in eine 100 ml fassende Flasche gefüllt, in 7 bis 8 Esslöffeln **Wasser** gelöst und stark geschüttelt. Unmittelbar vor jeder Einnahme wird die Flasche wieder geschüttelt. Je nach Reaktionsfähigkeit des Kranken oder seinem Krankheitszustand, also des Zustands seiner Dynamis, werden die Art und Häufigkeit der einzelnen Gaben gewählt: von alle paar Minuten über Stunden zu täglich oder jeden zweiten Tag. Für extrem stark reagierende, hyperergische Patienten wird 1 Kaffeelöffel der **wässrigen Auflösung** im Trinkglas in ein zweites, zur Hälfte mit Wasser gefülltes Trinkglas eingerührt und davon 1 kleiner Löffel gegeben.

Mehrglas- und Einglas-Potenzen

> Das Homöopathische Arzneibuch schreibt für den Hersteller den genauen Arbeitsgang vor. Jeder Potenzierungsschritt wird nach dem HAB mit einem neuen Glas durchgeführt, deshalb spricht man von den **Mehrglas-Potenzen nach Hahnemann.**

Die Herstellung jeder Potenz benötigt ein neues Gläschen, auch wenn viele Zwischenpotenzen meist nicht benutzt werden. Dieses Verfahren, welches Hahnemann stets angewendet hat, obwohl er oft in bescheidenen Verhältnissen lebte, ist zwar aufwendiger, aber präzise. In Frankreich werden diese Potenzen deshalb als „CH 1/2/3 usw. = Zentesimalpotenz nach Hahnemann = Mehrglaspotenz" bezeichnet.

> Die **Einglas-Potenzen** hingegen sind zwar schneller und billiger herzustellen, haben aber den Nachteil mangelnder Genauigkeit. Nach ihrem Erfinder werden sie **Korsakoff-Potenzen** benannt.

Von Korsakoff hat diese Erfahrung durch genaues Abwiegen überprüft und festgestellt, dass beim Entleeren des Glases „mittels eines kräftigen, abwärts geführten Armschlages" durchschnittlich 1 Tropfen der Flüssigkeit zurückbleibt. Je nach der Adhäsionskraft der Glasoberfläche und der Oberflächenspannung des Ausgangsmaterials ist diese Restmenge verschieden groß.

Obwohl Hahnemann mit seiner Herstellungsmethodik der Genauere war und bleibt, ist die Wirksamkeit der Korsakoff-Potenzen als gut zu bezeichnen. Geht man von der Tatsache aus, dass die Zahl der Potenzschritte bedeutsamer ist als das Mengenverhältnis der Ausgangssubstanz, so kann man darin eine Argumentationshilfe für das mühelosere und kostensparende Verfahren der Korsakoff-Potenzen sehen. Die Potenzierung wird fortlaufend in **einem** Glas durchgeführt, wobei die Restmenge nach Ausschütten des Glases die Ausgangssubstanz für die folgende Potenz ist – für die Herstellung der Zentesimalpotenzen, oberhalb C 30, eine brauchbare Methode. In das Homöopathische Arzneibuch ist die Einglasmethode nach Korsakoff bisher nicht aufgenommen worden.

Verwendung

Heutzutage finden alle Potenzreihen – die D-, C- und Q-Potenzen – ihre Anwendung, wenn auch in unterschiedlicher regionaler, d.h. landestypischer Gewichtung. Alle Potenzreihen finden ihre Befürworter. Ich selbst habe die Erfahrung gemacht (ohne sie statistisch untermauern zu können), dass in niedrigeren Potenzen bis D 6 die dezimale Reihe besser wirkt, in höheren Stufen die C-Potenzen raschere Ergebnisse bringen. Erfordert die Konstellation des Krankheitsfalles die häufige Wiederholung oder ist der Gesamtorganismus sehr geschwächt, empfiehlt sich die Verordnung der milder wirkenden Q-Potenzen.

Die anthroposophische Medizin hebt sicher zu Recht hervor, dass die Zahl der Potenzschritte für den Potenzierungseffekt entscheidender ist als die Mengenverhältnisse zwischen Ausgangsstoff und Trägersubstanz. Anthroposophisch ausgerichtete Autoren haben sich um die Problematik der Potenzierung sehr bemüht – eine gute Zusammenstellung findet sich bei Itschner (1971).

3

Symptomatologie

Die Symptome beschreiben die Krankheit eines Individuums und sind über den Vergleich mit den bekannten Symptomen einer Arznei der Wegweiser zur Arzneifindung. Da die Homöopathie eine am Individuellen ausgerichtete Therapie ist, werden weniger die zur Krankheit gehörenden (pathognomonischen) Symptome, sondern vor allem die individuellen Störungszeichen bewertet. Die Symptome geben Auskunft sowohl über die Ätiologie und Lokalisation einer Störung als auch die Art der erlebten Änderung der Befindlichkeit im seelisch-geistigen und leiblichen Bereich. Dabei ist wichtig, wann, wie oder wodurch die Symptome beeinflusst werden (Modalitäten). Die Krankheitszeichen spiegeln das innere Wesen der Krankheit nach außen und machen es für den homöopathischen Arzt deutbar. Ziel der Befragung ist es, ein Symptom möglichst vollständig zu erfassen, also ein sogenanntes **vollständiges Symptom** zu gewinnen, das die Ätiologie, Modalitäten, Empfindungen und Lokalisation eines Symptoms beschreibt.

Außerdem geben Symptome Auskunft über das derzeitige Stadium einer Krankheit. Die Störung des Befindens geht dem objektivierbaren Befund voraus. Dadurch ist die Homöopathie in der Lage, schon aufgrund dieser Frühsymptome einzugreifen, während die Allopathie auf die Entwicklung manifester Störungen warten muss, um eine Diagnose stellen zu können.

3.1 Klassifizierung und Bedeutung der Symptome

Symptome sind Phänomene, die wir an uns oder anderen sehen, hören, tasten, riechen oder durch besondere Untersuchungstechnik feststellen können. Diese Phänomene bzw. Zeichen müssen an sich nicht auf das Vorliegen einer Krankheit hindeuten. Erst das gemeinsame Auftreten mehrerer Zeichen oder die Dominanz eines Symptoms kann als Alarmsignal dienen, dass sich eine pathologische Entwicklung vollzogen hat.

Symptome sind die Wegweiser zur Bestimmung derjenigen Arznei, die im individuellen Fall die Heilung induziert.

Im Sinne der Übersichtlichkeit und des besseren Verständnisses kann man Symptome auf zwei unterschiedliche Arten klassifizieren. Beide Einteilungen stehen nicht in Konkurrenz zueinander, sondern beleuchten lediglich andere Blickwinkel und Eindringtiefen der Betrachtung. Nach der ersten Klassifikation unterscheidet man:

- **Pathognomonische Symptome:** Sie gehören zur Krankheit und treten unabhängig von individuellen Gegebenheiten des Erkrankten auf – z.B. Appetitlosigkeit bei Gastritis, körperliche Schwäche bei Anämie. Diese Symptome führen zur Benennung der klinischen Diagnose.
- **Individuelle Symptome:** Sie sind Ausdruck der persönlichen Reaktionsweise des Kranken in der Auseinandersetzung mit den krankmachenden Faktoren.

Eine zweite Möglichkeit der Einteilung deutet auf die differenzierte Betrachtung der einzelnen Krankheitszeichen innerhalb der homöopathischen Anamnese hin. Bei dieser Einteilung ist zu beachten, dass ein einzelnes Symptom durchaus mehreren der unten aufgeführten Gruppen zugeordnet werden kann. Die hier aufgeführten Symptomarten werden im Folgenden eingehend vorgestellt:

- auffällige, „sonderliche" Symptome (Organon § 153)
- Begleitsymptom
- Schlüsselsymptom
- Gemütssymptom
- Allgemeinsymptom
- Lokalsymptom
- Empfindungen
- Modalitäten
- Ätiologie, Folgen von

Ein wesentlicher Grundsatz jeder homöopathischen Behandlung ist es, von Seiten des Therapeuten alle Symptome des Patienten neutral und frei von jeder (inneren) Wertung anzunehmen – keines darf ausgeschlossen, bevorzugt bzw. minder oder höher bewertet werden, als es tatsächlich vorliegt.

Die Schulmedizin folgt in diesem Punkt einem anderen Konzept; sie nimmt nur diejenigen Symptome auf, die zu dem zur Zeit gültigen anatomisch-physiologischen bzw. pathophysiologischen Verständnis von einer bestimmten Krankheit passen. Eine der zentralen Aussagen Hahnemanns war, stets die **Gesamtheit der Symptome** zu berücksichtigen. Innerhalb dieser durch Anamnese, Beobachtung und Untersuchung gewonnenen Gesamtheit der Symptome (der Synthese) ergibt sich bei der Auswertung des gesamten Materials (der Analyse) eine Ordnung, die sich am hierarchischen Aufbau des Menschen orientiert:

- Seelisch-geistige Symptome sind höher zu gewichten als körperliche Symptome.
- Alles, was den ganzen Menschen betrifft, rangiert vor lokalen Symptomen.
- Individuelle Krankheitszeichen (z.B. Reaktionen des Patienten) sind hoch zu werten, pathognomonische (d.h. zur Krankheit gehörende) Symptome dagegen sind gering bzw. überhaupt nicht zu berücksichtigen.

Ein ganz wesentliches Merkmal der Homöopathie besteht auch darin, dass sie nicht primär auf die Beseitigung der aktuell vorliegenden Symptomatik abzielt, sondern vielmehr auf die diesen Zeichen zugrunde liegende Ursache – damit ist sie keine palliativ wirkende, sondern eine kausale Therapie.

Die Sammlung aller Symptome (Gesamtheit der Symptome) eines erkrankten Menschen durch Anamnese, Beobachtung und Untersuchung hat nur eine Aufgabe: das Aufsuchen des passenden, ähnlichsten Heilmittels. Dieses bewirkt durch die Anregung der Eigenregulation die „sanfte, schnelle und dauerhafte Wiederherstellung der Gesundheit" (Org., § 2).

3.2 Gesamtheit der Symptome

Die Gesamtheit der Symptome ist nicht zu verwechseln mit der „Summe der Symptome". Die Summe von Symptomen entspricht einer Summe von Teilen, die, ohne sie zu werten, addiert werden. Der Begriff „Gesamtheit der Symptome" drückt dagegen die ganzheitliche Auffassung des homöopathischen Krankheitsbegriffes aus und beinhaltet eine wertende Einordnung der Einzelteile in ein Ganzes.

„Das Ganze ist nicht erklärt durch das Zusammen**sein**, sondern durch das Zusammen**wirken** von Teilen." (Leeser)

Die Wahl der ähnlichsten Arznei erfolgt durch den Vergleich der Symptomenreihe der Arzneiwirkung mit der Symptomatologie des Kranken.

Zur Bestimmung des passenden Arzneimittels werden zwei **Ganzheiten** miteinander verglichen – das Arzneimittelbild und das aktuell beobachtbare Symptomenbild des Erkrankten.

Beispiele

Ein Säugling leidet an Milchschorf. Die Gesamtheit der Symptome zeigt: Störungen der Darmtätigkeit durch Unverträglichkeit von Kuhmilch, Kopfschweiß, retardierte Entwicklung, rachitische Zeichen. Diesem gesamten Krankheitsbild, einschließlich der Morphe des Hautausschlages, entspricht *Calcium carbonicum*. Mit Hilfe dieser Arznei können die begleitenden Symptome und der Milchschorf geheilt werden.

Eine Mutter berichtet beim Krankenbesuch: „Unsere Tochter hat seit vier Tagen Fieber. Sie hatte zuerst etwas lichtempfindliche, gerötete Augen und Schnupfen, dann bekam sie einen hohl klingenden Husten. Heute früh sehe ich hinter den Ohren einen roten Ausschlag, der sich im Laufe des Tages über das Gesicht und die Brust entwickelt.

Seitdem sie krank ist, fällt mir auf, dass das Kind weinerlich ist. Ich frage sie schon dauernd, ob ihr etwas weh tue. Nein, es tue ihr nichts weh. Und schon weint sie wieder. Sonst ist sie ein fröhliches Kind. Jetzt liegt sie ganz geduldig im Bett. Heute wollte sie die Heizung abgestellt haben, sie möchte den Raum lieber kühl – ich dachte, wenn sie krank ist, darf sie sich nicht erkälten."

Die zuerst geschilderten Symptome sind die zur Krankheit gehörenden, pathognomonischen Zeichen – sie führen direkt zur Verdachtsdiagnose Masern. Das weinerliche und geduldige Verhalten dieses Kindes, sein Verlangen nach einem kühlen Raum haben mit den Masern direkt nichts zu tun. Es sind eindeutige individuelle Reaktionen des Kindes. Diese Symptome führen den homöopathischen Arzt zum passenden Heilmittel: *Pulsatilla*.

An diesen beiden Beispielen wird deutlich, warum Hahnemann die Individualisierung jedes einzelnen Krankheitsfalles fordert. Heilerfolge mit der Homöopathie stellen sich erst ein, wenn auch dieser Grundsatz kompromisslos befolgt wird.

3.3 Das individuelle, auffallende, sonderliche Symptom

§ 153 des Organon der Heilkunst lautet (etwas gekürzt):

> „Bei dieser Aufsuchung eines homöopathisch spezifischen Heilmittels ... sind die auffallenderen, sonderlichen, ungewöhnlichen und eigenheitlichen (charakteristischen) Zeichen und Symptome des Krankheitsfalles besonders und fast einzig fest ins Auge zu fassen ...“

Diese Anweisung ist der Angelpunkt, um den sich jede Mittelfindung dreht. Der § 153 ist an sich einfach, klar und logisch formuliert. Wir müssen das Besondere an dem Krankheitsfall und der kranken Person finden, um ihre Einzigartigkeit beschreiben zu können.

Zum Vergleich: Der Kriminalist sucht den Fingerabdruck als das beweisende Indiz für einen bestimmten Täter. Dass diese Ermittlung des Besonderen eines bestimmten Krankheitsfalles nicht immer gelingt und dass unter den Homöopathen oft verschiedene Interpretationen über den Stellenwert eines Symptoms existieren (was gerade den Anfänger verunsichert), entbindet uns nicht von der Aufgabe, danach zu suchen.

Einen bestimmten Menschen erkenne ich nicht daran, dass er zwei Beine und zwei Arme hat; sein besonderer Gang, eine eigentümliche Gestik, irgendetwas Besonderes, Charakteristisches machen ihn unter Tausenden erkennbar. Die Karikaturisten können beispielsweise mit einigen pointierten Strichen einen Einzelnen so deutlich machen, dass er von Millionen erkannt wird. Dieses Erkennen ist allein möglich durch das, was auffällt, sonderlich und ungewöhnlich ist und ihn besonders charakterisiert.

Die Bedeutung des § 153 zwingt dazu, die Begriffe „auffallend“, „sonderlich“, „ungewöhnlich“, „eigenheitlich“ im Einzelnen zu überdenken. Vielfach überschneiden sich diese Begriffe auch. Was auffällt, ist oft ungewöhnlich, vieles Sonderliche ist auch auffallend. Natürlich ist mit dieser Einordnung schon eine Wertung verbunden, aber um die kommen wir nicht herum. Auffällig oder sonderlich ist oft das, wofür wir keine Erklärung finden.

Ein Patient hat **auffallend** rote Ohren. Es liegt weder eine Erfrierung der Ohren noch eine andere lokale Erkrankung vor. Seine Lippen sind auch kräftig rot. Er hat leichten Schnupfen und die Nasenöffnungen sowie alle anderen Körperöffnungen sind auffallend gerötet.
Sonderlich ist bei diesem Patienten, dass er Durchfall hat, der ihn gegen 6 Uhr morgens aus dem Bett treibt, nicht am Tage, nicht nachts, nur morgens kommt der impulsive Stuhldrang mit Durchfall.
Sonderlich ist bei diesem Patienten die wörtliche Angabe:
„Ich muss mich über alles ärgern. Ein Wort schon kann mich wild machen, dann gehen die Gäule mit mir durch.“ Dies ist besonders bemerkenswert, da er in seinem ganzen Gehabe einen recht beherrschten Eindruck macht und vom Beruf her – er ist Bankbeamter – auf umgängliches Wesen trainiert ist.
Ungewöhnlich ist bei diesem lebensfrohen, aktiven Mann etwas, was seine Ehefrau mir im Laufe der Behandlung mitteilte: Zeitweise sei er ganz kleinmütig, ohne jeden Anlass könne er dann vor sich hinbrüten, die Hände ringen und die ganze Zukunft nur schwarzsehen.
Er kommt wegen einer primär-chronischen Polyarthritis. Die Handgelenke sind dick geschwollen. Auf die Frage, ob er Schmerzen habe, antwortet er sehr impulsiv: „Schmerzen, das ist nicht auszudrücken. Das brennt wie Feuer. Am After habe ich auch dieses Brennen. Erst juckt es entsetzlich, wenn ich zu kratzen anfange, hört das Jucken auf und ein Brennen kommt. Ganz schlimm wird es am After, wenn ich Wasser daran bekomme. Baden kann ich gar nicht, nur duschen. Dabei vermeide ich, dass Wasser dort hinkommt. Sonst mache ich mir das Hinterteil mit Öl sauber.“

Brennender Schmerz, Jucken, das nach Kratzen in Brennen übergeht, verschlimmert durch Kontakt mit Wasser: Das sind charakteristische, **eigenheitliche** Symptome der Schwefelwirkung, also Hinweise auf *Sulfur* als das passende Arzneimittel. Das Brennen hat als Symptom einen besonderen Wert, weil es nicht nur ein Lokalsymptom ist.

3.4 Schlüsselsymptome und Leitsymptome

Sie sind wie Goldkörner – wie alles Wertvolle sind sie rar und verborgen. Wer die Leitsymptome, d.h. die besonders typischen Symptome im Arzneimittelbild der Arzneien, gut im Kopf hat, hört im Bericht des Patienten neben viel Allgemeinem dieses Typische heraus.

Das **Schlüsselsymptom des Kranken** entspricht dem **Leitsymptom der Arznei**, es entschlüsselt den Krankheitsfall. Damit beliebige Symptome zu Schlüsselsymptomen werden, müssen sie vom Patienten in der Fallaufnahme intensiv geäußert werden, sie müssen eine charakteristische Prägung haben und sollten ein vollständiges Symptom sein (vgl. Kap. 3.5).

Im Allgemeinen genügt **ein** Schlüsselsymptom nicht zur Verordnung, ebenso wenig wie **ein** Leitsymptom alleine nicht ein bestimmtes Heilmittel charakterisiert. Um im Bildhaften von Schlüssel und Schloss zu bleiben: Ein grober und wenig spezifischer Schlüssel passt zu vielen Schlössern, ein Safe-Schlüssel hingegen öffnet nur einen einzigen Tresor. Je ausgefeilter und vollständiger ein Schlüsselsymptom ist und in der verbalen Äußerung eines Prüfers in der Arzneimittelprüfung seine Entsprechung findet, desto sicherer kann das Schlüsselsymptom verwendet werden. Nur der Erfahrene ist in der Lage, die Qualität des Schlüssels zu beurteilen und auch das passende Schloss zu finden. Von Boenninghausen hat Schlüssel- und Begleitsymptome zur Mittelfindung favorisiert und daraus auch die Verwandtschaften der Arzneien untereinander abgeleitet.

Anruf einer besorgten Mutter um Mitternacht: „Mein Kind ist plötzlich krank geworden. Es wachte aus dem Schlaf schreiend auf und hat hohes Fieber. Am Tage war es noch Schlitten fahren. Bei dem scharfen, kalten Wind muss es sich wohl erkältet haben. Aber was mich beunruhigt, ist seine Angst. Es lässt sich kaum beruhigen. Sie wissen ja, mein Kind ist sonst doch gar nicht ängstlich."
Die Untersuchung beim Hausbesuch ergibt keinen krankhaften Befund. Aber was mich erschreckt, ist seine plötzliche Frage: „Muss ich jetzt ins Krankenhaus, muss ich sterben?"
In dieser Krankengeschichte trat das Leitsymptom von *Aconitum* deutlich zu Tage: Folge von kaltem Wind; plötzlich um Mitternacht beginnender Infekt; heiße, trockene Haut; auffallende Angst; Angst, dass es sterben müsse.

28-jährige Studentin in einer Beratung am 29. Sept. 1976: zitiert nach einer Bandaufnahme von Georg von Keller, Tübingen.
„Ich habe wieder Kopfschmerzen, sie sind da hinten im Nacken schlimmer geworden, da hinten im Ansatz von Hals zum Hinterkopf, und dann sind sie irgendwie im ganzen Kopf, es ist so ein Gefühl, als müsste ich Gegendruck ausüben, als müsste ich ein Tuch fest drumbinden, weil der Kopf sich wie ausdehnt, aber gleichzeitig, als ob er zu massiv wäre, als ob er zusammengeht und als müsste ich ihn zusammendrücken. Mein Magen spinnt auch in letzter Zeit, Süßigkeiten bekommen mir in letzter Zeit ganz schlecht."
In dieser Aussage findet sich ein Schlüsselsymptom von *Argentum nitricum*: Kopfschmerz vom Nacken zum Hinterkopf mit der Empfindung, als wäre der Kopf zu groß. Besser durch Gegendruck und festes Binden.
Auch eines der Begleitsymptome des Arzneimittels „Verlangen nach Süßigkeiten, die schlecht bekommen" wird von der Patientin geäußert.

3.5 Das vollständige Symptom

Das vollständige Symptom setzt sich aus fünf Faktoren zusammen:
- Angaben zur Ätiologie und Lokalisation der Empfindung
- Präzise Informationen zur Art der Empfindung
- Angaben zu den Modalitäten (Bedingungen, unter denen sich die Beschwerden verbessern oder verschlechtern)
- sehr wertvoll sind Begleitsymptome

Sagt und zeigt beispielsweise ein Patient: „Ich habe hier am rechten Brustkorb einen stechenden Schmerz beim tiefen Atmen. Der Schmerz begann nach einer Kälteeinwirkung; ich könnte mich kaputtärgern, dass mir das passiert!", so sichert diese begleitende, ärgerliche Stimmung die Arzneiwahl *Bryonia alba* (Weiße Zaunrübe).

3.5.1 Ätiologie, Folgen von ...

Der auslösende Faktor einer Erkrankung ist nicht immer zu ermitteln oder wird vom Patienten zu fantasievoll angegeben. Sagt jedoch ein Patient recht deutlich: „Seitdem ich von der Leiter fiel und eine Gehirnerschütterung hatte, leide ich dauernd an Kopfschmerzen", wird *Arnica* wahrscheinlich helfen, wenn zusätzlich *Arnica*-Symptome geäußert werden. Bei einem Maler, dem vorgestern bei der Arbeit in einem Neubau sehr kalt wurde und der am folgenden Tag einen krampfartigen Schmerz im Ischiasgebiet hat, sodass er im Bett mit angezogenen Beinen liegen muss, wird *Colocynthis* das passende Heilmittel sein. Eine Mutter berichtet, dass ihr Kind einen starken Schreck erlitten habe, danach wie gelähmt gewesen sei und seitdem stottere. Hier weist der ätiologische Zusammenhang auf eine Mittelgruppe hin: „Beschwerde durch Schreck" (KK 87; Synth. 25). Wenn wir von einem Studenten hören, dass er Hinterkopfschmerzen bekommt, wenn er viel gelesen hat, dann weist die Ätiologie darauf hin, vor der Verordnung eines Heilmittels die Refraktion der Augen zu kontrollieren.

Am letzten Beispiel wird deutlich, dass die Frage nach der auslösenden Ursache auch Antwort auf die Natur einer Störung geben kann und damit im Voraus klärt, welche Behandlung – chirurgisch, medikamentös oder diätetisch – angezeigt ist.

> Finden wir klare ätiologische Symptome, so dürfen wir diese Spur bei der Mittelsuche nicht verlieren. Die Ätiologie ist oft ein sicherer Weg zum Simile.

Im Repertorium von Kent finden wir die ätiologischen Symptome unter der Rubrik, wo oder wie sich die Störung **auswirkt**. In Band II dieses Lehrbuchs sind die Folgen körperlicher Verletzungen im Kapitel „Physisches Trauma" zusammengefasst.

Den Begriff des „Traumas" muss man etwas weiter auffassen. Als Trauma kann auch jede Unterdrückung einer normalen oder krankhaften Ausscheidung angesehen werden. Alle Folgen einer solchen Unterdrückung reihen wir in die Gruppe der „ätiologischen Faktoren" ein. Manche äußere Behandlung einer Hauterkrankung, mancher mit einem Spray ausgetrocknete Schnupfen, eine Pinselung der Füße wegen Fußschweiß, vielleicht Durchfall, der mit Tinctura Opii gestoppt worden ist, viele mit drastischen Mitteln abgewürgten Infekte, manche Hypermenorrhö, die mit einer Kürettage oder operativ unterbrochen wurde – alle diese Vorgänge können Folgekrankheiten auslösen. Die moderne, oft heroische Therapie müsste auf solche Folgen hin kritisch beobachtet werden. Der vordergründige, kurzfristige Erfolg ist kein Maßstab für den Arzt, der denken und beobachten kann und Krankheitsverläufe eines Menschen über längere Zeit begleitet. Die „Weitergabe" des Patienten von Spezialist zu Spezialist verhindert in unserer Zeit diese Beobachtung. Auch hier gilt Hahnemanns Wort „Aude sapere" – wage, zu denken!

Das fein abgestimmte Fließgleichgewicht unseres Organismus verträgt keine störenden Eingriffe. Die empfindlichste Uhr ist eine grobe Maschine im Vergleich zur harmonischen Ordnung eines Organismus. Auch den Uhrmacher würde man nur ungern mit Hammer und Axt arbeiten lassen.

Am Beispiel der Problematik der unterdrückenden Behandlungen wird der Segen der Homöopathie deutlich: Sie ist eine sanfte Macht.

> „Das höchste Ideal der Heilung ist schnelle, sanfte, dauerhafte Wiederherstellung der Gesundheit“ (Org., § 2).

3.5.2 Lokalisation

> Der **Ort der Beschwerde** führt uns meist in den Bereich der klinischen Diagnose. Lokale Symptome sind oft zwar pathognomonische Symptome, jedoch steigt ihr Wert immer dann, wenn die Angaben sehr präzise nach Auslösung, Charakter und Verlauf geschildert werden, damit also ein vollständiges Symptom vorliegt. Sie werden für die Mittelfindung bedeutungsvoll, wenn sie die Bedingung des § 153 erfüllen. Ansonsten ist ihr Wert zur Mittelfindung eher auf akute Krankheiten beschränkt.
> Schilderungen von Lokalsymptomen eröffnet der Patient vorwiegend mit dem Besitz anzeigenden Fürwort „mein“: mein Knie, mein Arm u. a.

Aus den Arzneimittelprüfungen wissen wir, dass viele Mittel bestimmte Organe oder Gewebe bevorzugen oder spezielle Funktionen stören. Die Organo- und Funktiotropie mancher Arznei ist recht eindeutig. Wir hörten schon von den toxischen Beziehungen des Quecksilbers zur Schleimhaut des Mundes und des Enddarmes; von *Phosphor* wissen wir, dass er die Leber und die Niere affiziert. *Bryonia* greift die seriösen Häute an. Diese wenigen Beispiele zeigen die spezifischen Gewebe- und Organbeziehungen an. So kann uns der angegebene Ort der Beschwerde über das pathognomonische Syndrom zum spezifischen Mittel führen. Wir dürfen nur nicht in den Fehler verfallen, eine Kurzschlusstherapie auf diesen lokalen Symptomen aufzubauen. Es gibt **bewährte Indikationen** (Kap. 5.2.1), die fast sicher vom Ort der Störung das Mittel ableiten lassen, aber dies sind Ausnahmen. Schlüren (1989) gibt für den gynäkologischen Bereich Hinweise, die oft nützlich sind. Dorcsi erwähnt in seinen Werken häufiger bewährte Indikationen.

In der alltäglichen Praxis helfen diese bewährten Indikationen, außerordentlich viel Zeit zu sparen. Wir können diese Hinweise benützen, müssen uns aber jederzeit darüber im Klaren sein, dass dies eine „Schnell-Schnell-Homöopathie“ ist. Dieser Stuhl ist wackelig, er hat nur ein Bein. Einige Beispiele solcher bewährten Indikationen sind z. B. die Zahnfleischentzündung einer Schwangeren, die sicher durch *Mercurius solubilis* geheilt wird; atemabhängige Schmerzen der rechten Thoraxhälfte reagieren gut auf *Bryonia alba*. Wadenkrämpfe können durch *Cuprum aceticum* behandelt werden. Handelt es sich um Schmerzen in der Bauchmuskulatur, besonders während der Schwangerschaft, so wird *Bellis perennis* helfen; bei Schmerzen in der Steißbeinregion dagegen ist *Castor equi* indiziert. Aber auch wenn wir über all dieses Wissen bezüglich möglicher Abkürzungen verfügen, sollten wir nie vergessen, dass unsere Aufgabe in der Homöopathie immer in der Anfertigung eines „Maßanzuges“ liegt.

> Auf **einem** örtlichen Symptom allein lässt sich selten eine individuelle Therapie aufbauen. Einige bewährte Indikationen sind hier die Ausnahme.

Der dritte Pfeiler der Homöopathie ist die strenge **Individualisierung** jedes Krankheitsfalles. Eine Verordnung allein nach der klinischen Diagnose zu treffen ist ein Unding. Verordnung nur nach der Lokalisation einer Beschwerde ebenso. Dabei treiben wir bestenfalls Palliativtherapie – eine wirkliche Heilung kann nur über die Regulation der körpereigenen Steuerung erfolgen. Dafür benötigen wir die **Gesamtheit der Symptome** – die Lokalisation ist ein Teil dieser Gesamtheit.

> Das lokale Symptom wird wertvoller durch die Angabe der Körperseite und der Richtung der Schmerzausbreitung.

Das lokale Symptom lässt sich in vielen Fällen weiter differenzieren und seine Individualität steigern, wenn die Seitenbeziehungen mehrerer örtlicher Symptome in einem regelmäßigen Verhältnis zueinander stehen oder eine deutliche Richtung zeigen. So haben die meisten Mittel mit organotroper Ausrichtung auf die Leber und Galle rechtsseitige lokale Symptome: *Chelidonium* hat Schmerzen in der rechten Supraorbitalregion und am rechten unteren Schulterblattwinkel, bei *Lycopodium* ist der rechte Fuß wärmer als der linke, *Lachesis* hat ausgesprochen deutliche Beziehungen zur linken Körperhälfte. Von Patienten hört man oft die Aussage: „Komisch – alles, was ich habe, spielt sich links ab – Kopfschmerzen, Mandelentzündungen, Armschmerzen, Brustentzündungen, Schmerzen am Eierstock" (*Lachesis*). Oder auch: „Alles beginnt links und zieht dann nach rechts" (u. a. *Lachesis*). Bei anderen: „Erst alles rechts, dann wandern alle Krankheiten nach links" (u. a. *Lycopodium* und *Sulfur*). Oder es treten Kreuzungsphänomene auf: Erst schmerzt die linke Schulter, dann die rechte Hüfte (*Ledum*).

In den meisten Arzneimittellehren und Symptomenverzeichnissen sind die Lokalsymptome nach dem „Kopf-zu-Fuß"-Schema geordnet. Zum Nachschlagen und Auffinden einzelner Symptome ist diese Anordnung recht brauchbar. Sie hat den Nachteil für den Lernenden, dass er das Gesamte schlechter erfassen kann. Die Arzneimittellehren von Leeser (1951) und Mezger (2005) ordnen nach dem physiologischen Zusammenhang. Im Repertorium von Kent (KK) wird die Ausstrahlungsrichtung eines Schmerzes unter der Rubrik „Erstreckt sich" – angegeben. Wenn Patienten in der Anamnese solche Angaben deutlich machen, kann aus einer größeren Mittelgruppe eine Eingrenzung erfolgen – vorausgesetzt, dass diese Schmerzausstrahlungen nicht Folge einer groben organischen Läsion sind.

Körperliche Symptome betrachten wir stets in ihrer Verbundenheit mit seelisch-geistigem Geschehen. Allein aus Ordnungsgründen und aus Gründen der Verständigung trennen wir das, was an sich untrennbar ist. Ebenso ist das sogenannte Lokal-Übel nur fassbar als ein Teilgeschehen, es erhält vom Ganzen her seinen Stellenwert und die Möglichkeit zur Heilung. Auch bei vorwiegend seelisch motivierten Beschwerden werden die Symptome oft in der Körpersprache ausgedrückt. Durch genaues Hinhören lernt man in der Anamnese-Erhebung, die Unterschiede zu erkennen.

3.5.3 Empfindungen

> Empfindungen, die in mehreren Körperregionen gleichartig auftreten oder den Menschen im Gesamten betreffen, sind hoch zu werten. Nicht differenzierte Empfindungen („es tut einfach weh") sind bei der Mittelwahl nicht zu berücksichtigen bzw. nur sehr gering zu werten.

Die Art der Empfindung seiner Störung müssen wir uns vom Patienten recht genau schildern lassen. Die Stärke der Empfindung ist für die Wertung dieses Symptoms besonders wichtig. Die allgemeine Aussage „es tut weh" genügt nicht. Bei Schmerzen soll der Patient versuchen, deren Charakter zu differenzieren. Einfache, unverbildete Menschen bringen häufig recht treffende, bildhafte Vergleiche: „Es brennt wie Feuer" – „Es sticht wie eine Nadel" – „Es klopft, sodass ich den Pulsschlag verspüre" – „Mein Bein fühlt sich an, als wenn es abgebunden würde" – „Der Schmerz schießt wie ein Blitz hinein".

> Symptome, die in der Form „als ob" geäußert werden, sind häufig individuelle Zeichen und in der Mittelfindung hoch zu werten.

Alle diese Symptome, die mit „als wenn", „als ob" geschildert werden, haben oft recht individuellen Charakter. Diese Gruppe wird auch in der Literatur **„Als-ob-Symptome"** (im englischen Sprachgebrauch „as if") benannt. Die Beschreibung von Empfindungen in der Form „als ob" hat großen Wert. Diese Ausdrucksweise zeigt an, dass der Patient sich mit seiner Empfindung wirklich identifiziert. Die modernen Patienten mit ihrem Internetwissen haben oft verlernt, ihre eigenen Empfindungen auszudrücken und vermeiden daher bildhafte Schilderungen. Flury (1979) gibt eine philosophisch-psychologische Begründung für den großen Wert der „Als-ob-Empfindungen". Gute Zusammenstellung der „Sensations as if" finden sich bei Roberts (o. J.) und bei Ward (1978).

Der Arzt muss sehr taktvoll, ohne jede Überheblichkeit, den Patienten dazu bringen, ganz einfach nur zu erzählen, was er selbst spürt und an sich beobachtet. Was wir zur Mittelfindung brauchen, sind individuelle Phänomene – kein angelerntes

Halbwissen. Zur Mittelfindung benötigen wir vor allem Angaben über Empfindungen, die den ganzen Menschen betreffen. Im vorangehenden Kapitel war davon die Rede, dass die Ortsangabe oft zur Diagnose führt, also ein pathognomonisches Symptom ist, das einen geringeren individuellen Wert hat. Die Empfindungen, die nur einen Teil des Körpers betreffen, haben die gleiche Begrenzung – sie werden aber wertvoll, wenn sie die Bedingungen des § 153 erfüllen: Sie müssen sonderlich, auffallend, ungewöhnlich und charakteristisch sein. Empfindungen, die in verschiedenen Teilen des Körpers gleichartig erlebt werden oder den Menschen im Ganzen betreffen, haben deshalb von vornherein ein größeres Gewicht: Das Ganze ist ranghöher als die Teile. Der ganze Mensch ist unteilbar. Allein aus praktischen Notwendigkeiten heraus differenzieren wir die Empfindungen auf den drei Ebenen Gemüt (Seele), Geist und Körper.

3.5.4 Modalität oder Art und Weise

Die homöopathische Therapie ist auf eine genaue Individualisierung jedes einzelnen Krankheitsfalles angewiesen. Ohne Individualisierung werden sich keine Erfolge einstellen. Maßanzüge eines guten Schneiders passen wie angegossen – unsere Arznei soll „maßgeschneidert" sitzen. Nur so ist sie eine Simile-Arznei, eine wahrhaft homöopathische und nicht nur homöopathisch zubereitete Arznei, wie es die Komplexmittel sind. Die Homöopathie kann für sich den Anspruch erheben, die erste und, abgesehen von der Psychotherapie und der Akupunktur, noch immer fast einzige individuelle Therapie zu sein. In ihrer Breite und Fülle überschreitet sie alle Behandlungsformen. Sie umfasst ganzheitlich den Körper, den Geist und die Seele. Individualisierung heißt praktisch: Alle Symptome und Zeichen des Kranken nach den Bedingungen ihres Auftretens erforschen! Diese Bedingungen werden in der homöopathischen Literatur allgemein und weltweit als „Modalitäten" benannt (Englisch: modalities).

Modalitäten geben Auskunft, wodurch und wann Symptome und Zeichen
- besser oder schlechter werden,
- auftreten und sich ändern.

Zum vollständigen Symptom gehört unabdingbar die Modalität dazu.
Ohne die Angabe der Modalität(en) fehlt die entscheidende Möglichkeit, aus einer Gruppe von Mitteln **die** homöopathisch passende Arznei herauszufinden.

Bitte prägen Sie sich dies ein! Wenn Sie wissen, worauf es ankommt, finden Sie durch geschickte Anamnese und wache Beobachtung die Modalitäten.

Zeit

Dies ist oft die erste Modalität, die der Patient spontan angibt. Krankheit ist ein Prozess. Mit der Zeit hat sie sich aus oft unscheinbaren Befindlichkeitsänderungen zum massiven Befund entwickelt. Mit der Zeit ändert sich damit auch das Bild der Beschwerden.

Zwei anamnestische Fragen an den Patienten können die Arzneifindung wesentlich erleichtern:
- Seit wann bestehen diese Beschwerden?
- Wann fühlen Sie sich besser oder schlechter?

Die Antwort auf diese Frage bleibt leer und steril, wenn nur eine Jahreszahl angegeben wird. Deshalb rate ich, die Frage „Seit wann?" mit dem Zusatz zu verbinden: „Was war damals? Was haben Sie zu diesem Zeitpunkt erlebt – eine Krankheit, Berufs- oder Ortswechsel, Kummer, Sorgen?"

Zeitlicher Beginn und Ätiologie (Auslösung) dieser Störungen ergänzen sich wesentlich, denn es geht nicht nur um die messbare Zeit. Die moderne Philosophie zeigt in Übereinstimmung mit der Kernphysik (Werner Heisenberg), dass Zeit nicht nur eine Quantität hat, also messbar ist, sondern dass sie auch über eine Qualität verfügt. Entsprechend haben die Zeitmodalitäten nur einen Sinn als Maß für Höhen und Tiefen im Lebensrhythmus unserer Kranken. Wir dürfen dabei aber nicht vergessen, dass dieser Rhythmus eingeflochten ist in die Gezeiten des Meeres, der Erde und die gesamten kosmischen Rhythmen.

Die Antworten auf die zweite Frage sind für die Homöotherapie und ihre Dignität als Wissenschaft bedeutungsvoll. Es ist erstaunlich, wie die

Tab. 2 Arzneimittelbilder und Tag-Nacht-Rhythmus

Verschlimmerungszeit	Mittel/Erläuterung	Biorhythmik
1 Uhr	***Arsen***	
	Arsen (starkes Kapillargift!) hat zum Herz-/Kreislauf-System enge Beziehungen. Schmerzen verstärken sich, Angstgefühl, Unruhe mit Herzangst, brennende Schmerzen mit Durst, asthmatische Beschwerden mit Herzklopfen.	Die Kreislaufleistungen streben ihrem Tiefpunkt zu. Die Kapillaren erreichen ihre größte Enge.
2 Uhr	***Acidum benzoicum, Acidum nitricum***	
	Acidum nitricum erwacht mit Angst, Herzklopfen, innerer Hitze, Abgang von übelriechendem Harn. *Acidum benzoicum* erwacht und bleibt dann schlaflos. Gemeinsam ist beiden Mitteln die Beziehung zur harnsauren Diathese mit hochgestelltem, übelriechendem Harn.	Die Nierenleistung erreicht zwischen 2 und 3 Uhr ihr Minimum. Maximum der harnpflichtigen Stoffe und Wasserretention im Blut.
3 Uhr	***Ammonium carbonicum, Kalium carbonicum, Antimonium tartaricum***	
	Ammonium carbonicum: Jede Nacht trockener Husten mit Atemnot. *Kalium carbonicum:* Quälender Husten; schlaflos. *Antimonium carbonicum:* Rasselnde Atmung und Husten.	Tiefstand der Vitalkapazität der Lunge mit Blutanschoppung im kleinen Kreislauf, mit geringstem venösen Rückfluss.
4 Uhr	***Aurum, Chelidonium, Lycopodium, Nux vomica, Podophyllum, Sulfur***	
	Aurum erwacht. *Chelidonium* erwacht mit Schmerzverschlimmerung und Schweiß. *Lycopodium:* Herzklopfen und Schweiß. *Nux vomica* erwacht mit Frost und Husten. *Podophyllum* hat Leibschmerzen. *Sulfur* erwacht mit Frost.	Kritische Zeit der Umschaltung von der Assimilation zur Dissimilation. Umschaltung im Bereich des Vegetativums vom trophotropen zum ergotropen Arbeitsrhythmus. Umschaltung auf sekretorische Leistung im Drüsensystem. Um 4 Uhr erwachen alle die Kranken, deren Regulation nicht phasengerecht verlaufen und die vom Nacht- auf den Tagesrhythmus nicht mühelos umschalten können.
5 Uhr	***Aloe, Podophyllum, Sulfur***	
	Der Darm meldet sich zu dieser Zeit bei diesen drei Mitteln mit Durchfall.	Das Maximum der Fettresorption in der Darmwand ist überschritten.
6–8 Uhr	***Eupatorium, Podophyllum, Sulfur***	
	Eupatorium und *Podophyllum* frieren. *Sulfur* schwitzt. Störungen im Wärmehaushalt.	Die Morgenstunden liegen am Anfang der Aufheizungsphase. Die Körpertemperatur steigt normalerweise in dieser Zeit langsam an.

Tab. 2 (Fortsetzung)

Verschlimmerungszeit	Mittel/Erläuterung	Biorhythmik
9 Uhr	***Carbo vegetabilis, Kalium carbonicum, Melilotus, Natrium muriaticum, Stannum*** *Carbo* zeigt Blutungen allgemein. *Kalium carbonicum:* Nasenbluten beim Waschen. *Melilotus:* Hämmerndes Kopfweh, besser nach Nasenbluten. Diese Häufung von Nasenbluten um diese Zeit trifft zusammen mit der besonderen Schmerzhaftigkeit von Nasennebenhöhlen-Affektionen. *Natrium muriaticum:* Beginnt mit Allgemeinverschlechterung, oft Frost. *Stannum* hat Fieber.	Störungen in der Aufheizungsphase.
11 Uhr	***Argentum nitricum, Asa foetida, Jodum, Lachesis, natrium carbonicum, Sulfur, Zincum*** *Argentum nitricum* wird nervös. *Asa foetida* fühlt sich hinfällig mit Leere im Epigastrium. *Jodum* hat Heißhunger. *Lachesis:* Heißhunger mit Neigung zur Ohnmacht. *Natrium carbonicum:* Hunger und Schwäche. *Sulfur:* Magen leer und flau bis zur Ohnmacht, Neigung zum Weinen. *Zincum* hat vor Schwäche und Hunger zittrige Beine.	Kritische Zeit, die dissimilatorische Leberphase geht ihrem Höhepunkt entgegen. Die Blutzuckerwerte liegen um diese Zeit oft auffällig niedrig, ein großer Teil der nebenstehenden Symptome sind Zeichen der Hypoglykämie.
13 Uhr	***Chelidonium*** Allgemeinverschlimmerung mit Brennen zwischen den Schulterblättern, Supraorbitalneuralgie rechts als neurales Störungsfeld der Galle.	Wir befinden uns kurz vor dem Höhepunkt der Maxima der Gallensekretion.
14 Uhr	***Chelidonium*** Matt und abgeschlagen, unwiderstehliche Schlafneigung. Stiche in rechter Thoraxpartie und Jucken am Kopf.	
16 Uhr	***Colocynthis, Crotalus, Lycopodium, Podophyllum, Thuja*** *Colocynthis* hat Kolik mit Durchfall, *Crotalus* Sodbrennen. *Lycopodium* beginnt die Hauptverschlimmerungszeit mit Druckgefühl in der Leber. *Podophyllum* hat Magen- und Leberschmerzen. *Thuja* beginnt seine Verschlimmerungszeit mit einem Spannungsgefühl im Oberbauch.	Zeit der Umschaltung von der Tag- auf die Nachtphase im Leberrhythmus.

Tab. 2 (Fortsetzung)

Verschlimmerungszeit	Mittel/Erläuterung	Biorhythmik
17 Uhr	***Causticum, Chelidonium, China, Helleborus niger*** *Causticum* und *Helleborus* reagieren mit Heiserkeit und Husten. *China* hat ein Kältegefühl, besonders im Nacken. *Helleborus* hat Kälte- und Frostschauer.	Im Wärmehaushalt haben wir den Höhepunkt der Körpertemperatur erreicht. Die Kreislaufleistungen haben den Höhepunkt überschritten.
18 Uhr	***Argentum nitricum, Hepar sulfuris, Nux vomica, Silicea*** Die genannten Mittel zeigen Frostschauer.	
19 Uhr	***Lycopodium, Pulsatilla, Rhus toxicodendron, Sulfur*** Ebenfalls Frostschauer oder Hitzeerscheinungen.	Im gesunden Zustand fallende Körpertemperatur.
21 Uhr	***Aconitum, Bryonia*** Höchste Fiebertemperatur bei Infekten mit Angst und Unruhe.	
22 Uhr	***Ipecacuanha, Phosphorus*** *Ipecacuanha* hat Pseudo-Krupp. *Phosphorus* zeigt insbesondere Kreislaufsymptome.	Abfall der Kreislaufleistung. Minima von Blutdruck und Herzfrequenz.
24 Uhr	***Argentum nitricum, Lachesis*** Angst. Husten und Schmerzanfälle, Erbrechen. Brustbeklemmung.	Engstellung der Kapillaren.

moderne Forschung der Biorhythmik, z.B. Forsgrens Arbeiten über die Phasen des Leberstoffwechsels, mit den Beobachtungen der homöopathischen Arzneimittelprüfungen übereinstimmen. Ebenso bestehen Parallelen zur klassischen chinesischen Medizin, die jedem Organbereich des Körpers Maximal- und Minimalzeiten des Energieflusses im 24-Stunden-Rhythmus zuordnet.

Die „Organ-Uhr" (Stiefvater 1956) ist nicht nur für den Akupunkteur wichtig. Hier wird offensichtlich, was die Ärzte der Hochkultur Chinas allein durch genaue Beobachtung geleistet haben. Viele Arzneibilder zeigen typische Verschlimmerungszeiten oder Wechselzustände im Tag-Nacht-Rhythmus, die durch biorhythmische Phasen erklärbar werden. Die folgende Zusammenstellung soll einige Hinweise geben.

Die zeitlichen Hinweise müssen selbstverständlich durch andere Leitsymptome und Modalitäten dieses Mittels abgerundet und bestätigt werden. Erwacht ein Patient um 3 Uhr, liegt dann stundenlang wach, schläft im Morgengrauen wieder ein und ist beim Aufstehen gereizt und ärgerlich, so ergibt diese zeitliche Reihenfolge von Erwachen – Schlafen – Erwachen mit reizbarer Laune am Morgen eine deutliche Indikation für *Nux vomica*.

Berichtet ein Patient, dass er fast die Uhr nach dem Beginn seiner Gesichtsschmerzen stellen könne, so denken wir an *Cedron*. Wohlgemerkt: erst einmal nur daran denken – dann nach anderen Leitsymptomen für dieses Mittel suchen und erst nach deren Bestätigung verordnen.

Zur Modalität „Zeit" gehören auch andere kosmische Rhythmen: jedes Frühjahr (Synth. 1893), nur im Winter (Synth. 1893), bei Sonnenaufgang oder Vollmond. Mancher kluge Medikus lächelt sicher überlegen, wenn er von so altmodischem Aberglauben hört, dass die Mondphase Einfluss auf kranke Menschen haben soll. Aber dass sich das Meer in seinen Gezeiten – die von Mond-Pha-

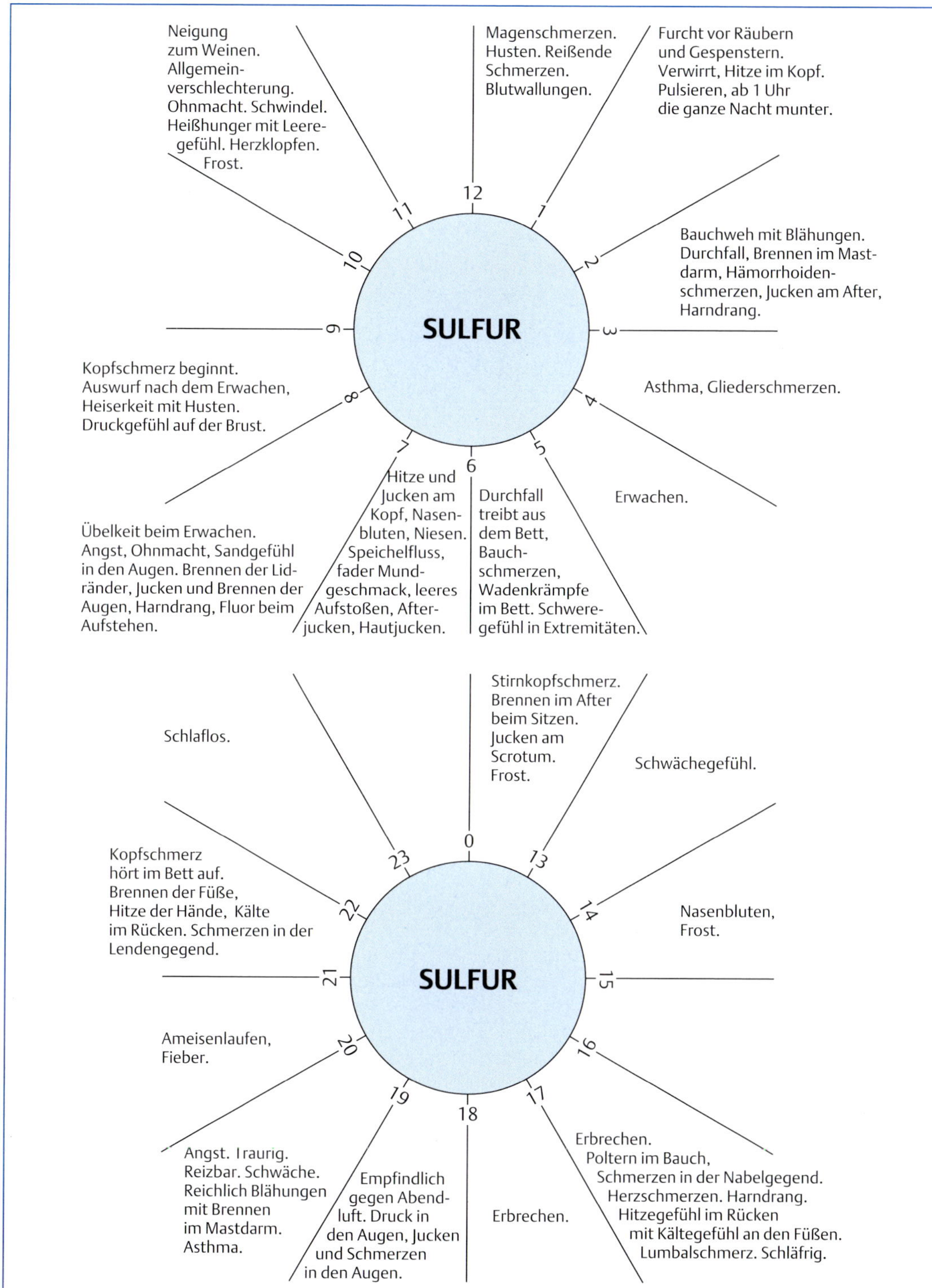

Abb. 2 und 3 Sulfur: Zeitsymptome im 24-Stunden-Rhythmus.

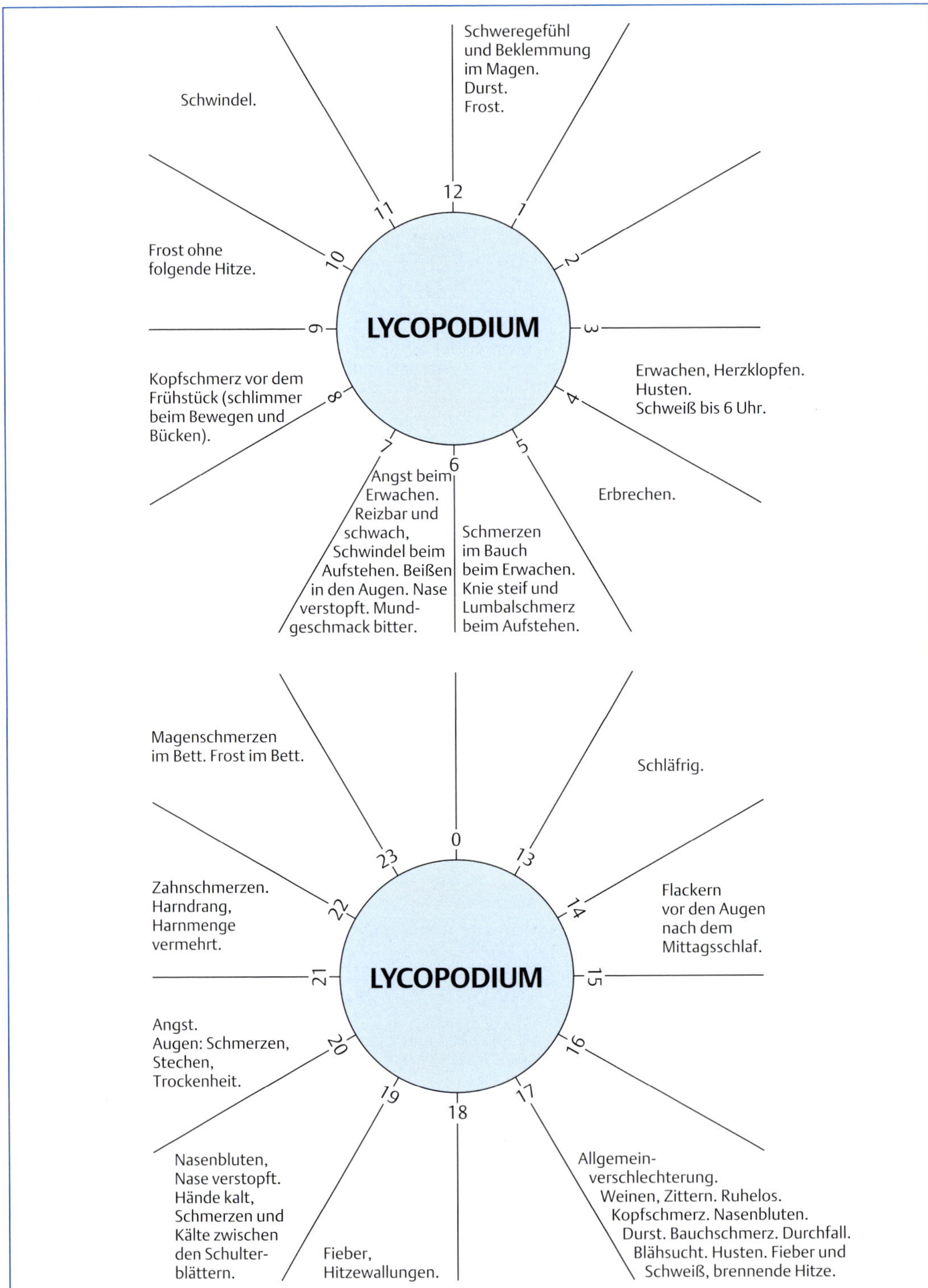

Abb. 4 und 5 Lycopodium: Zeitsymptome im 24-Stunden-Rhythmus.

sen abhängig sind – um viele Meter hebt, macht ihm keine Skrupel. Phänomene sind und bleiben Phänomene, ob sie sich erklären lassen oder nur (?) beobachtet werden. Viele Zeitphänomene sind physiologisch erklärbar – viele entziehen sich einer Deutung. Wertvoll ist alles, was der Findung der individuellen Arznei und damit der Heilung dient.

Häufige, in der Anamnese zu erfragende Zeit-Modalitäten sind auf Seite 45 zusammengefasst.

Physikalische Einflüsse

Veränderungen der Umgebungsbedingungen, wie z.B. die Temperatur, werden schon von gesunden Menschen recht unterschiedlich erlebt. Kranke Menschen zeigen fast immer eine gesteigerte Empfindlichkeit.

Der eine friert schon beim geringsten Luftzug (Indizien für *Hepar sulfuris, Nux vomica*), der andere stellt sich ans offene Fenster und empfindet die eiskalte Luft als Wohltat (*Jod, Apis, Lachesis*). Manche Menschen können sich in die pralle Sonne legen – andere werden davon „ganz närrisch“, da sie Sonne, vor allem am Kopf, schlecht vertragen (*Glonoinum, Belladonna, Phosphor*). Innerhalb mancher Familien gibt es einen permanenten Kleinkrieg: Der Vater friert und verrammelt die Fenster (z.B. *Nux vomica*), der Mutter ist es immer zu heiß, sie reißt Fenster und Türen auf, sonst fühlt sie sich wie eingesperrt (z.B. *Lachesis*), die Tochter zieht sich zwei Pullover an und stellt die Heizung ab (z.B. *Pulsatilla*) und der Sohn sitzt hemdsärmelig da und diskutiert darüber, wie das alles zu ändern sei (z.B. *Sulfur*). Örtliche Anwendungen muss man in Anpassung an die persönliche Modalität gestalten – wenn eine solche physikalische Anwendung vom Patienten überhaupt gewünscht

Tab. 3 Modalitäten des Ortes und ihre Entsprechungen im Repertorium

Modalität	Rubrik in KK	Rubrik in Synth.
am Meer	*gut/besser*	
	KK 511	Synth. 1922
	Luft, Seeluft, Küste	Luft, an der See (nachtragen: *Natrium muriaticum*)
	schlechter	
	KK 2045	Synth. 1921
feuchte Umgebung	*schlechter*	
	KK 431	Synth. 2025
	Frost durch Sümpfe	Frost, ausgesetzt durch Sümpfe
	Leben im Sumpfgebiet	malariaartige Einflüsse
	Wasserläufe, Leben in der Nähe von	wohnen an Flussläufen
Gebirge	*besser*	
	SR 113	Synth. 1857
	schlechter	
	KK 61	Synth. 1857
	Gemütssymptome an hochgelegenen Orten	an hochgelegenen Plätzen
	Furcht an hochgelegenen Orten	an hochgelegenen Plätzen
	KK 44	Synth. 71
	steigen im Hochgebirge	aufsteigen, hoch
	KK 2058	Synth. 75

wird. Bei Bauchschmerzen hilft oft der warme Leibwickel (z. B. *Colocynthis*) – andere lehnen ihn ab (z. B. *Bryonia*). Manche Behandler verordnen ungeachtet dessen stereotyp bei jedem Patienten warme, andere nur kalte Anwendungen.

Dabei bevorzugen sie oft – in der Regel unbewusst – das Temperaturspektrum, das ihrer eigenen Modalität entspricht: Die Sulfuriker neigen zu kalten, die Carboniker (*Calcium carbonicum, Kalium carbonicum* etc.) tendieren zu warmen Anwendungen. Der homöopathische Arzt hingegen muss auch hier ohne Berücksichtigung seiner persönlichen Präferenz die für den Patienten individuell angepasste Therapie wählen. Gewiss ist Schlafen im kalten Zimmer bei geöffnetem Fenster gesund – mancher Husten oder Schnupfen bessert sich auf diese Weise (z. B. *Coccus cacti*) – bei anderen Patienten jedoch verschlechtern sich die Beschwerden (z. B. *Brom, Causticum, Rumex*).

Manche Menschen tragen auch im Sommer eine Kopfbedeckung (z. B. *Hepar sulfuris, Silicea, Psorinum*), andere gehen noch bei den tiefsten Temperaturen barhäuptig (*Lycopodium, Phosphor, Jodum*). Die Wetterlage beeinflusst selbstverständlich positiv oder negativ viele Beschwerden. Nicht selbstverständlich ist jedoch deren Nutzung zur Mittelwahl. Wir müssen in der Anamnese die Modalitäten der Wetter- und Temperatureinflüsse besonders in Fällen chronischer Krankheiten genau erforschen, da solche Fälle mitunter arm an individuellen Symptomen sind.

Von vielen Menschen hört man im Gespräch, dass sie sich am Meer oder im Gebirge besser fühlen oder dass sich ihre Beschwerden beim Aufenthalt an Binnenseen oder an Flüssen verstärken. Diese Modalitäten sollten natürlich bei der Auswahl des Urlaubsortes bedacht werden, sie sind aber auch für die Wahl des passenden Arzneimittels von wesentlicher Bedeutung.

Häufige, in der Anamnese zu erfragende physikalische Einflüsse sind auf Seite 45 zusammengefasst.

Physiologische Bedingungen

Viele Symptome werden recht individuell von physiologischen Bedingungen beeinflusst.

Mancher Rheumatiker fühlt sich besser bei absoluter Ruhe (z. B. *Bryonia*), der andere erfährt eine Besserung durch Bewegung (z. B. *Rhus toxicodendron*). Beim Asthmaanfall wollen die meisten aufrecht im Bett sitzen, evtl. vornübergebeugt, mit auf den Knien aufgestützten Armen (z. B. *Kalium carbonicum*) – einige aber liegen fast auf dem Bauch und halten den Kopf tief (z. B. *Medorrhinum*). Die Änderung der Stellung, der Lage, der Wechsel zwischen Ruhe und Bewegung, das Strecken oder Beugen des Rumpfes oder einzelner Gliedmaßen müssen in ihrer Auswirkung auf die geschilderten Beschwerden erforscht werden. Die Funktionen von Magen, Darm, Nieren, die Absonderung von Schweiß, Blutungen, Schlaf sowie geschlechtliche Funktionen einschließlich der Menses beeinflussen positiv oder negativ viele Symptome. Sinnesfunktionen – wie Sehen, Hören, Riechen, Schmecken, Tasten – modifizieren eine Reihe von Beschwerden.

So können brennende Magenschmerzen durch Essen gebessert werden (u. a. *Graphites*) oder eine Verstopfung führt zu allgemeiner Besserung (*Calcium carbonicum*); bohrender Kopfschmerz kann sich nach dem Essen verschlimmern (*Calcium phosphoricum*) oder reichlicher Urinabgang kann einen Kopfschmerz bessern (u. a. *Gelsemium, Kalmia*).

Häufige, in der Anamnese zu erfragende physiologische Bedingungen sind auf Seite 45 zusammengefasst.

Psychische Faktoren

Seelische Einflüsse modellieren selbstverständlich viele Symptome.

Bei einigen Patienten führt das Denken an ihre Beschwerden schon zu erheblicher Verschlimmerung (*Acidum oxalicum*). Angst und Furcht, Freude und Trauer, Ärger und Zorn prägen eine Reihe von Beschwerden. So kommt es zu Schwindel bei Angstzuständen (z. B. *Causticum*) oder bei geistigen Anstrengungen (z. B. *Natrium carbonicum, Natrium muriaticum, Nux vomica*); nach einer freudigen Nachricht kann es zu Schlaflosigkeit kommen (*Coffea*); als Folge trauriger Nachrichten können Kopfschmerzen entstehen (z. B. *Ignatia*).

Häufige, in der Anamnese zu erfragende psychische Faktoren sind auf Seite 45 zusammengefasst.

Überblick über die wichtigsten Modalitäten

Häufige Zeit-Modalitäten

- Stunde, Tageszeit, Jahreszeit, Lebensabschnitt (Säugling, Kind, Erwachsener, Greis)
- Beginn (plötzlich, langsam), Dauer, Ende (rasch – abflauend)
- Periodizität (regelmäßige Wiederkehr – jeden Tag, alle 2, 7, 14 Tage etc. – jedes Frühjahr etc.)
- Sonnenzeit (mit Aufgang der Sonne, in der Dämmerung, um Mitternacht)
- Mondzeit (Vollmond, Neumond)

Häufige physikalische Modalitäten

- Wärme: Außentemperatur, Zimmerwärme, Strahlungswärme der Sonne, des Ofens, Bettwärme, Verlangen oder Abneigung, sich warm zu kleiden oder einzuhüllen, Kopfbedeckung, trockene oder feuchte Wärme, Temperatur des Badewassers.
- Kälte: im Freien, im Raum; geringe Kleidung, warme Kleidung, Zugluft, trockene oder feuchte Kälte, Aufdecken im Bett, Füße aus dem Bett strecken.
- Wetter: vor oder bei Wetterwechsel, Wechsel von warm zu kalt oder von kalt zu warm, Regen, Schnee, Wind, Gewitter, klares oder trübes Wetter, Föhn, Nebel.
- Ort: Meer, Gebirge, Flachland Flüsse, Binnensee, Moor, feuchte Niederung, Keller; Hochhaus im Raum, im Freien, in der Menschenmenge, Kaufhaus, Kirche; enge Straßen, Brücken (vgl. „Psychische Faktoren").

Häufige physiologische Modalitäten

- Stellung, Haltung, Lage des Körpers bei Tage, in der Nacht (aufrecht, gebeugt, liegend, sitzend, stehend); Lage im Bett – rechts, links, auf dem Rücken, Arme über Kopf verschränkt, Kopf hoch, tief; Bauchlage; Knie-Ellenbogen-Lage. Schaukeln, Wippen, Rollen.
- Ruhe, Bewegung; Gehen, schnell oder langsam, Rennen, Steigen, treppab – treppauf; Fahren (Zug, Auto, Fliegen, Schiff); tragen lassen, hingelegt werden (bei Kindern); körperliche Überanstrengung.
- Funktion der Sinnesorgane: Licht, Lärm, Musik, Gerüche, Geschmack.
- Tastempfinden, Tiefensensibilität: Verlangen, massiert zu werden oder Verschlimmerung dadurch, Berührungsempfindlichkeit, Druck bessert oder verschlimmert, Erschütterungen.
- Funktion der Verdauungsorgane: Nahrungsaufnahme (Essen/Trinken, Hunger/Durst); Quantität und Qualität der Nahrung (viel/wenig, heiß/kalt, fett/mager); süß, sauer, salzig; durcheinander essen, hastig, Verschlechterung durch bestimmte Nahrungsmittel. Ausscheidungen vor, während, nach dem Stuhlgang; Verschlechterung/Besserung bei Verstopfung, bei Durchfall; beim Aufstoßen, Erbrechen, Aufschwulken von Flüssigkeit, durch Blähungen, Winde.
- Funktion von Blase und Niere: vor, während, nach Urinieren, bei wenig Urin – bei viel Urin.
- Absonderungen: vor, während, nach Schweiß; Schweißbeschaffenheit; sonstige Absonderung der Haut. Sekretionen, normal und pathologisch (Tränen, Schleim aus Nase, Mund, Rachen, Bronchien, Sexualorganen, After), Blutungen (normal und pathologisch aus Nase, Ohr, Mund, Uterus, After).
- Schlaf: Zeit, Dauer, Tiefe; beim Einschlafen; beim Erwachen; Lage.
- Funktion der Sexualorgane: vor – während – nach der Menstruation, bei starker/schwacher Periode, vor – während – nach dem Koitus; Enthaltsamkeit – Exzesse.

Häufige psychische Modalitäten

Besserung oder Verschlechterung der Beschwerden
- durch Denken an die Krankheit,
- bei Angst, Furcht, Freude, Trauer, Ärger, Zorn, Schreck, Kränkung, Demütigung,
- bei Phobien (Klaustrophobie, Agoraphobie)
- und Folgen von psychischen Verletzungen.

3.5.5 Begleitsymptome (Konkomitanzien)

Häufig berichten Patienten, dass in zeitlicher Verbindung mit ihren Hauptbeschwerden an einem anderen Ort ihres Körpers ein Schmerz oder eine Funktionsstörung auftritt: Die Hauptbeschwerde wird begleitet von einer anderen Empfindung (Sensation).

Patient K. M. klagte seit vielen Jahren über hin und wieder auftretende Schmerzen im Bereich der linken untersten und vorletzten Rippe. In der Vorgeschichte wurde von zweimaligem Abgang von Nierensteinen, zuletzt vor drei Jahren, und Erhöhung der Harnsäurewerte berichtet. Deshalb bekam er lange Zeit von dem Vorbehandler Urikostatika. Die homöopathische Anamnese war bei ihm wenig ergiebig und ergab keinen Hinweis auf ein individuelles Mittel. Deshalb wurde zuerst organotrop mit *Berberis* therapiert, dies blieb leider ohne Erfolg. Erst bei der vierten Konsultation berichtete er so ganz nebenbei, dass er im rechten Ohr blitzartige Stiche dann habe, wenn es auch an der linken Flanke schmerzt. Daraufhin wurde ihm *Natrium sulfuricum* verabreicht. Dieses beseitigte den Schmerz in der linken Flanke und im Ohr und hielt die Harnsäurewerte normal.

Begleitsymptome mit einer leicht erklärbaren Verbindung zur Hauptbeschwerde sind – ähnlich wie pathognomonische Symptome – für die Arzneiwahl bedeutungslos, z. B. Schnupfen, begleitet von Kopfschmerz. Auffallend ist aber, wenn eine Frau berichtet, dass ihre Menses begleitet werden von Durchfall oder dass sie Zahnschmerzen während der Menses hat, obwohl der Zahnarzt keine Ursache findet.

Individuelle Begleitsymptome sind solche Phänomene, die vom pathologisch-anatomischen oder pathophysiologischen Gesichtspunkt aus nicht erklärt werden können.

3.6 Allgemeinsymptome

Zusätzlich zu den lokalen körperlichen Symptomen benötigen wir noch Angaben über die Beschwerden oder Verhaltensweisen, die den ganzen Menschen betreffen. Wir nennen sie „Allgemeinsymptome". Allgemeinsymptome werden sprachlich meist mit „Ich habe", „Ich bin", „Mir ist" – in der Form des Ego – geschildert.

Der Patient sagt beispielsweise: „Mein Fuß schmerzt; ich friere leicht." Oder: „Wenn ich nicht pünktlich esse, falle ich vor Hunger fast um. Mein Magen knurrt vor Hunger." **Mein** benennt fast immer einen Teil; **ich** dagegen weist auf das Ganze. Die Sprache ist meist recht genau. Ohne jede Überlegung gibt der Patient von sich aus an, welche Zeichen in die Gruppe der Lokalsymptome eingeordnet werden können und welche den Allgemeinsymptomen zuzuordnen sind. Er sagt z.B. mit einem Leuchten im Gesicht: „Für mein Leben gern esse ich gekochte Eier (*Calcium carbonicum*)" oder „Wenn ich etwas Fettes esse, drückt mein Magen" (*Pulsatilla*). Abneigung gegen bestimmte Speisen oder intensives Verlangen nach einer Speise sagen etwas über den ganzen Menschen aus. Beschwerden, die am Magen, der Galle oder dem Darm nach dem Verzehr bestimmter Speisen oder dem Konsum bestimmter Getränke auftreten, muss man durch geschicktes Befragen von diesen mehr instinkthaften Abneigungen oder Verlangen abgrenzen.

Das Symptomenverzeichnis von Kent führt **Verlangen** und **Abneigungen** unter dem Kapitel „Magen", im „Synthesis" finden sie sich im Kapitel „Allgemeines", die nach dem Konsum bestimmter Nahrungsmittel auftretenden Beschwerden sind den entsprechenden einzelnen Organen zugeordnet, z.B. „Magenschmerzen", „Leibschmerzen" oder „Rektum" (Obstipation oder Diarrhö).

Treten an verschiedenen Körperteilen gleichartige Sensationen auf, z.B. brennende Schmerzen, so können wir dem Rat von Boenninghausens folgen und diese örtlichen Symptome in den Rang von Allgemeinsymptomen erheben.

Ein starker Raucher berichtet über brennende Magenschmerzen. Seine Hände und Füße sind eiskalt und brennen, sobald sie warm werden. Er hat ein Ulcus varicosum, das in der Bettwärme intensiv brennt. In der Nacht streckt er das eiskalte Bein zur Linderung der Schmerzen aus dem Bett.
Jedes einzelne Symptom wäre als lokales Ereignis allein nicht sehr aussagekräftig – durch die Summierung wird es zum Allgemeinsymptom: Es verlangt nach *Secale cornutum*. Kein Mittel hat so deutlich brennende Schmerzempfindungen bei eiskalter Haut, wobei Wärme verschlimmert und Kälte bessert.

3.6.1 Schlaf

Symptome aus den Bereichen des Schlafes und der Sexualität sind wichtige Bereiche zur Findung individueller Allgemeinsymptome.

Das Thema „Schlaf" gehört der Gruppe der Allgemeinsymptome an und verlangt die erhöhte Aufmerksamkeit des Homöopathen, da die enge Verflechtung körperlich-seelischen Geschehens den Schlaf weit über das rein Biologische hinaushebt. Das alte Sprichwort „Ein gutes Gewissen ist ein sanftes Ruhekissen" zeigt uns die Abhängigkeit der Schlafqualität von psychischen Faktoren. Die meisten Depressionen kündigen sich durch gestörten Schlaf an. Einschlaf- wie auch Durchschlafstörungen treten auf. Der rasche Griff zur Schlaftablette, der von manchem Verordner leider unterstützt wird, ist das primitivste Alibi für die

3

schwierigste Aufgabe: das Nachdenken über die zu Grunde liegende Ursache.

Der homöopathische Arzt ist durch den Zwang zur Arzneimittelfindung mittels subtiler Anamnese auch hier „einige Meter" voraus. Er nimmt Schlafstörungen und Träume in seine Symptomensammlung auf und wertet sie als personales Indiz für bestimmte Mittelgruppen.

Haltung im Schlaf

Dies ist eine wichtige Gruppe, weil deutliche Beziehungen zwischen bestimmten Arzneimitteln und der Schlafposition eines Menschen bestehen.

Beispiel sind Arme unter dem Kopf verschränkt (Indiz für *Pulsatilla*); bevorzugte Seite, z.B. kann nicht auf der linken Körperseite liegen (*Phosphor*); schläft lieber auf dem Bauch (*Thuja, Medorrhinum*); verlangt nach einem festen Kissen im Kreuzbereich (z.B. *Natrium muriaticum*); Erwachen zu bestimmter Stunde zur Nachtzeit ist für einige Mittel typisch, besonders wenn dies mit bestimmten Empfindungen verbunden ist. Die moderne Forschung der Biorhythmik (Forsgren) liefert uns den Beweis, wie hervorragend bereits Hahnemann und seine Schüler beobachtet haben.

Die Zeitphänomene der Arzneiwirkungen lassen sich heute zum Teil durch biorhythmische Höhen und Tiefen erklären (s. Kap. 3.5.4, Tab. 2). Schlafen und Wachen als rhythmische Abläufe sind von vielen Faktoren abhängig und dementsprechend störanfällig. In den Arzneimittelprüfungen finden sich viele Hinweise auf Schlafstörungen. In den Repertorien wird die zeitliche Zuordnung der einzelnen Mittel angegeben. Hier müssen wir die Kapitel „Schlaf" und „Modalitäten" studieren, um die bei unseren Patienten festgestellte individuelle Schlafstörung zu finden.

Träume

Besonders charakteristische, wiederkehrende Traumerlebnisse liefern reichhaltiges Material – von der Sonnenseite der Seele bis hin zum Gruselkabinett. Wir müssen aber bei der homöopathischen Arzneiwahl behutsam und korrekt mit diesen hochwertigen Symptomen umgehen.

Wir streben die Heilung an „nach deutlich einzusehenden Gründen" (Org., § 2). Deshalb müssen wir besonders hier Spekulationen und Ausdeutungen der Träume unter allen Umständen vermeiden: „Alles sei reine Sprache der sorgfältig und redlich befragten Natur." (Org., § 144) Vielfältig schillernd und widersprüchlich sind die Ergebnisse der Traumdeutung bei den verschiedenen psychologischen Schulen. Nur der erfahrene und diszipliniert denkende Seelenarzt mag sich in diesen Dschungel begeben. Der Homöotherapeut sollte die Traumberichte seiner Patienten **ungedeutet** als reine Phänomene annehmen und möge diesmal Goethes Spuren folgen: „Sucht nichts hinter den Phänomenen – sie sind selbst die Lehre."

In den Arzneimittellehren und Repertorien sind Trauminhalte aufgezeichnet, die bei Arzneiprüfungen oder in einer Behandlungsphase aufgetreten sind (SR 545ff).

Sexualität

Es ist wohl selbstverständlich, dass aus diesem Bereich viele individuelle Symptome stammen. Wenn der Patient nicht von selbst von sexuellen Problemen spricht, muss man warten, bis er Vertrauen gewonnen hat. Je freier die Atmosphäre auf beiden Seiten – Arzt und Kranker –, desto klarer und unverschlüsselter wird das Gespräch. Echte Symptome (im homöopathischen Sinne) lassen sich nur aus dem Gefühl der Geborgenheit und des Vertrauens ermitteln. Mancher Arzt wird selten angesprochen, weil er zu hastig, in Eile ist oder zu direkt ist, vielleicht auch selbst unsicher wirkt. Wie oft Patienten von sich aus über Probleme der Sexualität sprechen, ist fast ein „Gradmesser für das Klima" zwischen Arzt und Patient. Bei gutem Kontakt wird von sexuellem Verlangen und Abneigung, von Frigidität und Impotenz, von vorzeitigem Samenerguss oder mangelndem Orgasmus berichtet. Vielleicht kommen Abweichungen zur Sprache: Homosexualität, Exhibitionismus, Nymphomanie, Promiskuität.

Es ist für den homöopathischen Arzt selbstverständlich, dass er diese Phänomene ohne jede moralische Wertung aufnimmt. Wir wollen nicht werten oder gar richten, wir wollen dort helfen, wo Hilfe gefordert wird. Im Gesamtbild des Kranken gehören diese Symptome zur tiefsten Schicht seiner Personalität – zum beseelten Leib. Pedantische Trennung in leibliche und psychische Symptome führt die Therapie auf Irrwege.

Menstruation

Die Mensessymptome der Frau haben den Rang von Allgemeinsymptomen.

Bei weiblichen Patienten muss man sich eingehend mit der Periode oder Menstruationsstörungen beschäftigen. Schmerzen im Rahmen der Menses, deren Aussehen und Beschaffenheit haben Bedeutung. Schwangerschaft und Geburt, Stillen, Veränderungen oder Beschwerden an den Brüsten, Ausfluss, klimakterische Sensationen – all das ist wichtig. Diese Symptome haben fast immer den Rang von **Allgemeinsymptomen**, auch wenn sie scheinbar nur örtlich geklagt werden. Wir sollten uns frei machen von einer spezialistischen „Vor-Ort-Therapie", von der ausschließlichen Bekämpfung von Bakterien und Pilzen, von Kauterisationen und Ausschabungen, von Einführungen von Arzneizubereitungen, von Spülungen und Pinselungen. Wir sollten uns frei machen von dem „Maschinendenken" der Ersatzteil-Ingenieure. Wir sollten uns in der vom Menschen noch unberührten Natur umschauen und wieder sehen und begreifen, dass ein sumpfiger Boden nur Sumpfgewächse hervorbringen kann. „Das Terrain ist alles" (Claude Bernard). Wir sind aufgerufen, **das eine** homöopathische Heilmittel zu finden, welches in der Lage ist, „von Grund auf" eine Änderung im „Terrain" zu bewirken. Psychosomatische Beziehungen zu den Geschlechtsorganen, Fernwirkungen anderer organischer oder funktioneller Störungen und nachbarschaftliche Irritation von Blase und Darm müssen bedacht werden.

Vergessen Sie nie den „chronisch kalten Fuß" und das kalte Lumbalfeld, die beide oft für Erkrankungen der Unterleibsorgane und des Blasen-Nieren-Systems verantwortlich sind.

Damit ist gemeint, dass wir auch darauf achten sollten, wie sich unsere Patienten durch die Wahl ihrer Kleidung der Umwelt darbieten. Das Tragen von nabelfreien Blusen oder Pullovern kann u. U. ursächlich sein für die chronischen Irritationen der Unterleiborgane. In solchen Fällen könnte dann ein Thema der Anamnese die Frage sein, warum diese Kleidung auch in dafür unpassenden Jahreszeiten gewählt wird.

3.7 Gemütssymptome

Die seelisch-geistigen Symptome haben in der Homöopathie die größte Bedeutung – vorausgesetzt, dass sie deutlich und präzise herausgearbeitet werden. In der Entwicklung eines krankhaften Prozesses eilen die psychischen Symptome meist voraus.

Zuerst kommt fast immer die Störung im Befinden, ehe der nachweisbare Befund deutlich wird. Änderungen im seelisch-geistigen Bereich geben recht früh Hinweise zur homöopathischen Behandlung einer krankhaften Störung – lange, bevor funktionelle oder morphologische Abweichungen erkennbar werden. Aufgabe der Prophylaxe ist die Behandlung der Befindensstörungen, damit der Befund vermieden oder der Verlauf der Krankheit abgemildert wird. Im Arzneimittelbild fast aller tiefer wirkenden Stoffe ist in der Gesamtsymptomatik die Veränderung des seelisch-geistigen Befindens verzeichnet. Hahnemann hat 150 Jahre vor der Entwicklung der modernen Psychopharmaka durch seine Arzneimittelprüfungen am Menschen die psychodynamischen Wirkungen von Arzneistoffen erforscht.

Viele Eltern bemerken zwei bis drei Tage vor Ausbruch einer Krankheit ihrer Kinder, dass sie „irgendwie anders" sind, dass sie unleidlich, aggressiv oder weinerlich sind. In dieser Phase kann der Krankheitsverlauf noch wesentlich abgemildert werden, indem das zu dieser psychischen Alteration passende Heilmittel gegeben wird.

So reagiert das weinerliche Kind gut auf *Pulsatilla*, das heftige, ärgerliche eventuell auf *Nux vomica* oder *Bryonia*, das still in sich zurückgezogene auf *Ignatia*, das unleidliche, exaltierte auf *Chamomilla*, die plötzlich auftretende nächtliche Angst auf *Aconitum*.

Menschengemäße Medizin (Humanmedizin) muss sich auf das Besondere des Menschen stützen. Anatomie und Physiologie sind mit dem Animalischen verbunden – seelisch-geistige Inhalte gehören in ihrer spezifischen Form dem Menschen allein.

Im Aufbau der Organismen ist eine deutliche Hierarchie der Schichten des Seins erkennbar: Erst die höheren Lebewesen zeigen mit wachsender Komplexität eine Zunahme der seelisch-geistigen Ausdrucksfähigkeit. Ich drücke mich bewusst vorsichtig aus: Neue Erkenntnisse (z. B. durch Kirlian-Fotografie, Zit. nach Tompkins 1978, S. 131 ff.) zeigen deutlich, was viele schon immer vermuteten: auch Pflanzen haben Empfindungen (Fechner). Das Besondere am Menschen und das Unterscheidende zwischen einzelnen Individuen finden wir am deutlichsten im seelisch-geistigen Bereich. Die Domäne der Homöopathie ist das Individuelle. So erklärt sich die hohe Wertigkeit der Gemütssymptome in der homöopathischen Praxis.

In den homöopathischen Arzneimittellehren werden die Veränderungen der Gemütsverfassung bei jedem Mittel angegeben. Hahnemann ist auch hier seiner und unserer Zeit weit voraus: Der Begriff des „Psychopharmakon" wurde erst in den letzten Jahrzehnten des 20. Jahrhunderts geprägt.

Angst und Furcht

Der große Komplex von Angst und Furcht als einem wesentlichen Bestandteil des menschlichen Seins findet in der passenden Arznei seine Entsprechung. Dies bestätigt die ganzheitliche Auffassung vom Menschen als handelnder Person, wie sie in der Homöopathie selbstverständlich ist.

Angst und Furcht äußern sich oft nicht direkt. Es ist der Kunst des Arztes aufgetragen, ihre Masken zu durchschauen und hinter körperlichen Störungen das Leiden der Seele zu erkennen.

Begleitende Symptome in der Körpersphäre prägen die verschiedenen Ängste und Befürchtungen und differenzieren sie. Die Begleitsymptome, z. B. im Kreislauf-System mit unterschiedlicher Intensität der Durchblutung, grenzen schon äußerlich sichtbar die „rote Angst" (z. B. *Belladonna* und *Aurum*) von der „blassen Angst" (z. B. *Veratrum album* und *Arsenicum album*) ab. Angst vor kommenden Ereignissen (Prüfungen, Reisen usw.) verursacht Durchfall (*Argentum nitricum* etc.). Angst vor Gewitter lässt ansonsten vernünftige Menschen in den Keller laufen (*Phosphor* etc.); es gibt die Angst vor Tieren, besonders vor Hunden (*Tuberculinum* etc.); Angst, verlassen zu werden (*Calcium carbonicum* etc.); Angst vorm Alleinsein (*Arsenicum album* etc.).

Trieb der Lebenserhaltung

Alle Symptome, die mit dem stärksten Trieb der Lebenserhaltung und seiner Kehrseite, der Angst vor Sterben und Tod, zu tun haben, verlangen unsere größte Aufmerksamkeit. Impulse zur Zerstörung, entweder Selbstzerstörung oder Selbstbeschädigung, Mordimpulse, Hass, extreme Wut, unbegründete Eifersucht, Verschwendungssucht, Geiz, Hochmut, Überheblichkeit oder fehlendes Selbstvertrauen – alle Spielarten seelischer Reaktionen spiegeln das Wesen eines Menschen. Sobald sie eine gewisse Toleranzgrenze überschreiten, bekommen sie Krankheitswert und sind entscheidend für die Arzneiwahl.

Psychosomatische Beziehungen

Viele Funktionsstörungen, die vordergründig ein rein körperliches Gepräge haben, sind in ihrem tiefsten Wesen Ausdruck einer leidenden Seele.

Die Schüler Hahnemanns sind in der glücklichen Lage, vieles von dem, was die Psychosomatik später erarbeitet hat, durch homöopathische Therapie seit langem praktisch umzusetzen. Wir finden in den §§ 210–230 des Organon die so modern klingende Psychosomatik – die von Hahnemann also schon vor über 200 Jahren erkannt worden war!

Für den mit allen wachen Sinnen beobachtenden Arzt ist es immer wieder eine fast kriminalistisch spannende Aufgabe, auch „zwischen den Zeilen“ zu lesen. Vieles wird nicht verbal mitgeteilt. Die Angst verbirgt sich hinter extrem forscher Jovialität oder in exaltiertem Benehmen, in Gestalt eines Asthmaanfalls oder einer Enuresis nocturna. Der Ärger erscheint als Gallenkolik, die Kränkung im Ulcus ventriculi. Die Furcht begegnet uns in einer schweißig-kalten Hand; hinter einer Obstipation kann verminderter Gallenfluss, ein Schreck oder harter Geiz stecken. Alte Schuldgefühle werden meist verborgen – das Schweigen innerhalb eines Gesprächs kann vieles sagen, eine wegwischende Geste manches erklären.

Je sicherer der Kranke spürt, dass ihm eine helfende Hand entgegenkommt, umso wahrhaftiger werden seine Aussagen. Im Gespräch wird sich der Kranke oft erst selbst seiner Täuschung bewusst. Er wird bereit, seine Tarnung abzulegen. In der Suche nach dem Simile helfen uns nicht die getarnten „falschen“ Symptome. Der Reizbare muss hinter der Maske des scheinbar Stoischen erkannt werden – der häusliche Tyrann in seiner liebenswürdigen Verkleidung des Charmeurs in Gesellschaft. Wenn Sie die Gelegenheit haben, einen *Nux vomica*-Patienten am Morgen in seiner häuslichen Sphäre zu erleben und ihm am Abend bei „Wein, Weib und Gesang“ wieder zu begegnen, werden Sie diese beiden „Gesichter“ schwer in Einklang bringen. Oder: ein gleichgültiges und in sich verschlossenes, trauriges *Sepia*-Mädchen taut plötzlich beim Tanzen auf – man hat scheinbar zwei verschiedene Menschen vor sich. Die Gesamtheit der Symptome weist auf das passende Mittel. Zur Gesamtheit gehört die Symptomatik von Körper und Seele. Die psychische Symptomatik führt – für sich betrachtet – z. B. bei einer Psychose zur diagnostischen Benennung der Geisteskrankheit, ist also hier ein pathognomonisches Symptom. Die begleitende Symptomatik der Körpersphäre gibt uns in Krankheitsfällen, die sich zur einseitigen Störung der Seele entwickelt haben, die Möglichkeit, zu differenzieren.

Hahnemann erteilte uns den Rat, bei Geistes- und Gemütskrankheiten die Symptome der Körpersphäre, die **vor** dem Ausbruch der geistigen Störung bestanden, genau zu ermitteln und bei der Arzneimittelwahl zu berücksichtigen (Org., § 218). Dazu ist manchmal die Mithilfe der Angehörigen erforderlich. Diese Mithilfe ist für den Homöopathen sowie den Haus- und Familienarzt leichter zu erhalten. Aber auch der „Spezialist“ sollte sich darum bemühen. Ohne die Kenntnis der Einbindung des Einzelnen in seine Herkunft, Sippe, Familie, Umgebung und seinen Beruf ist eine wahrhaftige Ganzheitsmedizin schwer zu verwirklichen. Für den homöopathischen Arzt ergibt sich aus dem Wissen der sozialen Einordnung eine Bereicherung und Vertiefung der Biografie des Kranken und damit eine sichere Wertung seiner Symptome. Dies gilt auch für die im Folgenden dargestellte geistige Symptomatik.

Intellektuelle Symptomatik

Seelische und geistige Symptome sind fast immer so eng miteinander verbunden, dass sie beim Kranken und in der Arzneimittelprüfung am Gesunden nicht trennbar sind. Das Repertorium von Kent vereint im Kapitel „Gemüt" diese beiden Elemente.

Geistige Fähigkeit ist das Produkt von Anlage und Umwelt und wird entscheidend gesteuert von unseren Gefühlen. Die Wahrnehmung ist abhängig vom Grad der Hinwendung zum Objekt. Ohne Motivation erzielen wir einen nur geringen Lernerfolg. Diese gegenseitige Bedingung (Hebung und Dämpfung) der Funktionen von Gemüt und Geist erschwert die Abgrenzung jedes einzelnen Teilfaktors. Da die „Natur" weder Psychologie noch Sinnes-Physiologie studiert hat (wie beschämend in unserer so gelehrten wissenschaftlichen Welt) und immer ganzheitlich erscheint, entstammen die verbalen Aussagen kranker Menschen meist dieser Ganzheit. Seelisch-geistige Symptome sind oft nur mit Willkür voneinander zu trennen. So hat das Repertorium von Kent diese Symptome in einem Kapitel zusammengefasst (in den deutschen Ausgaben im Abschnitt „Gemüt"). Von Boenninghausen teilte diese Gruppe. Er trennte diejenigen Symptome ab, welche die Wahrnehmung, das Denken, das Gedächtnis, die Merkfähigkeit und freie Willensentscheidung betreffen. Das Symptomenverzeichnis von Dorcsi geht den gleichen Weg, gibt aber in den Erläuterungen gute Querverbindungen an.

4 Fallaufnahme in der homöopathischen Praxis

Die Fallaufnahme in der homöopathischen Praxis umfasst im Kern

- die Untersuchung (Erhebung des Befundes) und die Formulierung der klinischen Diagnose,
- eine ausführliche Anamnese (Gewinnung von Informationen zum subjektiven Befinden des Patienten),
- den Aspekt (Erkennung der konstitutionellen Zeichen).

Im Weiteren wird der Fallaufnahme auch die Erstellung des Behandlungsplans, die Formulierung einer Prognose sowie selbstverständlich die Wahl des passenden Arzneimittels zugerechnet.

Methodik der Anamnese: Der Patient wird zunächst gebeten, spontan seine (Haupt-)Beschwerden und Empfindungen zu schildern; diese Informationen werden dann durch einen vom Arzt gelenkten Bericht ergänzt. Diese beiden Teile der Anamnese haben das gemeinsame Ziel, **vollständige Symptome** (Ätiologie, Lokalisation, Empfindung, Modalität) zu erhalten. Um einen Überblick über die Gesamtheit der Symptome zu erhalten, wird die indirekte Befragung angeschlossen.

Bei chronischen Erkrankungen sind zusätzlich die **biografische Anamnese**, die **Familienanamnese** sowie die **psychosoziale Anamnese** notwendig, um weitere ätiologische Komponenten und die konstitutionelle Belastung zu erkennen.

4.1 Voraussetzungen

Die Zeichen und Symptome des Patienten sind das Material für die Wahl des Similes. Im vorhergehenden Kapitel haben wir uns mit der Bedeutung, der Wertung und vor allem auch der Vielfalt dieses Materials beschäftigt. Der Schritt, den wir in diesem Kapitel über die Anamnese gehen werden, führt zur realen Begegnung mit dem erkrankten Menschen. Diese Begegnung zum Erfolg zu führen, ist zwar eine Kunst – aber eine erlernbare Kunst. Die Begriffe „Kunst“ und „erlernbar“ stehen hier ausnahmsweise nicht im Widerspruch zueinander, da es in der Anamnese darum geht, den Kopf gemeinsam mit dem Herzen für diese Aufgabe einzusetzen.

4

Voraussetzungen für das Gelingen einer homöopathischen Anamnese sind:

- ruhige Atmosphäre
- Zeit
- Geduld
- Unbefangenheit
- Aufmerksamkeit
- Balance zwischen Zuwendung und Abstand

Begegnung bedeutet, dass Patient und Arzt aufeinander zugehen – und zwar als zwei Ebenbürtige, nicht als der „Halbgott in Weiß“ und der „dumme, kleine Patient“. Wenn die **Offenheit** und das **Vertrauen** fehlen, ist die homöopathische Behandlung – wie auch in geringerem Maß andere Therapieverfahren – sehr viel schwieriger, in vielen Fällen sogar nicht möglich. Denken wir nur daran, wie sehr ein entsprechendes Gesprächsklima dazu beitragen kann, dass ein Patient seine tieferen Probleme erkennt oder aussprechen kann oder ihm längst vergangene Vorgänge wieder einfallen.

Die homöopathische Fallaufnahme gelingt nur, wenn sie echte Symptome, d. h. die individuellen Merkmale des Patienten zutage fördert. Voraussetzung für das Gelingen ist ein guter Rapport zwischen Arzt und Patient, wie ihn auch die Psychotherapie fordert.

Wenn wir den Begriff „Rapport“ durch das gute deutsche Wort „Einklang“ ersetzen, sind wir dem Sinngehalt der Begegnung schon recht nahe. Das Entstehen des Gefühls von **Einklang** setzt **Ruhe, Zeit und Geduld** voraus, und dies sowohl von Seiten des Arztes wie auch des Patienten. Daraus erwächst beim Patienten das Gefühl von **Geborgenheit** und beim Arzt das wache, vorurteilslose Verstehen.

Unbefangen und frei von Vorurteilen gehen wir auf den Patienten zu. Wir sind offen für das Neue, dem wir mit unserem bisherigen Wissen und den Erfahrungen entgegengehen, welche natürlich assoziative Vorurteile erzeugen. Die „Unbefangenheit“ ist eine Klippe, an der moderne, naturwissenschaftlich geschulte Ärzte und ebenso die z. B. durch das Internet vorinformierten Patienten scheitern. Sämtliche Symptome des Kranken sind **Phänomene**, denen wir unbefangen und vorurteilslos begegnen müssen – alle Interpretationen verfälschen das Material. Weder eine vom Patienten durch entsprechende Röntgenbefunde, Facharztberichte etc. untermauerte Diagnose, noch unsere erste Vermutung oder der vordergründige Typ des Kranken darf dazu verleiten, dass wir uns früh auf ein Arzneimittel festlegen.

Auf dieser Basis sind die Anamnese und Untersuchung des Kranken nicht nur Bestandsaufnahme eines Befundes, sondern zugleich Therapie. Auf dieser Basis der Begegnung erhält der homöopathische Arzt Einblick in das Wesen des Kranken als leidender Person.

4.2 Ziele

Die allgemeinen Ziele der Fallaufnahme stimmen zunächst mit der Lehrmedizin unserer Zeit überein. Wenn möglich, soll eine **Diagnose** der Krankheit formuliert werden. Auf deren Aussage wird eine **Prognose** erstellt und der **Behandlungsplan** entworfen. Im Behandlungsplan fällt die Entscheidung, ob arzneiliche, homöopathische oder eine andere, z.B. chirurgische Behandlung angezeigt ist.

> Wichtig ist in jedem Fall, dass Beschwerden, deren Ursachen bislang noch nicht untersucht worden sind, zunächst durch geeignete, qualifizierte Verfahren (Laboruntersuchungen, Bildgebung wie Röntgen, MRT etc.) abgeklärt werden. Dies ist eine Forderung, die sich aus der Sorgfaltspflicht gegenüber dem Patienten ergibt und keine Ausnahme duldet.

Nach der Entscheidung für eine homöopathische Therapie schließt sich die homöopathische Anamnese an. Sie hat nur ein einziges Ziel: Findung des individuellen passenden Heilmittels.

Die große und wichtige Unterscheidung zwischen der Homöopathie und der Schulmedizin zeigt sich in den weiteren Schritten, in denen das individuelle und einzigartige Krankheitsbild des Patienten erforscht wird. Eine **homöopathische Anamnese** muss zwangsläufig wesentlich zeitaufwendiger und gründlicher als eine schulmedizinische Untersuchung sein, um ihr Ziel zu erreichen. Schon allein durch die Intensität dieser Begegnung können Patient und Arzt ein tieferes Verständnis über die Krankheit und Krankheitsursachen gewinnen, wodurch sich in dieser Phase oft schon Hinweise auf notwendige Änderungen der Lebensführung ergeben. Häufig erleben die Patienten schon die homöopathische Anamnese als therapeutisches Gespräch.

Im Behandlungsplan entscheidet der homöopathische Arzt nach seinem Können und besten Gewissen, ob eine homöopathische, eine medikamentöse oder eine andere Therapie zusätzlich oder allein in Frage kommt (z.B. Chirurgie, Diät, Übungsbehandlung, Notfalltherapie, Substitution, Kompensation, Neuraltherapie, Chiropraktik, Akupunktur, Psychotherapie). Die Prognose spielt dabei auch eine erhebliche Rolle. Das prognostische Gespräch soll in seiner empathischen Offenheit zudem die Zusammenarbeit und die Selbstverantwortung des Patienten stärken.

Fällt diese Vorentscheidung zu Gunsten der Homöopathie, dann beginnt unsere spezifische Arbeit, der Weg zur **Wahl des Similes**.

> Die Sicherheit der Arzneifindung hängt von der Qualität der Fallaufnahme ab. Mit der Fallaufnahme ist die schwierigste Arbeit, die der homöopathische Arzt zu leisten hat, geschafft.

Mit der gelungenen Fallaufnahme haben wir einen vollständigen Quer- und Längsschnitt durch die aktuell vorliegende Krankheit und ihren Entwicklungsprozess gewonnen. „Ist nun die Gesamtheit der, den Krankheitsfall vorzüglich bestimmenden und auszeichnenden Symptome, oder mit anderen Worten, das Bild der Krankheit irgendeiner Art einmal genau aufgezeigt, so ist auch die schwerste Arbeit geschehen“ (§ 104).

4.3 Methode

Der Findung des passenden Heilmittels dient die homöopathische Anamnese, die sich an die übliche Grundanamnese anschließt und sie erweitert. Der homöopathische Arzt arbeitet zweigleisig: Untersuchung und Anamnese werden zuerst so durchgeführt, wie wir es in unserer Ausbildung in der Hochschule und Klinik gelernt haben. Die §§ 83 – 104 des Organon enthalten die Richtlinien für die „individualisierende Untersuchung eines Krankheitsfalles". Jeder angehende und auch bereits geübte homöopathische Arzt sollte diese Regeln von Zeit zu Zeit im Originaltext nachlesen – und gründlich durchdenken. Es gibt nichts Besseres zur Technik der Anamneseerhebung in der gesamten medizinischen Literatur!

Eine der wichtigsten Grundregeln für die Gestaltung der Anamnese besteht im Gebot, die Patienten sprechen zu lassen und sie nicht zu unterbrechen – sofern diese nicht ins Unendliche abschweifen.

Hahnemann begründet dies in § 84 des Organons indem er feststellt: „Jede Unterbrechung stört die Gedankenreihe des Erzählenden und es fällt ihnen hintendrein nicht alles genauso wieder ein, wie sie es anfangs sagen wollten."

Die Fähigkeit eines Homöopathen steht und fällt mit seiner Fähigkeit zur Anamnese. In einem schönen Buch weist Gawlik (1996) auf notwendige und hilfreiche Einstellungen des Arztes zu seinen Patienten und auf die Schulung der Beobachtungsgabe hin. Gerade für den Anfänger ist es auch sinnvoll, nach einem gewissen Schema vorzugehen.

Deshalb gliedern wir die Anamnese in:
- Spontanbericht
- gelenkter Bericht
- indirekte Befragung
- psychische Anamnese
- psychosoziale Anamnese
- biografische Anamnese

Bei chronischen Krankheiten mit vielen Symptomen und entsprechender Historie ist die Fixierung der Anamnese unbedingt notwendig; geeignet dazu sind schriftliche oder Band-Aufzeichnungen, eventuell auch Videoaufnahmen. In akuten Fällen ist dies nicht immer erforderlich – abhängig von der Gedächtnisleistung des Arztes. Hahnemann gab auch zu diesem Schritt wertvolle Empfehlungen:

> „Mit jeder Angabe des Kranken oder des Angehörigen bricht der (der Arzt, Anm. d. Verf.) die Zeile ab, damit die Symptome alle einzeln untereinander zu stehen kommen. So kann er bei jedem derselben nachtragen, was ihm anfänglich allzu unbestimmt, nachgehends aber deutlich angegeben wird" (Org., § 85).

Zeitaufwand

Zeit sparen ist in unserer Zeit in jeder Praxis erforderlich. Der Erfahrene wird schneller arbeiten können als der Anfänger – jeder einzelne Krankheitsfall ist anders gelagert, sodass eine Festlegung auf ein bestimmtes Zeitmaß nicht möglich ist. Die erste Konsultation bei einem neuen Patienten mit einer chronischen Krankheit muss man in der Bestellpraxis mit ca. 1½ Stunden ansetzen. Viel länger halten Arzt und Patient nicht durch. Ist nicht alles klar geworden, sollte man den Patienten zu weiteren Gesprächen bestellen. In der Zwischenzeit muss in fast allen chronischen Krankheitsfällen auch der erfahrene Arzt seine Aufzeichnung der Erstanamnese durcharbeiten. Er kann dabei zu einer Entscheidung in der Arzneiwahl kommen oder er erweitert die Anamnese oder Diagnostik.

Der Zeitaufwand für den einzelnen Patienten ist – verglichen mit einer schulmedizinischen Praxis – in einer homöopathischen Praxis zwar wesentlich höher, dafür liegen die Arzneikosten niedriger.

Fragebogen als Hilfsmittel

Die persönlich aufgenommene Anamnese ist zeitraubend – aber man sieht, hört, riecht, fühlt und erlebt dabei einen ganzen Menschen. Gerade solche „Imponderabilien" (nicht zu verwechseln mit der gleichnamigen Arzneimittelgattung) geben die Farbe. Alle Sinnesorgane sind wachsame Antennen, die das Wort des Patienten in seiner Bedeutung stärken oder widerlegen.

„Der Arzt sieht, hört und bemerkt durch die übrigen Sinne, was verändert und ungewöhnlich an denselben ist" (Org., § 84). Trotz dieser vorweggenommenen Einschränkung ist ein Fragebogen wertvoll – er kann Zeit sparen. Ich meine, dass es sehr vom einzelnen Patienten und vom jeweiligen Arzt abhängt, ob die Anamnese individuell oder durch Fragebogen aufgenommen werden kann. Die „Sinnesmenschen" unter den Ärzten werden mit dem Fragebogen wenig anfangen können – sie müssen das lebendige Spiel der Begegnung mit dem Patienten erleben, um Ideen zu haben. Die mehr auf das Wort eingestellten Ärzte erkennen im Fragebogen die Leitsymptome deutlicher – sie werden durch das Hin und Her von Rede, Geste, Bewegung und Gegenrede eher verwirrt und abgelenkt.

4.3.1 Spontanbericht

> Der erste Teil der Anamnese besteht aus dem Spontanbericht des Patienten. Der Patient hat allein das Wort. Hierin vereinigen sich Hauptbeschwerden, allgemeine, zur Diagnose führende anamnestische Angaben und individuelle Symptome.

Aus dem Kapitel zur „Symptomatologie" wissen wir schon, wie bunt und vielfältig die Symptome mitunter geäußert werden können. Im Sinne einer gründlichen Anamnese werden wir auch alles trivial klingend und scheinbar Selbstverständliche registrieren, zumindest in Stichworten schriftlich festhalten.

! Cave: Manchmal wird hinterher etwas scheinbar Triviales doch noch bedeutungsvoll, deshalb ist unbedingte Aufmerksamkeit geboten.

Es empfiehlt sich immer, die Aussagen des Patienten wörtlich niederzuschreiben. Die Begründung dafür mag seltsam klingen, ist jedoch auf Erfahrung begründet: die Lektüre einer wörtlichen Aussage ermöglicht dem Arzt auch noch nach Monaten eine „Zeitreise" zurück zu dem Moment, in dem er sie aufgeschrieben hat. Die Situation, die Atmosphäre und auch das Gefühl des Miteinanders können dann wieder zurückkehren. Hilfreich ist dies in Fällen, in denen man mit einem Fall, aus welchen Gründen auch immer, „nicht weiterkommt". Eine Reise zurück ermöglicht unter Umständen einen veränderten Blickwinkel, der die Sicht auf neue Aspekte und ein mögliches Folgemittel freigibt.

Der homöopathische Arzt muss in jedem Moment darauf vorbereitet sein, dass im breiten Einerlei das Besondere, Unerwartete, vielleicht sogar Paradoxe eintritt (denken Sie an den Rheumatiker, der seine schmerzenden Füße in kaltes Wasser hält!).

> Nehmen Sie den Spontanbericht nach Wort und Inhalt vorurteilslos und aufmerksam an. **Beobachten** Sie den Patienten in der Art, wie er etwas sagt, seine Gestik und Mimik!

Eine huschende Röte, eine leichte Geste, Schweigen im Gesprächsverlauf – wie vieles kann das sagen! Oder ein Springbrunnen von Redseligkeit – wie viel kann er verschweigen. Die Nuancen geben dem gesprochenen Wort oft erst eine tiefere Bedeutung. Sie erlernen rasch, zwischen Tief- und Hochstaplern zu unterscheiden. Sie erkennen oft schon aus der Darstellung die Unterschiede zwischen organischer Läsion, funktioneller Störung oder seelischem Leid.

4.3.2 Gelenkter Bericht

> Der gelenkte Bericht schließt sich an den Spontanbericht an. Arzt und Patient arbeiten gemeinsam an der Vervollständigung des Spontanberichtes. Für die Behandlung der meisten akuten Krankheiten reichen diese beiden Elemente aus.

„Sind die Erzählenden fertig mit dem, was sie von selbst sagen wollten, so trägt der Arzt bei jedem einzelnen Symptom die nähere Bestimmung nach ..." (Org., § 86). Das Optimum der „näheren Bestimmung" ist das vollständige Symptom – aber dennoch darf man nie das Optimale erzwingen wollen. Manchmal erlebt man in einer Anamnese eine Situation, in der sich ein bestimmtes Arzneimittel „in den geistigen Vordergrund" schiebt, zu dessen Bestätigung aber noch ein spezifisches Symptom fehlt. Die Versuchung kann hier fast übermächtig werden, eine solche Bestätigung „herbeizuführen"; man hüte sich jedoch dann unter allen Umständen davor, Suggestivfragen zu stellen. Davor warnt der § 87:

> „Und so lässt sich der Arzt die nähere Bestimmung von jeder einzelnen Angabe noch dazusagen, ohne jedoch jemals dem Kranken bei der Frage schon die Antwort zugleich mit in den Mund zu legen, oder so, dass der Kranke dann bloß mit Ja oder Nein darauf zu antworten hätte; sonst wird dieser verleitet, etwas Unwahres, Halbwahres oder wirklich Vorhandenes, aus Bequemlichkeit oder dem Fragenden zu gefallen, zu bejahen oder zu verneinen, wodurch ein falsches Bild der Krankheit und eine unpassende Curart entstehen muss..." (Anmerkung dazu: Der Arzt darf z. B. nicht fragen: „War nicht etwa dieser oder jener Umstand da?") „Dergleichen, zu einer falschen Antwort und Angabe verführende Suggestionen darf sich der Arzt nie zuschulden kommen lassen."

Aber streben Sie mit ihrer Fragetechnik das Ziel an, das erreicht werden soll: das **vollständige Symptom** zu erhalten (s. Kap. 3.5).

Klären Sie vorsichtig, aber konsequent die folgenden Fragen:

Cur? – Warum? Wodurch? Auslösender Faktor der Erkrankung?
- Ätiologie
  Beispiel: Folge von Verletzung, Erkältung, Ärger, Diätfehler etc.

Ubi? – Wo?
- Ort der Krankheitserscheinungen, des Schmerzes
  Beispiel: Schmerzen im Bein

Quod? – Was? Wie?
- Art der Krankheitserscheinungen, der Empfindung, der Sensation, des Schmerzes
  Beispiel: Geschwür der Schleimhaut mit brennendem Schmerz

Quomodo? – Wann? Wodurch besser oder schlimmer?
- Zeit und/oder Bedingung der Besserung oder Verschlechterung der Krankheitserscheinungen
  Beispiel: Verstärkung der Schmerzen durch kalten Wind

Konkomitanzien? – Welche Begleitsymptome?
- Beispiel: Starke Heiserkeit bei katarrhalischem Infekt; auffällige, ungewohnte Schwermut nachts; das Ganze begleitet von einem eigenartigen Schmerz am rechten Stirnhöcker (*Causticum*)

Es kann nicht oft genug und ausreichend stark betont werden, dass eine sichere Arzneiwahl oft nur über vollständige Symptome zu erreichen ist.
Die Fragestellung in lateinischer Sprache entspringt keiner akademischen Arroganz. Vom Klang her ist sie besser im Gedächtnis zu behalten (zweimal „u" dreimal „o"):
- Cur-Ubi
- Quod-Quomodo – Konkomitanzien

4.3.3 Indirekte Befragung

Bei akuten und örtlich begrenzten Krankheiten sind die anamnestischen Angaben aus dem Spontan- und dem gelenkten Bericht meist ausreichend.

Bei langwierigen, chronischen Krankheiten reicht dies nicht aus, da hier die Gesamtheit der Symptome erst die Wahl des passenden Arzneimittels ermöglicht. Da der Patient nicht wissen kann, wie neugierig so ein Medicus homoeopathicus ist, muss dieser halt die entsprechenden Fragen stellen.

Hahnemann formuliert diese Notwendigkeit folgendermaßen:

„Ist nun bei diesen freiwilligen Angaben von mehreren Teilen oder Funktionen des Körpers oder von seiner Gemütsstimmung nicht erwähnt worden, so fragt der Arzt, was in Rücksicht dieser Teile und dieser Funktionen, sowie wegen des Geistes- und Gemütszustandes des Kranken noch zu erinnern sei, aber in allgemeinen Ausdrücken, damit der Berichtgeber genötigt werde, sich speziell darüber zu äußern" (Org., § 88).

Er erinnert damit nochmals daran, dass alle suggestiven Fragen vermieden werden müssen – „in allgemeinen Ausdrücken" sollen wir fragen.

Die **Reihenfolge der Fragen** ist selbstverständlich dem Arzt selbst überlassen und je nach Lage des Krankheitsfalles variabel. Jeder sollte für sich ein Grundschema erarbeiten, das er fest im Kopf hat – man vergisst im Hin- und Herreden sonst manches, was vielleicht wesentlich ist. Ist das Grundschema klar, kann man sich auch am sichersten jedem Einzelfall anpassen – auch hier individualisieren!

Aus praktischen Gründen empfiehlt es sich, nach den Einzelorganen in der Reihenfolge des Kopf-zu-Fuß-Schemas zu fragen. Die meisten Symptomenverzeichnisse und Arzneimittellehren sind nach dieser Reihenfolge geordnet. Dann erfragt man die Allgemeinsymptome und die Modalitäten, um ein Bild der ganzheitlichen Reaktionen zu erhalten. Lokale und allgemeine Modalitäten können im Widerspruch zueinander stehen, z. B. sind *Arsen*-Patienten im Allgemeinen frostig – am Kopf verlangen sie aber nach Kälte. Als Letztes folgen die Fragen nach Gemütssymptomen, obwohl sie die wichtigsten sind.

Vorschlag zur indirekten Befragung

1. Fragenbereich: Lokalsymptome (örtlich abgrenzbare Symptome)

Reihenfolge nach dem Kopf-zu-Fuß-Schema:

- **Kopf:**
  Kopfschmerz (Typ, Lokalisation, Ausdehnung etc.), Haar, Teint, Auge, Nase, Ohren, Mund, Mundhöhle, Zähne, Zunge
- **Sinnesfunktionen:**
  sehen, hören, riechen, schmecken
- **Hals:**
  außen – innen
  Schlucken, Tonsillen, Kehlkopf, Stimme, Schilddrüse, Trachea
- **Brust:**
  Thorax, Herz, Mammae, Ösophagus
- **Lunge:**
  Atmung, Bronchien, Husten
- **Magen:**
  Magenschmerz, Aufstoßen, Sodbrennen, Verlangen nach und Unverträglichkeit von Nahrungsmitteln (s. a. Allgemeinsymptome)
- **Abdomen:**
  Enddarm, Stuhlgang
- **Rücken:**
  Nacken, Wirbelsäule
- **Extremitäten:**
  Schulter, Arme, Hüfte, Beine
- **Blase-Niere:**
  Entzündungen, Kontinenz, Schmerzen, Wasserausscheidung
- **Geschlechtsorgane:**
  Penis, Hoden, Prostata, Absonderungen, Vulva, Vagina, Uterus, Ovarien,Fluor
- **Haut:**
  Entzündungen, Wundheilung, Ausschläge, Narben, Male, Geschwülste

2. Fragenbereich: Allgemeinsymptome (Zeichen, die den ganzen Menschen betreffen)

- **Ernährung:**
  Appetit; Verlangen oder Abneigung gegenüber bestimmten Speisen und Getränken
- **Wasserhaushalt:**
  Durst, Schweiß, Ödeme
- **Schlaf:**
  Schlaflosigkeit, Schlaftiefe, Erholung durch Schlaf, Körperhaltung im Schlaf, Träume
- **Schwindel**
- **Modalitäten, die den ganzen Menschen beeinflussen:**
  Zeit: Stunde, Jahreszeit, Sonne, Mond
  Physikalische Bedingungen: Wärme, Kälte, Wetter, Ort
  Physiologische Bedingungen: Stellung, Haltung, Lage, Ruhe, Bewegung
  Funktion der Sinnesorgane: Licht, Lärm, Gerüche, Tastempfindung
  Absonderung: Sekrete, Exkrete
- **Geist und Gemüt:**
  Intellekt, Gedächtnis, Stimmung: ausgeglichen, exaltiert, fröhlich, traurig, Ärger, Zorn, Hass, Neid, Geiz, Hochmut, Selbstsucht, Selbstüberhebung, Selbstvertrauen, Zerstörerische Impulse gegen Sachen, gegen Menschen, gegen sich selbst, soziales Verhalten, Verhältnis zu Anerkennung und Trost, Angst, Furcht, Einbildungen, Wahnideen
- **Geschlechtsfunktion und Sexualität:**
  Verlangen, Abneigung, neutral, Potenz, Orgasmus, Abweichungen vom normalen Triebverhalten
  Menses: Zyklus, Dauer, Menge, Farbe, Beschaffenheit, Befindensänderungen vor, während, nach der Periode; Schmerzen
  Geburten: Stillen

3. Fragenbereich: Biografische Anamnese, Familie und eigene (Längsschnitt der Entwicklung der Erkrankung)

- **Erkrankungen und Anfälligkeiten der Eltern und Geschwister:**
  Todesursachen, Erbkrankheiten, Kinderkrankheiten, Erlebnisse der Kindheit, Enttäuschungen, Schreck u. Ä.
  Spätere Erkrankungen, Behandlungen, Medikamente. Medikamentöse Unterdrückungen, Impfungen, Operationen, Traumen
- **Anfälligkeiten:** Konstitution, Diathese, Schicksalsschläge, Verluste, Demütigung, Kränkung. Beruf und Belastungen im Beruf, Singgebung im Beruf
- **Einstellung zur Umwelt:** Eltern, Geschwister, Frau, Kinder, Mitmenschen

4.3.4 Psychische Anamnese

Bei der Erhebung der Gemütssymptome sollte man nicht mit der Tür ins Haus fallen. Vieles lässt sich schon aus der Grundsymptomatik und Beobachtung des Patienten erschließen. Oft genügt an dieser Stelle noch einmal die Frage: „Wie geht es Ihnen sonst?“ und schon ist mancher gefühlsmäßige Damm gebrochen.

> Alle Fragen nach Gemütssymptomen erfordern „besondere Umsicht, Bedenklichkeit, Menschenkenntnis, Behutsamkeit im Erkundigen und Geduld im hohen Grade“ (Org., § 98).

Direkte Fragen sollte man hier ganz meiden oder nur sehr vorsichtig stellen, man provoziert damit entweder die Unwahrheit oder den Rückzug des Patienten. Dies gilt z. B. für den Bereich der Ängste; die meisten Männer haben Schwierigkeiten, über eigene Ängste zu sprechen bzw. diese zuzugeben. Stellen Sie solche Fragen mehr in Form von Beispielen:

„Es gibt auch schon mal Erwachsene, denen es im Dunklen (oder bei Gewitter, an Berghängen, vor Hunden, vor großen Tieren u.Ä.) so etwas mulmig ist: Haben Sie an sich selbst auch diese Beobachtung gemacht?" „Manchmal überkommt einen Menschen das Gefühl, er sollte Schluss mit dem Leben machen – würden Sie das verstehen können?" Oder: „Dieser Tage war ich in einem Konzert. Eine Frau neben mir fing an, leise zu weinen, gewiss, die Musik war sehr ergreifend."

Auf diese indirekten Fragen werden Sie schnell zustimmende oder ablehnende Antworten bekommen (*Natrium carbonicum, Natrium sulfuricum, Graphites* und noch einige andere Mittel haben das Symptom „Weinen durch Musik", KK 146, Synth. 247).

Wegen der großen Bedeutung der Gemütssymptome darf man sich auch hier nicht mit Gemeinplätzen zufrieden geben. Wenn jemand äußert: „Ich habe Angst um die Gesundheit" – dann ist diese Angabe zu allgemein. Generell müssen allgemein gehaltene Antworten beim Therapeuten reflexartig zu einer Nachfrage führen, um spezifischere Informationen zu erhalten (z.B. Tendenz zu Hypochondrie, Angst vor bestimmten Krankheiten, schnell einsetzende Angst, wenn unklare, leichte Symptome auftreten etc.). Auch werden die Begriffe „Angst" und „Furcht" unzutreffenderweise fast gleichsinnig verwendet, vergleichen Sie deshalb in der Arzneimittellehre und im Repertorium beide Rubriken.

Angst um die Gesundheit kann im Einzelfall heißen: Furcht vor dem Tod (*Arsen*); vor Herzkrankheit (*Kalium arsenicum*); vor all den Krankheiten, von denen er gerade liest oder hört (*Phosphor*); vor möglicherweise auftretenden Schmerzen, die er nicht aushalten kann (*Lycopodium*); fürchtet, er würde in der Zukunft krank werden (*Kalium carbonicum*).

Auch sollte man nie vergessen, dass Gemütssymptome im tages- oder jahreszeitlichen Rhythmus sehr wechseln können. Es gibt viele depressiv Verstimmte am Morgen, die zum Abend munter werden (z.B. *Lachesis*) – bedenken Sie das, wenn in der Abendsprechstunde ein Mensch „aufgekratzt" erscheint. Man könnte diese Menschen vielleicht fragen: „Wir haben uns jetzt recht angeregt unterhalten, wie erleben Sie sich frühmorgens?" oder: „Jetzt im Winter haben Sie, wie Sie berichten, wenig Beschwerden mit Ihren Nerven. Es geht manchen Menschen im Frühjahr oder im Sommer nicht ganz so gut."

Entehrende oder beschämende Situationen, Selbstmordversuche, tiefer Gram über unglückliche oder verletzende Erlebnisse, Eifersucht, Zorn, Hass, Neid, Geiz, Hochmut, zerstörerische Impulse werden nur durch „glückliche Wendungen der Fragen" (Fußnote zu § 93) zu ermitteln sein. Drogensüchtige, Alkoholiker und Luetiker sind nahezu immer in einem Netz aus Lügen verstrickt, um anderen (und sich selbst) eine eigene Version von Realität vorzuspielen.

Hören und schauen Sie sich die Darstellungen an, aber spielen Sie nie den Missionar, der die Wahrheit gepachtet hat. Schauen Sie möglichst gleichzeitig auf Augen und Mund der Erzählenden. Kein Mensch kann zur gleichen Zeit Auge und Mund gemeinsam beherrschen. Das Unbewusste überspielt das Bewusstsein.

Alle Ärzte sollten sich um die Physiognomie und ihre deutbaren Zeichen bei Gesunden und Kranken bemühen. Bevor man den Kranken hinter den Röntgenschirm stellt, ist es wichtig, diesen erst anzuschauen. Die apparative Perfektion darf den Blick auf den Menschen nicht verstellen. Alles zu seiner Zeit: Erst anschauen und dann „durchleuchten". Es stellt sich manchmal die Frage, welcher Blick tiefer geht! Meine persönliche Erfahrung hat mir den Wert der Huterschen Physiognomie gezeigt.

Grundsätzlich soll man die Aussagen der Patienten als wahr annehmen. Unberechtigte Wünsche oder Vorurteile muss man abwehren. Selbst die Berichte von „Übertreibern" müssen wir als wahr annehmen.

„Eine reine Erdichtung von Zufällen und Beschwerden wird man wohl nie bei Hypochondristen, selbst nicht bei den unleidlichsten antreffen ... nur muss man von ihren Übertreibungen etwas abziehen, wenigstens die Stärke ihrer Ausdrücke auf Rechnung ihres übermäßigen Gefühls setzen, in welcher Hinsicht selbst diese Hochstimmung ihrer Ausdrücke auf Rechnung ihres übermäßigen Gefühls setzen, in welcher Hinsicht selbst diese Hochstimmung ihrer Ausdrücke über ihre Leiden, für sich schon zum bedeutenden Symptome in der Reihe der übrigen wird, aus denen das Bild der Krankheit zusammengesetzt ist. Bei Wahnsinnigen und bei böslichen Krankheits-Erdichtern ist es eine andere Sache" (aus der Fußnote zum § 96 des Org.).

Die „böslichen Krankheits-Erdichter" sind indes eher selten; überdies haben sie stets ein leicht durchschaubares Motiv: Machtgewinn durch Krankheit. Die homöopathische Materia medica weiß auch bei diesen Gemütssymptomen manchen Rat.

4.3.5 Psychosoziale Anamnese

„Der Mensch ist ein Gesellschaftstier." Unsere Anamnese der Gemütssymptome muss die Einbindung in die Familie, Sippe, das Volk, den Staat, die Arbeitsumwelt und alle anderen sozialen Bezüge erforschen.

Im Spontanbericht wird darauf selten eingegangen – also müssen wir durch Beobachtung und indirekte Fragen diesen Bereich klären. Der kranke Mensch als handelnde Person wird seine Individualität zeigen in übermäßigem Verlangen (z. B. „kann nicht allein sein") oder in extremer Verweigerung (z. B. „will nicht angesprochen werden" – KK 2; Synth. 5). Teilaspekte des mitmenschlichen Kontaktes beobachten wir schon am Verhalten im Wartezimmer; dann bei der Begrüßung, in der Gestik und im Sprechen. Die unterschiedliche Kontaktbereitschaft der Introvertierten – oft dünne, kalte, blasse Menschen – und Extrovertierten – oft dickleibige, warme, rote Menschen – müssen wir als typologischen Hintergrund im Kontrast zu allen individuellen Abweichungen berücksichtigen. Erst wenn eine gewisse Toleranzgrenze überschritten wird, dürfen wir krankhafte Abweichungen als ein wertvolles Symptom verwenden. Die Intensität solcher typologischen Eigenheiten und ihre Veränderung im Laufe des gelebten Lebens machen sie zu wichtigen Symptomen: Menschenfeindlichkeit, Furcht vor Menschen, Abneigung gegen Ehegefährten, gegen eigene Kinder, Hass, Mordlust (Verlangen zu töten – KK 104; Synth. 181). Die Synopse aus den Informationen des Spontanberichts, des gelenkten Berichts und der indirekten Befragung ergeben einen verwertbaren Querschnitt der vorliegenden gesundheitlichen Störung.

4.3.6 Biografische Anamnese

Der biografische Längsschnitt versorgt uns mit den Informationen zum Entwicklungsweg der Störung, dem chronologischen Verlauf vom Beginn bis zum aktuellen Stadium. Die Auswertung der Symptome ermöglicht eine Ordnung nach konstitutionellen Gesichtspunkten, die der Auffassung Hahnemanns von den chronischen Krankheiten entspricht.

Die biografische Anamnese gibt so vor allem eine Antwort auf die Frage nach der konstitutionellen Schwäche und den Einflussfaktoren, die gemeinschaftlich das „Terrain" so gestaltet haben, dass dieser Mensch diese Krankheit entwickelt. Darüber geben uns die Familiengeschichte, die eigene Vorgeschichte mit den bisherigen Krankheiten, ferner Behandlungen (Unterdrückungen?) und Impfungen Auskunft. Weitere Fakten ergibt die Auswertung der Gesamtheit der Symptome.

Ich bespreche bewusst die biografische Anamnese zum Schluss dieses Kapitels – obschon es sonst üblich ist, die Familien- und Vorgeschichte an den Anfang zu setzen. Sie ist oft leider sehr kurz gehalten, bis hin zur lakonischen Bemerkung „Vorgeschichte o. B.".

Die Homöopathie bedient sich zur Ermittlung des individuellen Heilmittels aller Symptome, der gegenwärtigen und der vergangenen. Bei chronischen Krankheiten sind oft die Symptome wichtig, die dem jetzigen Zustand vorausgingen. Die pathologisch-anatomische Läsion ist das vorläufige Endprodukt einer prozesshaften Auseinandersetzung zwischen krankmachenden Faktoren und der autonomen Steuerung und Selbstheilungstendenz des Organismus. Zur Heilung benötigen wir individuelle Symptome, nicht die Symptome, die sich durch die anatomische Läsion oft schon mechanisch erklären, z. B. durch raumfordernde Prozesse. Bei einem „ausgebrannten Endzustand" findet man nur noch wenige individuelle Symptome. Wenn über die palliative Erleichterung mit organotropen Mitteln hinaus überhaupt noch Hoffnung und Heilung sein soll, so muss die Arzneifindung die zeitlich vorausgehenden Symptome berücksichtigen. Dafür benötigen wir wertvolle Allgemein- und Gemütssymptome und ihre Modalitäten. Hier liegt die große Bedeutung der Vorgeschichte in der homöopathischen Fallaufnahme.

4.4 Praxisbeispiele

An drei Beispielen mit der **Hauptbeschwerde Husten** will ich versuchen, den theoretischen Grundplan mit Leben zu erfüllen. Rede und Gegenrede sind so, wie sie hier niedergelegt werden, kurz nach der Fallaufnahme festgehalten worden. Als Material stand mir die schriftlich fixierte Anamnese zur Verfügung. Gut wäre es, wenn man für diese Fälle die Anamnese auf Band festhalten könnte, noch besser ist die Aufzeichnung auf Video.

4

Beispiel 1
Patient: W. K., Rentner, 66 Jahre.
Aspekt: Fahle, gelbliche Gesichtsfarbe. Schlank. Schlaffe Haltung. Kalte Hände (bei Begrüßung festgestellt).
Hauptbeschwerde: Seit sechs Wochen Husten, seit einer Woche dabei blutiger Schleim. Keine Schmerzen.
Untersuchung: Zunge feucht, grauweiß, Tonsillen geschrumpft. Nasenatmung frei, wässriger Schnupfen (bei jedem Husten Nasenrachenraum untersuchen!). Stimme belegt, rau. Über der Lungenbasis reichlich bronchitische Geräusche, keine Dämpfung nachweisbar. Kehlkopfspiegelung wegen starken Würgereflexes nicht durchzuführen. An der Rachenhinterwand sind Venektasien sichtbar. Die Leber ist zwei Finger nach unten verbreitert. Von früherer Behandlung ist eine Fettleber bekannt. Starker Raucher. BSG normal, Leberenzym-Werte stark erhöht. Differenzialdiagnose: Bronchial-Ca? Kehlkopf-Ca? Leberzirrhose? Raucher-Bronchitis? Bronchiektasien?
Behandlungsplan: Überweisung zur diagnostischen Abklärung an den HNO-Arzt.
Epikrise: Es findet sich ein operables Kehlkopf-Ca. Zunächst keine homöopathische Therapie. Deshalb erübrigt sich jede weitere anamnestische Erhebung.

Beispiel 2
Patientin: W. Ch., kaufmännische Angestellte, 52 Jahre, Witwe, 1 Sohn, 28 Jahre.
Aspekt: Dunkelhaarige, sehr lebhafte Frau mit ausgeprägter Gestik, dunkler Teint.
Hauptbeschwerde: Dauernd Husten.
Untersuchung: Nasenrachenraum o. B., Lunge o. B. Reihen-Rx. vor ¼ Jahr: o. B., Diagnose der Krankheit: Hustensyndrom unklarer Genese.
Spontanbericht: „Mein Husten macht mich verrückt – das geht schon Jahre – mal besser, mal schlimmer. Ja, je mehr ich mich darüber aufrege, umso mehr muss ich husten. Und immer im Mund ein pappiges Gefühl, so trocken, dass mir die Zunge festklebt. Ich glaube, der Husten kommt aus dem Bauch – die Luft drückt nach oben. Da wird mir manchmal so, als ob ich ohnmächtig würde. Mein Chef verlangt schnelle Arbeit – da komme ich nicht mehr mit. Ich vergesse so viel, Namen und so – manchmal bin ich wie betäubt – dann muss ich wieder husten."
Gelenkter Bericht:
Arzt: „Sie sagten, der Husten besteht schon einige Jahre. Ist Ihnen noch etwas in Erinnerung, seit wann genau Sie so viel husten müssen, war damals etwas Besonderes in Ihrem Leben?"
Pat.: „Damals eigentlich nicht, oder vielleicht doch, ja, ich hatte mich furchtbar aufgeregt. Das mag sechs Jahre zurückliegen. Vor lauter Husten habe ich nicht sprechen können, die Luft blieb mir weg. Da fiel ich um, mein Sohn legte mich auf die Couch. Da war er plötzlich sehr besorgt um mich. Nein, er kümmert sich sonst rührend, aber damals, als er seine jetzige Frau kennenlernte, war die Mutter nur noch Luft, weniger, fast vergessen."
Arzt: „Haben Sie noch sonst etwas beobachtet, was außer nervlicher Erregung den Husten schlimmer macht? Es gibt Leute, die husten nur bei Regen, andere bei trockenem Wetter. Was macht Ihnen am meisten aus?"
Pat.: „Im Herbst, wissen Sie, wenn der Nebel kommt, möchte ich wie eine Schnecke in mein Haus kriechen, nasskaltes Wetter ist Gift für mich. Dann hört die blöde Husterei überhaupt nicht auf. Und wenn dann noch meine Schwiegertochter kommt und schon von Weihnachten erzählt, dann bekomme ich eiskalte Hände und huste. Das regt mich einfach auf, aber junge Leute, was wissen die schon?"

Arzt: „Sie sagten, dass Sie den Mund oft trocken haben. Was tun Sie dagegen?“
Pat.: „Eigentlich nichts, trinken mag ich nicht viel, dann wird der Bauch noch voller. Schon mal ein Pfefferminz, aber das hilft nicht viel.“
Arzt: „Wenn Ihr Bauch so voll ist, was kommt nach oben, Luft oder Flüssigkeit?“
Pat.: „Meist nur Luft. Das tut richtig gut. Mich geniert, dass ich oft so viele Blähungen habe. Aber das erleichtert.“
Arzt: „Sie sagten, dass Sie manchmal das Gefühl hätten, ohnmächtig zu werden.“
Pat.: „Ja, dann kippe ich fast um.“
Arzt: „Bei welchen Gelegenheiten?“
Pat.: „Ach, wenn ich mich aufrege, dann zieht es mir die Beine einfach weg, ich komme mir wie betäubt vor, dann geht alles weit weg, der Chef hinterm Schreibtisch ist meilenweit fort.“
Arzt: „Was vergessen Sie?“
Pat.: „Oft alles. Dann kriege ich einen Ballonkopf, der kann einfach nicht denken.“
Arzt: „Ballonkopf?“
Pat.: „Der Kopf ist mir zu groß, und ich fühle, wie mein Herz schlägt.“
Arzt: „Wie schlägt das Herz?“
Pat.: „Fest im Kopf, aber auch im Körper.“

<u>Indirekte Befragung:</u>
Arzt: „Sie haben mir nun schon recht viel berichtet, aber vielleicht sollten wir uns noch darum kümmern, wie es Ihnen sonst geht, empfinden Sie etwas im Kopf?“
Pat.: „Im Kopf – Kopfschmerzen schon mal, besonders wenn ich Alkohol trinke. Ich vertrage einfach keinen Alkohol mehr. Früher, als mein Mann noch lebte, trank ich schon mal gern etwas.“

Nach dem Kopf-zu-Fuß-Schema werden nun die Lokalsymptome erfragt. An Augen, Ohren, Mund, Lungen wird nichts wesentlich Neues berichtet. In der Gruppe „Verlangen und Abneigung gegen Speisen – Unverträglichkeit von Speisen“ erfahre ich: Sie hat ein Verlangen nach reichlich gewürzten Speisen. „Alles Laffe schmeckt wie Pappe“, verträgt aber alle Speisen gut, wenn sie in nervlich ausgeglichenem Zustand ist. Wenn sie erregt ist – und das ist sie oft –, nimmt das Völlegefühl im Oberbauch auch nach geringer Nahrungsaufnahme rasch zu und es wird ihr übel, sie bekommt Schluckauf und ist dann überempfindlich gegen alle etwas stärkeren Gerüche. Der Stuhlgang ist meist gut. Manchmal muss sie aber stark pressen und hat das Gefühl, als wäre sie verstopft. Umso mehr wundert sie sich, dass der Stuhl trotzdem weich ist: „Er will nicht heraus, das macht mich ganz fertig. Dann muss ich auf der Toilette eine Zeitlang sitzen bleiben, sonst kippe ich um.“

Die Periode war früher oft sehr wechselnd. Dauer meist aber über sechs Tage, und vom zweiten Tage an sehr dunkel. Periode jetzt seit sechs Jahren weg.

Über ihre Gemütsstimmung sagt sie: „Oft verstehe ich mich selbst nicht. Mein Sohn sagt: „Du bist wie Aprilwetter, nach Regen kommt schnell die Sonne“. Tatsächlich kann ich schnell traurig sein und doch auch wieder schnell lachen. Nach all dem, was in meinem Leben gewesen ist, bin ich froh, dass ich auch wieder rasch fröhlich sein kann.

Auswertung: Diese etwas bunte Anamnese zeigt schon im Spontanbericht („mein Husten macht mich verrückt“), dass hier wahrscheinlich weder im Nasenrachenraum noch im Lungensystem eine diagnostisch abgrenzbare Krankheit vorliegt. Die Untersuchung bestätigt, dass kein Befund vorliegt – also müsste ein organpathologisch ausgerichteter Arzt das Handtuch werfen, was soll er auch tun? Jede Benennung des Krankheitsnamens misslingt – worauf soll sich für den Organpathologen die Therapie stützen?

Für uns ist diese Anamnese spannend – also suchen wir zuerst die sonderlichen, charakteristischen Symptome, die der Spontanbericht liefert:

- Je mehr ich mich aufrege, umso mehr muss ich husten.
- Im Mund ein pappiges, trockenes Gefühl, sodass die Zunge festklebt. Paradox dazu ist der Zungenbefund: Die Zunge ist feucht.
- Gefühl wie betäubt, wie bei drohender Ohnmacht, vergesslich.
- Der Husten kommt aus dem Bauch, Luft drückt nach oben.

Der gelenkte Bericht liefert dazu weiteres Material. Wir verfolgen das Ziel, möglichst vollständige Symptome zu erhalten.

Ätiologie: Nach einer Aufregung vor sechs Jahren entstanden; die Ursache für die Aufregung war das Nachlassen der Bemühungen des Sohnes um die Mutter.

Empfindung: Trockener Husten ohne Schmerzen.

Modalität: Entstanden und verschlimmert durch Aufregung, schlimmer durch nasskaltes Wetter.

Begleitsymptome: Empfindung der Trockenheit im Mund. Zunge klebt fest, dabei kein Durst („trinken mag ich nicht viel"). Völlegefühl im Bauch mit Luftaufstoßen, dadurch erleichtert. Husten kommt aus dem Bauch.

Weitere Symptome, die mit der Hauptbeschwerde „Husten" nicht in direktem Zusammenhang stehen:

- Ohnmachtsartige Empfindung bei Völlegefühl im Bauch, bei Aufregung, nach dem Stuhlgang, dazu Begleitsymptom: Alles geht weit weg, „als ob der Chef meilenweit fort ist." Interpretation dieses Symptomes: Die Dinge der Umgebung erscheinen kleiner bei ohnmachtartigen Zuständen.
- Dazu im Gegensatz: Der eigene Kopf wird als groß empfunden (Ballonkopf). „Ich fühle, wie mein Herz im Kopf schlägt".
- Die indirekte Befragung liefert das eigenartige Stuhlsymptom: Gefühl wie verstopft, Stuhl geht schlecht ab, obschon er weich ist, fühlt sich wie ohnmächtig nach dem Stuhlgang.
- Periode (früher) wechselnd, lang, dunkles Blut.
- Gemütssymptom „wie Aprilwetter", wechselt rasch die Stimmungslage, mal fröhlich, mal traurig, ohne adäquaten Anlass.

Die Gesamtheit der Symptome entspricht dem Arzneimittelbild von *Nux moschata*. Diese Arznei heilte den nervösen Husten, die Mundtrockenheit, die Ohnmachtsanwandlungen, das Luftaufstoßen und das Völlegefühl im Leib, die Stuhlbeschwerden. Das labile Verhältnis zur Schwiegertochter stabilisierte und besserte sich. Die Vergesslichkeit störte etwas weniger bei der Arbeit. Die Stimmungsschwankungen blieben bestehen, zumindest in der Beobachtungszeit.

Den Grundcharakter eines Menschen vermögen wir kaum zu verändern, da nach aller Erfahrung der Charakter unser eingeborenes Grundgesetz ist, nach dem wir leben müssen.

Wer das Arzneimittelbild von *Nux moschata* kennt, findet die Entsprechung rasch. Neigung „zur hysterischen Reaktion" charakterisiert das Mittel: Luftaufstoßen ohne Anlass, Husten bei nervöser Erregung, Mundtrockenheit ohne Durst, Stuhl geht nicht ab, obschon er weich ist.

Beispiel 3

Patient: R. Sch., 10 Jahre, Schüler.

Aspekt: Hellhäutiger, aschblonder Junge, zappelig, bleibt nicht ruhig sitzen, kommt mit der Mutter, die den Hauptteil der Anamnese bestreitet.

Hauptbeschwerde: War schon früher wegen akuter Erkältungsinfekte in Behandlung, diesmal heftiger Husten mit Kurzatmigkeit seit einer Woche.

Untersuchung: „Rotznase" – Nase verstopft, weißlicher Schleim im Rachen, Tonsillen etwas vergrößert, reizlos. Über der ganzen Lunge reichlich feuchte Rasselgeräusche mit Giemen und Brummen, besonders beim Ausatmen.

Diagnose: Katarrhalischer Infekt mit asthmatoider Bronchitis.

Spontanbericht: „Nach längerer Wanderung im Schwarzwald am letzten Sonntag muss er sich erkältet haben. Er hält die ganze Familie nachts wach mit seinem Bellen, dabei pfeift und röchelt er. Seit zwei Tagen ist er auch kurzatmig und schnauft wie sein Onkel, der schon lange Asthma hat."

Gelenkter Bericht:

Arzt: „Am letzten Sonntag war ja ziemliches Sauwetter – wir waren auch wandern und kamen oben in sprühende Regenwolken."

Mutter: „Ja, er war gut warm angezogen, aber er muss immer reden und hierhin und dorthin rennen, abends hatte er dann nasse Füße."

Arzt: „Seit wann hustet er?"

Mutter: „Am nächsten Tag lief die Nase und erst Montagnacht bellte er."

Arzt: „Rolf – wenn man Husten hat, macht es schon mal weh."

Rolf: „Mir nicht, nur ich kann nicht so rennen."

Mutter: „Ja, da muss er schon mal öfter stehen bleiben."

Arzt: „Was kommt denn beim Husten heraus?"

Mutter: „Ich glaube gar nichts, er schluckt alles, ich sage ihm immer ..."

Arzt: „Sie sagten, er hustet nachts, wann fängt das an: direkt nach dem Hinlegen oder später?"

Mutter: „Eigentlich wird es später schlimmer, das muss mehr nach Mitternacht sein und mehr gegen Morgen."

Arzt: „Wann ist er denn so kurzatmig?"

Mutter: „Wenn er herumrennt, und auch nachts."

Arzt: „Steht er dann auf?"

Mutter: „Schon mal, aber da hustet er erst recht, wenn er zum Klo geht."

Arzt: „Wie liegt er denn im Bett?"
Mutter: „Ja, das ist mir aufgefallen. Ich hatte ihm mehrere Kissen in den Rücken gestopft. Unser Onkel meinte, er könne besser atmen, wenn er im Bett sitzt. Aber Rolf hat alle Kissen herausgeworfen und lag gegen Morgen, als ich nach ihm sah, ganz flach auf dem Bauch und war mit dem Kopf ganz tief an den Rand des Bettes gerutscht. Dabei schlief er ganz ruhig und atmete auch ruhig."
Arzt: „Schläft er oft auf dem Bauch?"
Mutter: „Ja, auch schon mal auf dem Rücken, aber ich finde ihn oft, dass er auf dem Bauch schläft. Das soll ja so gesund sein für Kinder."
Arzt: „Haben Sie sonst noch etwas an ihm beobachtet?"
Mutter: „Sie wissen ja, er ist so zappelig, der Lehrer beschwert sich dauernd darüber. Er sei unkonzentriert, sagt er, und deshalb macht er dauernd Fehler und vergisst alles schnell."
Arzt: „Er ist doch ein helles Bürschle, was fällt ihm denn schwerer, Rechnen oder Rechtschreibung?"
Mutter: „Rechnen geht ganz gut, wenn er will. Aber im Rechtschreiben, da kann er die blödesten Fehler machen."
Arzt: „Ist sonst noch etwas – im Kopf, im Bauch, an der Haut, an den Armen oder Beinen?"
Mutter: „Hauptsache ist sein Husten. Dass er nur ja kein Asthma kriegt wie unser Onkel, da graut mir vor. Soll er auch so ein Pümple bekommen?"
Arzt: „Vielleicht noch eine Frage: Wenn er so kurzatmig ist, haben Sie dann das Gefühl, dass er dabei ganz ängstlich wird? Das könnte ja sein."
Mutter: „Wie ist das, Rolf?"
Rolf: „Och, da bleib ich halt stehen."
Arzt: „Sie waren doch letztes Jahr an der Nordsee, wie ist es ihm dort gegangen?"
Mutter: „An der See war es prima. Vorher hat er zu Hause noch Husten gehabt, aber oben war alles ganz rasch weg."
Indirekte Befragung: Sie ergibt nichts wesentlich Neues.
Auswertung: Ein 10-jähriger Bub mit Neigung zu Erkältungsinfekten bekommt nach Einfluss von feuchtkaltem Wetter eine asthmoide Bronchitis. In der weiteren Familie (Onkel der Mutter) ist Asthma vertreten. Mehr Symptome liefert der **Spontanbericht** nicht. Bei Kindern muss man sich oft auf sichtbare Zeichen und die Angaben der Eltern stützen. Die zappelige Unruhe des Buben fällt auf, er wandert im Sprechzimmer herum.
Der **gelenkte Bericht** zeigt, dass der Husten vermehrt nach Mitternacht und zum Morgen hin auftritt. Der Husten ist schmerzlos. Die Menge des Auswurfs ist wohl gering und nicht zu beurteilen. Die Atemnot ist schlimmer, wenn er herumrennt und nach längeren Hustenattacken. Das Auffallende ist die Schlaflage: Er will flach auf dem Bauch mit tiefgelagertem Kopf liegen, dann hustet er weniger und hat keine Atemnot, ganz im Gegensatz zum Onkel, der auf einem Bettenberg aufrecht sitzt. Asthmatiker, die so tief liegen, sind eine Rarität. Der Bub ist nicht ängstlich bei Atemnot. Ein Nordsee-Aufenthalt ist ihm gut bekommen, dort hatte er keinen Husten.
Weitere Symptome: Das Zappelige, das man schon beobachten konnte, tritt in der Schule störend auf. Eigenartig ist, dass er unkonzentrierter beim Schreiben als beim Rechnen ist.
Zusammengefasst ergibt sich:
Ätiologie: Durch nasskaltes Wetter.
Empfindung: Husten ohne Schmerzen mit Kurzatmigkeit.
Modalität: Husten schlimmer nach Mitternacht, gegen Morgen. Atemnot schlimmer beim Laufen, nach Hustenattacken. Husten führt nicht zu Angst. Besser durch Bauchlage bei Tieflagerung des Kopfs.
Begleitsymptome: Unkonzentriert, zappelig, bleibt nicht ruhig sitzen. In der Schule Rechnen gut, Rechtschreibfehler sehr häufig.
Die Gesamtheit der Symptome entspricht dem Arzneimittelbild von *Medorrhinum*. Führend sind die Leitsymptome: Husten und Atemnot besser in Bauchlage, schlimmer bei feucht-kalter Witterung. Zappelig, unkonzentriert, vergesslich, mangelhafte Rechtschreibung.

5

Verschiedene Wege zur Arzneiwahl

Die erfolgreiche Wahl des Similes ist abhängig von verschiedenen Vorbedingungen:

- gute, vollständige Fallaufnahme (Anamnese)
- klare Krankheitserkenntnis hinsichtlich der (erkennbaren) Ursachen und Natur der Störung
- Anpassung des Weges der Mittelbestimmung an die individuell gegebene Situation

Die Forderung, das ähnlichste Arzneimittel zu finden, kann auf verschiedenen Wegen erfüllt werden.
„Kurze“ Wege sind:

- die bewährte Indikation
- das klinische Krankheitsbild
- die Ätiologie
- Arzneitypen
- Schlüsselsymptome
- Intuition

Der „lange“ Weg führt über folgende Stationen zum Simile:

- Fallaufnahme mit Anamnese
- Ermittlung der Gesamtheit der Symptome (§ 7 des Organon)
- Individualisierung jedes einzelnen Krankheitsfalles (§ 83) – „Was ist das Besondere?“
- Hierarchisierung der Symptome
- Repertorisation
- Auswahl des Mittels durch Vergleich der gefundenen Arzneien mit dem Krankheitsbild

Der Regelfall innerhalb der heutigen homöopathischen Praxis ist der „lange Weg“. Die Bedingungen unserer ärztlichen Arbeit zwingen uns jedoch manchmal, rasche und zeitsparende Entscheidungen zu treffen, also „kurze Wege“ zur Arzneifindung einzuschlagen. Es darf aber dabei nie vergessen werden, dass der zeitsparende Weg trotzdem sicher zum Ziel führen muss.

Die Bewertung kann in Fällen ausgesprochener Symptomfülle oder -armut schwierig sein. Eine übergroße oder sehr geringe Zahl an Symptomen kann in der Persönlichkeit des Patienten oder in der Konstellation der Erkrankung begründet sein.

5.1 Voraussetzungen

5.1.1 Gute Fallaufnahme

Die beiden letzten Beispiele im Kapitel zur Fallaufnahme (s. Kap. 4) führten uns an die zentrale Aufgabe der Arzneifindung heran: Die individuell **unterscheidenden** Symptome und Zeichen des Patienten leiten die Suche nach der homöopathischen, d. h. „ähnlichen" Arznei. Eine abstrakte kollektive Krankheitsbezeichnung, d. h. die Diagnose, weist nicht den Weg zur heilenden Arznei. Der einzelne kranke Mensch ist der Maßstab. Seine Symptome und Zeichen sind das Spiegelbild, in dem die Ähnlichkeit zur Arznei zu erkennen sind. Damit gehen die Fallaufnahme und die Arzneiwahl als phänomenologischer Vergleich der Ähnlichkeit ineinander über.

Die Sicherheit der Arzneifindung ist abhängig von der Qualität der Fallaufnahme. Ohne gute Anamnese keine gute Therapie!

Die Qualität der Fallaufnahme entscheidet über die Sicherheit der Mittelfindung. Übereinstimmungen zwischen individuellen Symptomen des Patienten und einem Arzneimittel leiten die Suche nach dem Simile. Vor der Wertung der Symptome ist es zweckmäßig, eine „schöpferische Pause" einzulegen.

Bei der Arzneifindung zeigt sich, ob wir in der Fallaufnahme den Kranken als Person, als Einzelnen und Unverwechselbaren begriffen haben; ob wir gehört haben, wo der „Schuh drückt", ob wir sein Kranksein als chronologischen Prozess erkennen, als eine Lebensgeschichte. War die Anamnese in dieser Hinsicht unzureichend, wird sich jetzt möglicherweise zeigen, dass wir nur selbstverständliche, pathognomonische Etiketten von Diagnosen gesammelt haben, dass die aufgezeichneten Symptome zu allgemein und farblos sind und dass wir vielleicht kein einziges vollständiges Symptom erhalten haben. Die Sicherheit in der Mittelfindung ist von der Qualität der Fallaufnahme abhängig. Hahnemann macht uns allerdings Mut, dass mit der Fallaufnahme „die schwerste Arbeit geschehen ist" (Org., § 104) – und nach jeder „schweren Arbeit" soll man eine Pause machen. Eine Pause, die man zur Reflexion nutzen kann! Es ist besser, erst einmal aus größerem Abstand eine Schau über das gesamte Material der Fallaufnahme zu gewinnen, ehe man sich mit Feuereifer auf die einzelnen Symptome stürzt. Es ist besser, erst einmal das Ganze zu überblicken, ehe man sich im Detail verliert.

5.1.2 Klare Krankheitserkenntnis

Sicher nicht ohne Grund wird im § 3 des Organon gefordert, dass wir uns um Krankheitserkenntnis zu bemühen haben. Hahnemann schreibt: „Sieht der Arzt deutlich ein, was an Krankheiten, das ist, was an jedem einzelnen Krankheitsfall insbesondere zu heilen ist (Krankheitserkenntnis, Indikation)..., so versteht er zweckmäßig und gründlich zu handeln ...".

Für den Begriff der „Krankheitserkenntnis" hat Voisin eine Formulierung geprägt, die es vielleicht deutlicher auf den Punkt bringt: „Die Natur der Störung müssen wir begreifen". Eichelberger spricht von der „Idee eines Krankheitsfalles". Wichtige Voraussetzungen sind die Klärung der Ätiologie, die Formulierung einer Diagnose und das Verständnis um die Pathogenese.

Erst wenn wir die Natur der Störung erfasst, die Idee eines Krankheitsfalles, die Krankheitserkenntnis verstanden haben, werden die Symptome und ihre Modalitäten lebendig, sie erhalten einen Sinn und werden für die Mittelfindung wertvoll.

Krankheitserkenntnis ist nicht das Wissen um den Namen der Krankheit oder ihre nosologische Spezifizierung. Krankheitserkenntnis bemüht sich zunächst um eine Antwort auf die Frage: Warum ist dieser Patient jetzt in dieser Weise krank geworden? Weiterhin versucht sie, die Störung des Patienten in folgenden Zusammenhängen zu begreifen:

- Was ist diesem Menschen widerfahren? War es ein äußerer Anlass, ein physisches Trauma?
- Wurde er in seiner seelischen Sphäre verletzt, traf ihn ein Leid, ein Kummer, eine Sorge, ein Schicksalsschlag?
- Können wir seine Beschwerden verstehen, wenn wir seine Konstitution, seine ererbte oder erworbene Krankheitsbereitschaft berücksichtigen?

Und als letzte Fragen, die in unserer Zeit leider immer wieder aktueller werden:

- Sind die Zeichen und Symptome des Patienten unter Umständen eine Folge ärztlicher Maßnahmen, von chirurgischen oder medikamentösen Unterdrückungen physiologischer oder pathologischer Ausscheidungen? Oder sind sie der Ausdruck von direkt durch Arzneimittel ausgelösten Schäden?
- Haben solche Einflüsse pathophysiologische oder morphologisch fassbare Veränderungen bewirkt, die diese aktuelle Symptomatik erklären könnten?

Das Bemühen um Krankheitserkenntnis erfordert, dass wir uns zuerst der **Ätiologie** einer Störung zuwenden. Dabei sollte immer berücksichtigt werden, dass die Untersuchung des Patienten und die Anamnese Raum für die wesentlichen differenzialdiagnostischen Überlegungen lässt. Die Krankheitserkenntnis bestimmt den Behandlungsplan, z. B. in welcher Reihenfolge und mit welchen flankierenden Maßnahmen (Diät, Lebensführung, psychische Führung) die Therapie „zweckmäßig und gründlich" (Org., § 3) durchgeführt werden kann.

Das Material der Fallaufnahme ist selten homogen, sondern oft mehrschichtig, häufig auf den ersten Blick sogar verwirrend.

Eine Patientin kommt wegen einer seit zehn Jahren bestehenden Migräne. Nach Beendigung der Fallaufnahme berichtet sie, schon fast im Weggehen und verschämt, zögernd, dass sie sich vor 14 Tagen das Knie beim Skilaufen verstaucht hätte. Sie war beim Orthopäden und erhielt dort einen Salbenverband um das Knie. Die Schmerzen sind besser, aber noch nicht weg, dafür hat sie einen brennenden, juckenden Ausschlag am Knie.
Inspektionsbefund: Roter Bläschenausschlag, das Gelenk ist leicht geschwollen mit geringer Bewegungseinschränkung.
Diagnose: Kontaktekzem, Zustand nach Distorsion.
Die Ätiologie der akuten Störung und die Morphe der Haut decken sich im Arzneimittelbild von *Rhus toxicodendron*. Es ist logisch, dass in diesem Fall die Therapie mit dem akuten Geschehen beginnt und erst danach die Migränesymptome für die Arzneiwahl berücksichtigt werden.

Die Krankheitserkenntnis muss die Frage klären, ob das akute Geschehen als ein Auflodern der konstitutionellen Grundstörung zu verstehen ist oder aus vordergründiger Veranlassung entstanden ist – wie in diesem Beispiel die Verstauchung und das Kontaktekzem. Die Knieverletzung ist zwar eine akute Störung, das Kontaktekzem jedoch ein Hinweis auf einen chronischen Prozess, die Migräne ist das klare Zeichen für das Vorliegen einer chronischen Krankheit.

Die Beschäftigung mit der Krankheitserkenntnis ist für den Arzt immer auch eine Herausforderung seiner **Selbsterkenntnis**. Der Behandler muss sich selbst fragen: Was kann ich in diesem Fall leisten, was weiß ich jetzt sicher über diesen einen Patienten und sein Heilmittel? Und allgemein: In welche Richtung geht meine Begabung? Sehe oder höre ich schärfer, denke ich selbst eher analytisch oder eher synthetisch? Wie ist der hier und jetzt zur Entscheidung anstehende Krankheitsfall beschaffen? Entspricht das, was ich vom Patienten erfahren habe, einem mir bekannten Arzneimittelbild?

> Eine der wertvollsten Möglichkeiten, den eigenen Blick zu erweitern, besteht in der regelmäßigen Supervision durch erfahrene Kollegen – dies gilt nicht nur für den Anfänger, sondern für jeden Homöopathen.

Es gibt kaum eine größere Bedrohung für den Behandlungserfolg als das „Eingraben" in vermeintlich erfolgreiche Strategien. Warnsignale für solche Entwicklungen ist die häufige Verschreibung eines „Lieblingsmittels". Nimmt man solches an sich wahr, eventuell noch gekoppelt mit Stagnationstendenzen in bestimmten Patientenfällen, so empfiehlt es sich, mit Hilfe eines oder mehrerer Kollegen („Intervision") die Perspektive zu wechseln.

Die Fallaufnahme und Mittelbestimmung sind Prozesse, an denen der Patient und der Arzt gleichermaßen beteiligt sind. Die Qualität der Anamnese und Mittelwahl sind dadurch an die individuelle Struktur des Kranken und des Arztes gebunden und abhängig von der Situation.

5.1.3 Anpassung an die individuelle Situation

Den einen, verbindlichen Weg für alle Krankheitsfälle und für alle homöopathischen Ärzte gibt es nicht. Fallaufnahme und Mittelfindung müssen sich individuell der Situation des Kranken anpassen. Der akute Schnupfen oder die chronische Migräne, die frische Verstauchung oder die seit Jahren bestehende Polyarthritis – verschiedene Situationen verlangen nach verschiedenen Werkzeugen. Gültig bleibt für alle Wege zum Simile: Sie müssen sicher und rasch zum Ziel führen. Im Zweifelsfall ist die Betonung auf „sicher" zu legen.

Verschiedene Wege zur Arzneifindung sind möglich – entscheidend ist, dass der gesuchte Weg sicher und rasch zum Ziel führt. Verschiedene Wege ergeben sich aus dem Umfang der krankhaften Störung: kurze und lange Wege.

Wir dürfen bei allen Bestrebungen nach der besten Qualität unserer Arbeit jedoch nicht aus den Augen verlieren, dass wir vielen Menschen helfen wollen und müssen. Homöopathie ist und darf keine Medizin für die Elite sein, sie muss jedermann zugute kommen. In der hausärztlichen Praxis hätte der Tag nicht genügend Stunden, würden wir nicht in Einzelfällen die Möglichkeit nutzen, rasche Entscheidungen in der Mittelwahl zu treffen – ohne dabei aber dem Schlendrian der Komplexmittelverschreibung zu verfallen. In Krankheitsfällen mit klarer und offensichtlicher Symptomatik bietet sich die rasche Entscheidung zu einem Arzneimittel an – hier kann ein **kurzer Weg** direkt das Ziel erreichen. Der kurze Weg folgt mehr dem synthetischen Überschauen und ganzheitlichen Erfassen der Symptome und setzt gute Kenntnis der Arzneimittelbilder voraus. Bei einer eindeutigen Symptomatik im organotropen Bereich sind diese Abkürzungen auch für den Anfänger gut geeignet. In unklaren, vielschichtigen Krankheitsfällen ist die analytische Verarbeitung und Bewertung der Symptome unerlässlich, meist mit Hilfe von Nachschlagewerken, den Repertorien und umfassenden Arzneimittellehren.

Die analytische Methode der Arzneibestimmung ist von Kent zu der subtilen, gründlichen und Erfolg versprechenden Technik der Repertorisation entwickelt worden. Sie ist zwar zeitaufwändiger, d. h. ein **langer Weg** zur Mittelfindung, aber aufgrund der Integration aller Symptome praktisch ohne Alternative. In der Praxis hat sich zudem durch die weite Verbreitung der computergestützten Repertorisation der sogenannte „lange Weg" doch erheblich verkürzt, d. h. das Argument des erhöhten Zeitaufwandes ist in dieser Hinsicht weitgehend gegenstandslos geworden.

In allen chronischen Fällen ist die vollständige Anamnese und Repertorisation das Mittel der Wahl auf dem Weg zur Bestimmung des Simile – dies gilt gleichermaßen für die Erstanamnese und die Folgetermine (Follow-up).
Kurze Wege bringen meist nur dem Erfahrenen Erfolg und Zeitgewinn. Entscheiden Sie sich nur dann für diese Option, wenn die Konstellation des Falls und Ihre Arzneimittelkenntnis dies erlaubt.

Vergessen Sie nie, dass Homöopathie „Maßschneiderei" ist und keine Herstellung von Konfektionsware! Aber einen abgerissenen Knopf an der Weste kann man ohne großen Aufwand schnell annähen. Oder?

5.2 „Kurze Wege" der Arzneimittelwahl

Die kurzen Wege der Arzneimittelwahl basieren auf den folgenden Assoziations- oder Erkenntnismöglichkeiten:

- der bewährten Indikation,
- dem klinischen Krankheitsbild,
- der Ätiologie,
- Arzneitypen,
- Schlüsselsymptomen,
- der Intuition.

5.2.1 Bewährte Indikation

In manchen akuten Krankheitsfällen deutet schon der Spontanbericht des Patienten so eindeutig auf ein ganz bestimmtes Arzneimittel hin, dass wir berechtigt sind, den kürzesten Weg der Mittelfindung einzuschlagen – die Verordnung aufgrund einer bewährten Indikation.

Bewährte Indikationen gründen sich auf den Erfahrungen vieler Homöopathen; wir finden in der Literatur einige, meist kleinere Bücher, die sich beim Anfänger und auch beim Laien großer Beliebtheit erfreuen. Beispielhaft seien hier genannt: der Band 2 dieses Lehrbuchs sowie die Übersichten von Gawlik (2006), Kruzel (2006), Lang (2007), Morrison (1997) und Scheiwiller-Muralt (2004).

Bewährte Indikationen richten sich entweder auf das klinische Krankheitsbild, auf die Diagnose oder auf die Ätiologie. Da sie auf praktischen Erfahrungen beruhen, sind sie seriös und erlaubt, wenn der Fall dazu passt.

Eine Schwangere berichtet, dass sie jetzt im dritten Monat Zahnfleischbluten hat. Es geht ihr sonst gut, Untersuchungen und Blutstatus bestätigen ihre Angabe.

- Klinische Diagnose: Gingivitis gravidarum. Aus dem bisherigen Behandlungsverlauf dieser Patientin ist bekannt, dass keine stärkeren konstitutionellen Belastungen vorliegen.
- Verordnung aufgrund bewährter Indikation: *Mercurius solubilis* D 12, 2 × tägl. 1 Tbl.

(Den Hinweis auf diese bewährte Indikation verdanke ich Hochstetter.)

Es bleibt jedoch noch einmal festzustellen, dass auch solch vermeintlich klare Fälle unserer hohen Wachsamkeit hinsichtlich des Verlaufes bedürfen; ebenso wenig ist es statthaft, jedem Patienten mit dem Symptom „Zahnfleischbluten" reflexhaft *Mercurius* zu verordnen.

5.2.2 Klinisches Krankheitsbild

Das klinische Krankheitsbild steht in den Lehrbüchern zur klinischen Homöopathie und in den Ausbildungskursen für homöopathische Ärzte und Studenten im Vordergrund. Der Zugang über die diagnostizierte Krankheit zur homöopathischen Arzneifindung ist als Brücke zum Verständnis recht gut erlernbar und entspricht der organotropen und funktiotropen Wirkung einer Gruppe von Mitteln.

Für die Ärzte, die an der gewohnten Diagnose hängen und noch nicht den Zugang zur Phänomenologie gewonnen haben, ist dieser Weg auch recht einleuchtend. Er führt den Lernenden und den praktisch Tätigen in vielen Fällen rasch zu einer Entscheidung: Aus einer Gruppe von Mitteln lässt sich durch wenige unterscheidende Merkmale (Modalitäten, Begleitumstände) das Simile finden.

Der Einstieg in die Arzneiwahl von der diagnostizierten Krankheit aus ist immer dann legitim, wenn die Fallaufnahme nur wenige individuelle Symptome ergeben hat und das Beschwerdebild des Kranken von den Symptomen der klinischen Krankheit beherrscht wird. Die akuten Infektionskrankheiten gehören in diese Gruppe, die banalen Erkältungen, die Entzündungen an Haut und Schleimhaut in ihren typischen Verläufen, und auch die Verletzungen. Hahnemann hat in den Epidemien von Typhus, Cholera und Scharlach, die

5

er selbst im täglichen „Fronteinsatz“ erlebt hat, relativ wenig individualisiert und die Therapie ganz dem „genius epidemicus“ angepasst. Entsprechend können wir in Grippeepidemien mit wenigen Mitteln, z.B. *Aconitum, Belladonna, Gelsemium, Ferrum phosphoricum, Eupatorium* und *Bryonia* die Mehrzahl der Kranken effizient behandeln und viel Zeit einsparen.

Die Art der Krankheit liefert das gedankliche Gerüst zur Natur der vorliegenden Störung. Damit können wir uns auf eine Gruppe von Mitteln konzentrieren, die sich aufgrund ihrer toxikologischen Daten, ihrer Gewebeaffinität und ihrer funktionellen Beziehungen bei bestimmten Krankheitsformen bewährt haben. Die Fallaufnahme muss aber individuelle Merkmale und Verhaltensweisen liefern, damit aus der Gruppe das **eine** passende Mittel gewählt werden kann. Die individuellen Symptome geben dann den Ausschlag zur Entscheidung für ein bestimmtes Mittel. Wenn jemand fragt: „Welches Mittel gibt man in der Homöopathie bei einer Bronchitis?“ – so muss man die Gegenfrage stellen: „Meinen Sie die Bronchitis von Herrn Schulze oder die von Frau Schmidt?“ Jeder hustet auf seine Weise!

5

Hauptbeschwerden: Husten, der seit zwei Tagen besteht.
Befund: Schleim – Eiter – Straße an der Rachenhinterwand, Lunge o.B.
Diagnose: Retronasal-Katarrh.
Spontan- und gelenkter Bericht: Der Hustenreiz geht vom Rachen aus, permanente, kurze Hustenstöße. Der Husten ist schlimmer nachts und im Freien, er bessert sich im warmen Zimmer. Kalte Luft ist unangenehm. Er hält sich einen Schal vor den Mund, wenn er im Freien ist. Empfindet die frische Luft als sehr kalt (Außentemperatur etwa 14°C).
Indirekte Befragung: Keine weiteren Symptome. Mittelfindung: Von der klinischen Diagnose „Retronasal-Katarrh“ kommt man unter Berücksichtigung der individuellen Symptomatik „schlimmer durch kalte Luft, eingeatmete Luft erscheint kalt“ zur Arzneimitteldiagnose *Corallium rubrum* D6 Tbl., 3×tägl. 1.
Hilfsmittel: Köhler (2004).

5.2.3 Ätiologie

Im Kapitel zur Symptomatologie (Kap. 3) kam schon die Bedeutung des auslösenden Faktors zur Sprache.

Die in der Anamnese sicher und deutlich erscheinende Ätiologie einer Krankheit führt sehr rasch zu einer Gruppe von Mitteln oder manchmal sogar zu einem einzigen.

Es besteht innerhalb der homöopathischen Gemeinschaft eine seltene Einmütigkeit darüber, dass eine klare Ätiologie sicher zur Wahl des passenden Mittels führt. Wer rasch und gut verordnen will, sollte sich mit den ätiologischen Symptomen intensiv befassen.

Die Behauptung mancher Kritiker, die Homöopathie therapiere symptomatisch und nicht kausal, beweist deren Unkenntnis in Sachen Homöopathie und Philosophie. Die „causa prima“, die Ur-Sache, entzieht sich menschlicher Kenntnis. Für gläubige Menschen ist Gott die Ur-Sache aller nachfolgenden Glieder einer Kette von „Ursachen“, weshalb die Erkenntnismöglichkeit der Heilkunde nicht weiter zurück als bis zum Auslösungsmoment der Erkrankung reicht (causa occasionalis bzw. causa proxima). Die Aufklärung des Beginns eines pathogenetischen Prozesses beginnt für jede wissenschaftliche Epoche an einem anderen Punkt und ist abhängig vom aktuellen Erkenntnisstand. Die besondere Bedeutung der Ätiologie für die homöopathische Arzneifindung beweist hinreichend, dass wir uns um die Behandlung der Causa bemühen. Wenn eine homöopathische Therapie die Infektanfälligkeit eines Menschen beheben kann, ist sie „kausaler“ als eine Therapie, die nur dem Infektionserreger gilt. Wenn es gelingt, einen Haarausfall, der als Folge von Kummer und Sorgen entstanden ist, mit einem individuell adäquaten Kummermittel (z.B. *Acidum phosphoricum*) zu heilen, so wird diese Therapie der Causa gerechter als eine spezielle, aber nur symptomatische Haarbehandlung. In diesem Bereich verdanke ich viele Einsichten Victor von Weizsäcker (1935).

Die Kenntnis von den auslösenden Momenten eines Prozesses, d.h. der Ätiologie, ist für den homöopathischen Arzt eine entscheidende Richtschnur für das praktische Handeln, nicht aber zur theoretischen Diskussion.

Hauptbeschwerde: Kopfschmerzen, fast dauernd. Spontanbericht: Seit der Kindheit wiederholtes Auftreten von Kopfschmerzen in der Stirngegend, wesentlich schlimmer seit vier Jahren nach der zweiten Gehirnerschütterung. Im Alter von sechs Jahren erlitt er schon einmal eine Commotio nach einem Fall die Treppe hinunter.
Indirekte Befragung: Bei Kopfschmerzen besteht Blutandrang zum Kopf und ein heißes Gefühl. Der Kopf ist sehr empfindlich gegen Sonnenbestrahlung.
Arzneidiagnose: Aufgrund der Ätiologie „Kopfschmerz nach Commotio“ kommen die Kopftraumamittel *Arnica, Helleborus, Hypericum, Natrium sulfuricum* in die erste Reihe.
Therapie: In diesem Falle *Arnica* D 12 (2 × tägl. 8 Tropfen für drei Wochen). Es geht danach besser, aber die Beschwerden sind noch nicht restlos weg. Deshalb Arnica D30 (1 × in der Woche, dreimal wiederholt). Danach weitere Besserung. Ein Rest bleibt. Deshalb *Helleborus niger* LM VI (14 Tage lang morgens 3 Tropfen, eine Woche Pause, nochmals 14 Tage lang einnehmen).
Epikrise: Seither keine Kopfschmerzen mehr.

5.2.4 Arzneitypen

In die Reihe der kurzen Wege zur Arzneifindung will ich die Aspekt-Diagnose nach den Arzneitypen aufnehmen.

Unter Arzneitypen versteht man Menschen, deren Erscheinungsbild, sowohl physisch wie auch psychisch, sich besonders deutlich in den Arzneimittelprüfungen wiederfindet.

Man spricht z. B. von *Calcium*-Typen oder vom typischen Erscheinungs- und Verhaltensbild einer *Pulsatilla*-Patientin.

Dieser Weg erlaubt die rasche Arzneiwahl, ist aber nicht frei von Risiken. Er ist beglückend für diejenigen Ärzte, die ihr Auge schulen und ihre Patienten anschauen, für Augenmenschen. Aber die Gefahr der starren Einordnung in solche Typenbilder ist groß.

Noch einmal: in der wahren homöopathischen Therapie wird nicht der „Typ“ behandelt, sondern der individuelle Krankheitsfall wird nach der Gesamtheit seiner Symptome bewertet und danach die Verordnung getroffen. Die Gesamtheit der Symptome umfasst alles, was man vom Patienten hört und an ihm sieht, seine verbale Aussage und die sichtbaren Zeichen der konstitutionellen leiblichen Prägung. Und diese **konstitutionellen Merkmale** der Kranken finden sich in den Typenbildern repräsentiert. Zu den konstitutionellen Merkmalen zählt man:

- Körperbau: rund, knochig, zart, klein, groß, dick, dünn
- Gewebebeschaffenheit: fest, schlaff, prall, schwammig
- Hautfarbe: blass, rot, gelb, grau
- Haarfarbe: schwarz, blond, braun, grau, rot
- Hauttemperatur: warm, kalt
- Hautbeschaffenheit: trocken, schweißig, derb, großporig, zart, durchscheinend, glatt, faltig, sauber, unrein
- Körperhaltung: aufrecht, gebeugt, gespannt, gelöst
- Gestik: beherrscht, ausfahrend, zittrig, ruhig, unruhig, verkrampft, lässig, langsam, hastig
- Mimik: offen, verstohlen, gerade, schräg, fröhlich, traurig, gelassen, ängstlich

Diesen sichtbaren, der Beobachtung zugänglichen Eigenheiten eines Menschen lassen sich homöopathische Arzneien zuordnen. Schon Hahnemann beobachtete, dass einige Arzneien besonders gut bei bestimmter leiblicher Beschaffenheit eines Kranken wirken. So schreibt er in CK 4 über *Acidum nitricum*: „Man wird finden, dass diese Arznei mehr für Kranke von straffer Faser (Brünette), aber weniger für die von schlaffer Faser (Blondine) wohltätig wirkt. Auch eignet sie sich mehr für solche chronische Kranke, welche sehr zu weichen Stühlen geneigt sind, während sie bei zu Leibverstopfung aufgelegten Kranken selten anwendbar ist.“ Aus dieser Beobachtung – von seinen Nachfolgern erweitert und vertieft – entwickelte sich der Begriff des Arzneityps.

Die Identität zwischen einem Menschen und seinem Arzneimittel kann so groß sein, dass man unter Homöopathen von einem *Calcium carbonicum*-Kind oder einer *Sepia*-Frau spricht. Ein Haustyrann kann ein *Lycopodium*-Mensch sein oder wie ein *Nux vomica*-Mann aussehen, derweilen seine eifersüchtige Gattin eine *Lachesis*-Frau ist. Diese bildhaften Entsprechungen sind oft so deutlich, dass man schon vom Aspekt her das heilende Mittel „sieht“. Aber nochmals: Achtung!

Wenn die jetzt zu behandelnde, oft akute Krankheit nicht zu dem Mittelbild der typologisch entsprechenden Arznei passt, so ist allein das jetzt indizierte Mittel zu verschreiben.

Die Aspekt-Diagnose mag noch so schön auf ein Typenmittel hinweisen und zu allen sichtbaren Zeichen der leiblichen Erscheinung passen – vor der Verordnung muss die Anamnese die Bestätigung für die Richtigkeit der Blickdiagnose liefern. Besonders in der homöopathischen Behandlung von Kindern bietet sich der Arzneityp mit seinen noch unverfälschten Zeichen und Verhaltensweisen als Einstieg zur Mittelfindung an. Die lymphatischen Kinder mit ihren entsprechenden Konstitutionsmitteln (*Calcium carbonicum, Calcium phosphoricum, Calcium fluoricum, Hepar sulfuris, Silicea*) haben viele gemeinsame und unterscheidende Merkmale, sodass ausgehend vom Gesamteindruck aus dem Körperbau, der Verhaltensweise und dem Inbegriff der Symptome die Wahl des Simile getroffen werden kann.

Patient: A. Sch., 6-jähriger Junge.
Aspekt-Diagnose: Dicklicher Knabe, besonders dicker Bauch, blasses Gesicht, großer Kopf mit vorgewölbter Stirn, kalte Hände. Bleibt dicht bei der Mutter stehen.
Hauptbeschwerde: Dauernd erkältet.
Spontanbericht: Kommt von einer Erkältung in die andere – Mandelentzündungen, zweimal Otitis, Bronchitis, Stuhlgang nur jeden dritten Tag, bei Erkältungen auch Durchfälle mit saurem Stuhl. Mag nicht in den Kindergarten, will immer bei der Mutter bleiben. Spielt kaum mit anderen Kindern. Schreit nachts und kommt zur Mutter, nächtlicher Kopfschweiß. Sehr empfindliche Haut. Gesichtsekzem, durch Waschen verschlimmert. Bei Hautverletzungen eitert es lange.
Untersuchung: Jetzt eitriger Schnupfen, Tonsillen groß, zur Zeit reizlos. Zervikale Drüsen vergrößert, weich. Bronchitische Geräusche an der Lungenbasis. Die Haut fühlt sich kalt an. Der Leib ist tympanitisch aufgetrieben, dicke Speckschicht am Bauch, sehr kleines Genitale, Pendelhoden.
Zahnstatus: Breite Zähne, aber 12 und 22 (obere seitliche Schneidezähne) klein. Gelenkter Bericht: Als Kind Milchschorf. Trotz Vitamin D-Gabe leichte Rachitis.
Indirekte Befragung: Milchunverträglichkeit, Milch verursacht Durchfall. Mit 1¾ Jahren gelaufen. Hat spät sprechen gelernt. Mehrere kariöse Zähne.
Konstitutionsdiagnose: Lymphatiker, rachitisch, frostig, blass, hypogenitale Entwicklung.
Arzneimitteldiagnose: Schon vom Habitus her (kurz, breit, großer Kopf, aufgetriebener Leib) in Verbindung mit den konstitutionellen Zeichen des langsamen, frostigen, blassen Lymphatikers wird die Arzneimitteldiagnose deutlich: *Calcium carbonicum*. Sie wird noch bestärkt durch die Schweißneigung am Hinterkopf, nächtliche Ängste, das Anklammern an die Mutter, die Ekzem- und Eiterneigung der Haut, das späte Laufen- und Sprechenlernen sowie die Neigung zu Obstipation und die Milchunverträglichkeit.

Um die Arzneitypen in ihrer leiblichen Beschaffenheit zu erkennen, ist die gute Kenntnis der Konstitutionsmittel erforderlich. Borland (2000) gibt uns in seinem Buch über Kindertypen recht anschauliche Richtlinien, wie in der Behandlung von Kindern, ausgehend vom Aspekt und dem Verhalten, die Wahl im Einzelnen getroffen werden kann. Als weitere, wertvolle Quellen zu diesem Thema sind zu nennen: Gawlik (2007), Coulter (1988 und 1991), Vithoulkas (2004), Friedrich & Friedrich (1999 bis 2005).

Bei Erwachsenen sind die typologischen Merkmale häufig nicht mehr so klar zu erkennen; der Grund dafür liegt in vielfältigen und langeinwirkenden (Umwelt-)Prägungen wie z.B. dem familiären Umfeld, der Sozialisation, dem Lebensalter, dem Beruf, spezifischen Belastungen, erlittenen Traumen und Schicksalsschlägen.

Die spontane Erkenntnis über einen Arzneityp muss vor der Verschreibung durch die Bestätigung wichtiger Symptome abgesichert werden.

5.2.5 Schlüsselsymptome

Wer einmal ein Schlüsselsymptom bei einem Patienten erlebt hat, ist immer wieder beeindruckt von der logischen Wahrheit der Homöopathie. Alle kleinlichen Zweifel und Anfechtungen von Seiten der wissenschaftlichen Ratio werden durch dieses Erleben getilgt. Der Erfolg dieser Kuren und die rasche Mittelfindung sind für den Patienten und den Arzt eine Freude.

Eine neue Patientin berichtet, dass sie seit 20 Jahren Magenschmerzen hat, hervorgerufen durch wiederholte Ulzera am Magenausgang und Duodenum. Nach dieser Einleitung will ich die Patientin für einen späteren Termin zur Fallaufnahme bestellen. Bei der Erkrankungsdauer und der Vielzahl der Vorbehandler muss mehr Zeit eingeplant werden. Schon im Stehen schaut sie interessiert zum Fenster, wo sich gerade der große Kran dreht, der an der Baustelle hinter der Praxis an einer Tiefgarage arbeitet. Sie geht einen Schritt auf das Fenster zu, schaut auf die unerwartet tiefe Baugrube, geht rasch zurück und sagt: „Das ist ja schrecklich, das zieht mich direkt hinaus." Diese ersichtliche Angst beim Hinabblicken (Hochhaussyndrom) löst nun ein rasches Frage-/Antwort-Spiel aus:
„Wer putzt bei Ihnen die Fensterscheiben?"
„Früher mein Mann, jetzt meine älteste Tochter, ich kann so etwas nicht."
„In welchem Stockwerk wohnen Sie?" „Im 2. Stock" (das ist die badische Benennung, d. h. in „Preußen" würde man sagen: in der 1. Etage).
„Möchten Sie in ein Hochhaus mit schöner Aussicht ziehen?" „Um Himmels willen, nur das nicht, am liebsten möchte ich in einem Bungalow wohnen."
„Wie ist es mit Aufstoßen?" „Das muss ich häufig, aber das krampft sich und kommt nicht recht. Manchmal explodiere ich fast, das dehnt sich aus und wird groß."
Nach dieser Absicherung kann jeder Behandler, der das Arzneimittelbild von *Argentum nitricum* kennt, fast prophetisch der Patientin ihre sonstigen Beschwerden genau beschreiben.

Aufgrund des Schlüsselsymptoms „Höhenangst" konnten zielgerichtet die weiteren Fragen gestellt werden, die zum richtigen Mittel führten. Aber nicht jedes Schlüsselsymptom ist so ausgefeilt, dass es wie ein „Sesam-öffne-dich" alles offenlegt.

Eindeutige und vollständige Schlüsselsymptome entsprechen dem Fingerabdruck des Täters. Freilich muss der Kriminalist in der Kartei suchen, ob dieser Fingerabdruck schon bekannt ist. Wenn uns dieses Schlüsselsymptom nicht bekannt ist, führt der Weg über die Suche im Repertorium.

In solchen Fällen kann der scheinbar kurze Weg über das Schlüsselsymptom manchmal auch ein langer Weg werden. Fleißiges Studium der Leitsymptome in der Arzneimittellehre spart viel Zeit und schärft das Ohr. Wir hören oft nur die Informationen aus dem Wortsalat der Spontananamnese heraus, die wir schon kennen.

5.2.6 Intuition

Zum Abschluss der Besprechung von kurzen Wegen noch ein Wort zum intuitiven Erfassen des Patienten und seines Heilmittels:

Der sichere „klinische Blick" wird bei manchen Großen unseres Standes gerühmt. Auch in der Homöopathie wird von Ärzten berichtet, die mit klarer Intuition und medialer Begabung die passende Arznei schon wussten, wenn sie nur ein paar Worte mit dem Patienten gewechselt hatten, oft sogar ihn nur anschauen konnten. Hinter dieser Intuition – die ich keinesfalls leugne – steht aber auch der immense Fleiß der Hochbegabten.

Intuition ist sicher von Begabung abhängig, sie ist aber vor allem eine Erkenntnismöglichkeit, die sich durch die ständige intensive Beschäftigung mit dem ärztlichen Handeln und der Homöopathie entwickeln kann – es aber nicht unbedingt muss. Echte Fakten, d. h. klare, rational nachvollziehbare Symptome des Patienten sind oft bessere Fundamente für die Mittelwahl. Alle Spekulation, alles „meinen" oder „es könnte sein" hat nichts mit sauberer homöopathischer Arbeit zu tun. Nur der gezielte Schuss kann treffen. Von Julius Caesar ist der Ausspruch überliefert „veni, vidi, vici" – „ich kam, sah und siegte" – am Ende traf ihn doch der Dolch des Brutus. Darüber sollte man nachdenken, wenn man sich gerade (einmal wieder) sehr sicher fühlt.

5.3 „Lange Wege“

Die Behandlung und Heilung chronischer Krankheiten setzt immer eine besonders genaue Beschäftigung mit dem Patienten voraus. In der Regel dauert eine Fallaufnahme mit guter Anamnese mehr als eine Stunde, mit der anschließenden Ausarbeitung kommt noch mindestens eine halbe Stunde hinzu. Nicht selten ist jedoch ein noch höherer Zeitaufwand erforderlich.

Wir können diese Arbeit folgendermaßen gliedern:

- Fallaufnahme mit Anamnese (Kap. 4)
- Ermittlung der Gesamtheit der Symptome (§ 7 des Organon; Kap. 5.3.1)
- Individualisierung jedes einzelnen Krankheitsfalles (§ 83) – „Was ist das Besondere?“ (Kap. 5.3.2)
- Hierarchisierung der Symptome (Kap. 5.3.3)
- Repertorisation (Kap. 5.3.4)
- Auswahl des Mittels durch Vergleich der gefundenen Arzneien mit dem Krankheitsbild (Kap. 5.3.5)

Methodenvielfalt

Diese Grundforderungen an den homöopathisch heilenden Arzt sind unbestritten. Auf einer solch breiten Basis kann die Mittelwahl sicher erfolgen. Die Unterschiede zwischen den Philosophien der einzelnen homöopathischen „Schulen“ betreffen im Wesentlichen den Weg, der zur Erfüllung dieser Grundforderungen zu beschreiten ist.

Die Aufarbeitung des Materials einer guten Fallaufnahme ist eine Aufgabe, über die seit Hahnemann heiß debattiert wird. Jede homöopathische Schule hat ihre eigene Methode favorisiert. Von Boenninghausen, Kent, Allen, Dorcsi, Flury, Künzli, Ortega, Paschero, Sankaran, Vithoulkas, Scholten und andere stehen stellvertretend für diese Vielfalt der Methoden. Ein guter Überblick über diese einzelnen Methoden findet sich bei Bleul (2004).

Unterschiedliche Methoden ergeben sich aus der Vielfalt menschlicher Charaktere – sowohl auf Seiten der Patienten wie auch der Ärzte. Vielfältig sind die einzelnen Krankheitsfälle – vielfältig sind auch die Charaktere der Ärzte. Verschiedenes Material verlangt unterschiedliches Werkzeug. Wenn man sich dieser Sachverhalte bewusst ist, erübrigt sich jeder Anspruch auf Allgemeingültigkeit, den irgendeine „Richtung“ oder „Schule“ erhebt. Jeder Weg kann im Einzelfall der richtige sein. Er muss aber den Richtlinien der Homöopathie folgen und in einer gegebenen Situation rasch und sicher zum Ziel führen. Verallgemeinerung und Einseitigkeit haben keinen Platz in der Homöopathie – bleiben Sie offen, lernen Sie, mehrere Wege zu gehen:

> „Man darf sich niemals auf die Lehre einer einzigen Schule beschränken oder auf die Aussagen eines einzigen Autors. Im Gegenteil, man muss überall das heraussuchen, was ernsthaft und vernünftig erscheint, und es festhalten, wenn es sich in der Praxis bestätigt. ... Man muss alle schematischen Formulierungen hinter sich lassen; sie verlocken zwar durch ihre Einfachheit, widerlegen sich aber selbst durch die Vielfältigkeit des Lebens und der Krankheit.“ (Voisin 1960, S. 9)

Die Verschiedenartigkeit der Krankheitsfälle und die unterschiedliche Begabung der Ärzte lassen nach allen Richtungen ein weites Feld zum Handeln offen. Die Synthetiker und Analytiker können sich frei entfalten. Intuition, Kunst und solide Handwerksarbeit finden ihre Grenzen. Das ist das Beglückende an der Homöopathie, dass ihre „Fülle“ (Dorcsi) und ihre Tiefe so groß ist; Lehrlinge, Gesellen und Meister finden ihren Platz und können saubere Arbeit leisten. Differenzen zwischen klinischer Homöopathie, reiner Symptomatologie, analytischer Repertorisation, tiefenanalytischer Interpretation der Gemütssymptome (Ortega, Paschero etc.) oder synthetischer konstitutioneller Betrachtung (Dorcsi) sind unsachlich und gegenstandslos. Jeder Weg ist gleichberechtigt und gleich wertvoll. Welcher Weg im einzelnen Krankheitsfall rasch und sicher zum Erfolg führt, d.h.

zur Bestimmung des Simile, ist allein abhängig von der Beschaffenheit des Materials der Fallaufnahme und von der Neigung, Wesensart und Arzneikenntnis des Behandlers.

Viele Studenten und Ärzte haben als Autodidakten homöopathische Literatur verschiedener Zeiten, Autoren und Schulen gelesen und sind durch die dort vorgefundene Vielfalt der Meinungen und Handlungsvorschläge verunsichert worden. Vielfalt ist jedoch nichts Negatives, sondern vor allem ein Indiz für den Reichtum einer Methode. Wenn daraus dann aber Differenzen und Streitigkeiten entstehen, zeigt dies nur die Engstirnigkeit und den Willen zur Rechthaberei der Streitenden. Bei unterschiedlicher Interpretation ist es bewährte Übung in der Wissenschaft, „ab fontes“ zu gehen – auf die Quellen zurückzugreifen, denn das Quellenstudium ist immer aussagekräftiger als die Beschäftigung mit Sekundärliteratur.

Lesen Sie bitte die Originalliteratur Hahnemanns, auch wenn es zu Anfang Mühe bereitet, die altertümliche Ausdrucksweise aufzunehmen. Leider habe ich bei der Lektüre von Sekundärliteratur häufig den vagen Verdacht, dass deren Autoren die Originale nicht gründlich genug aufgenommen haben oder zu viel Eigenes dazumischen, ohne eine erkennbare, saubere Trennung von Eigenem und Übernommenem vorzunehmen.

Hahnemann sollte nicht als heiliges Standbild von ewiger und unverrückbarer Gültigkeit betrachtet werden. Aber gerade weil wir nicht „Gläubige“ sind, sondern kritisch unsere Handlung am Erfolg messen, dürfen wir die Quellen nicht übergehen. Alle Sekundärliteratur zur Mittelfindung kann daran gemessen werden, ob sie wirklich so viel besser als das Original ist und wesentliche Vorteile bringt. Alle, die sich auf Hahnemann berufen und doch eigene Wege gehen, müssen sich fragen lassen, warum sie es anders machen. Haben sie gute, einsichtige Gründe und überzeugende Ergebnisse, so sollte man sich zumindest mit ihrer Methodik beschäftigen.

5.3.1 Gesamtheit und Inbegriff der Symptome

Die breit angelegte Anamnese hat das Ziel, möglichst umfassend die Gesamtheit der Symptome zu ermitteln (s. Kap. 4). Für die jetzige Aufgabe nehmen wir den Faden dort wieder auf und versuchen, eine Schicht tiefer zu gehen.

Ein Patient kommt mit der Hauptbeschwerde „Schulter- und Rückenschmerzen“.
Spontanbericht: Häufig stechender Schmerz im Rücken und in der Schulter, manchmal wie mit einem Messer.
Gelenkter Bericht: Seit etwa 1½ Jahren bestehen diese Schmerzen, schlimmer beim Bewegen des rechten Armes und beim tiefen Atmen. Keine deutliche Ätiologie. Vielleicht vom Arbeiten? Er sitzt in einem Montagebetrieb und hat mit dem rechten Arm einförmige Bewegungen auszuführen.
Untersuchung: Freie Beweglichkeit der Arme und des Halses, muskulärer Hartspann im paravertebralen Bereich von C4 bis Th7, stärker rechts, vermehrte Druckempfindlichkeit im rechten Schulterblattbereich mit Punctum maximum am Rand der Skapula, dicht am unteren Schulterblattwinkel, Lunge o. B.
Kommentar: Diese lokalen Symptome und Zeichen reichen hier für die Mittelfindung nicht aus. Die Gesamtheit der Symptome muss erhoben werden. Eine Therapie, die den ganzen Menschen im Visier hat, erfordert ein Mehr an Informationen. Der kurze Weg ist hier nicht begehbar. Die bisher ermittelten Phänomene geben keine Krankheitserkenntnis. Was bedeutet dieser Schulterschmerz? Kann man sich mit der Etikettendiagnose Schulter-Arm-Syndrom begnügen? Deshalb fügen wir an:
Indirekte Befragung (nach dem Kopf-Fuß-Schema): Häufige Entzündungen an den Augen mit Tränenfluss, Rötung der Bindehäute, vom Augenarzt habe er dafür schon Tropfen bekommen, sie bessern nur vorübergehend. Benommener Kopf mit drückenden Schmerzen an der Stirn, besonders über dem rechten Auge. Rauschen im Ohr, wenn er müde ist; er ist allgemein rasch ermüdet, schläft abends im Sitzen ein, erwacht öfters zwischen 3 und 4 Uhr mit einem Schmerz im rechten Oberbauch, „als ob sich da etwas zusammenzieht“. Wenn er dann aufsteht

und eine Kleinigkeit isst, wird es besser. Der Schmerz strahlt in den Rücken und in die rechte Schulter aus. Morgens rheumaartige Schmerzen im Oberschenkel, wie steif. Die Füße sind kalt, besonders der rechte.
Stuhl: Manchmal Durchfall nach zu schwerer Nahrung, häufiger aber Verstopfung mit knotigem Stuhl, dabei Drängen ohne Erfolg. Lehmige Stühle.
Verlangen und Abneigung von Nahrung: Mag gern warme Milch, sie erleichtert die Magenbeschwerden. Schwere Nahrung verursacht Völlegefühl und Druck im Oberbauch.
Stimmung: Oft niedergeschlagen und reizbar, kann sich über unwichtige Dinge ärgern und braust auf.

Erst die Gesamtheit der Symptome liefert in diesem Krankheitsfall ein reiches Bild. Diese Fülle der Symptomatik bleibt verborgen, wenn man den Kranken nur im engen Bereich einer Fachdisziplin betrachtet. Für den Orthopäden entsteht ein Teilbild, für den Gastroenterologen ein anderer Ausschnitt. Der Augenarzt ist nur für die Konjunktivitis zuständig, der Otologe interessiert sich für das Rauschen im Ohr. Jeder therapiert vom Ort seiner Zuständigkeit aus, erstellt eine Diagnose seines Fachgebiets. Nicht selten konkurrieren diese Therapien untereinander, gelegentlich ist die eine Therapie auch für den Schaden an anderer Stelle mitverantwortlich, hier z. B. die antiphlogistische Therapie der rheumatischen Beschwerden für die daraus entstehenden Magenbeschwerden.

Der homöopathische Arzt wird durch seine ganzheitliche Krankheitsauffassung und durch den Zwang zur Mittelfindung für den ganzen Menschen auf die Gesamtheit der Zeichen und Symptome gewiesen. Seine „Diagnose" lautet in diesem Fall: *Chelidonium majus*. Sie ist freilich keine Diagnose im pathologisch-anatomischen Sinne, aber eine Diagnose, die der Gesamtheit der Funktionsstörung des Kranken entspricht. Von *Chelidonium* wissen wir, dass der Hauptangriffspunkt das Leber-Gallen-System ist. Die Oberbauchsymptomatik mit reflektorischer Ausstrahlung zum rechten Schulterblatt und in die Supraorbitalregion rechts, der rechte kalte Fuß gehören dazu, ebenso die „gallige", reizbare Gemütsart.

Hahnemann verwendete neben dem Begriff „Gesamtheit der Symptome" den Ausdruck „Inbegriff der Symptome" (Org., § 18).

„Gesamtheit" drückt eher die Vollständigkeit der Symptomatik aus, „Inbegriff" betont die Qualität der Aussage. Mit anderen Worten: Wir müssen viel Material sammeln, damit wir das Wertvolle darin finden können.

Leers hat recht bildhaft formuliert: „Wir müssen viel Sand schaufeln, damit wir die Goldkörner finden." Nash bezeichnet die Gesamtheit der Symptome als das „tout ensemble": „In der täglichen Praxis gibt es zwei Arten von Fällen, die jedem Arzt begegnen. Der eine ist so gestaltet, dass mit großer Aussicht auf Erfolg nach den Symptomen, die als charakteristisch und eigentümlich verzeichnet sind (Org., § 153), verordnet werden kann. Der andere ist derart, dass in dem ganzen Fall keine solchen Symptome auftreten; dann gibt es nur einen Weg, nämlich nach dem Mittel zu suchen, das in seiner Pathogenese alles enthält, was man das ‚tout ensemble' des Falles nennt. Indessen hat die Mehrzahl der Fälle einige charakteristische oder Leitsymptome, die wie Leuchtfeuer hervorstechen und zu dem Studium des Mittels führen, das in seiner Pathogenese den ganzen Fall hat." (Nash)

Die Gesamtheit der Symptome des Kranken ließe sich theoretisch ohne Auswahl verwenden, wenn es um das Auflisten der zugehörigen Arzneimittel ginge. Aber darum geht es von der Sache her nicht: Quantitäten kann man zählen, Qualitäten muss man bewerten.

Wenig differenzierte Symptome haben eine geringere Qualität. Geringe Differenzierung bedeutet geringe Möglichkeit zur Unterscheidung. Eine entsprechend große Rubrik findet man dann im Repertorium. Mit großen Rubriken lässt sich wegen des Zeitaufwandes für das Herausschreiben nur mit technischer Hilfe arbeiten. In den 60-er Jahren des vergangenen Jahrhunderts wurde dazu die Lochkartei entwickelt (Boger, Leers 1959), heute wird diese Arbeit von entsprechenden Computerprogrammen erledigt (s. S. 103). Hier nur so viel: Bei Verwendung der großen Rubriken kommt man fast immer zu großen Mitteln, den Polychresten (*Sulfur, Arsen, Lycopodium* u. a.).

Aus Gründen der statistischen Wahrscheinlichkeit sind Mittel mit vielen bekannten Symptomen in den großen Rubriken überrepräsentiert. „Kleine Mittel“ mit wenigen, aber prägnanten Symptomen fallen dabei unter den Tisch.

Der Begriff des „kleinen Mittels“ taucht zwar in der homöopathischen Literatur und in Diskussionen recht häufig auf, ist aber sachlich irreführend. Eine korrekte Bezeichnung für diese Mittel wäre eher „wenig geprüfte Mittel“, denn das ist in der Regel der eigentliche Grund für eine Symptomenarmut einzelner Arzneien. Um nun auch solche Arzneien in den „Ring der Differenzialdiagnose“ treten zu lassen, muss aus der Gesamtheit der Symptome eine Auswahl getroffen werden. Dieses Konzentrat der wesentlichen Symptome ist der **Inbegriff der Symptome**. Er enthält alle charakteristischen Aussagen und Zeichen, die den Kranken und sein individuelles Kranksein beschreiben.

5.3.2 Individualisierung oder das Wesentliche im Krankheitsfall

Die Frage nach dem Wesentlichen ist ein zentrales Element auf dem Weg zum Simile. Bevor wir eine Auswahl nach der Wertigkeit von Symptomen treffen, müssen wir versuchen, den roten Faden in einer Krankengeschichte zu finden. Wir müssen dazu die „Idee des Krankheitsfalles“ begreifen (Eichelberger).

Patientin: O. S., 35 Jahre alt, Hauptbeschwerde: Haarausfall.
Spontanbericht: Seit langem beim Hautarzt, sie habe dort schon homöopathische Mittel bekommen, das aktuelle zeigt sie stolz vor: *Thallium* D 6. Ohne Effekt.
Gelenkter Bericht: Der Haarausfall besteht seit einem halben Jahr, die Haare gehen büschelweise aus, sie ist sehr schnell müde. Damit ist noch nichts Wesentliches gesagt. Erst die indirekte Befragung ergibt die „Idee“ dieses Falles: Sie habe in diesem halben Jahr Sorgen und Kummer mit der Mutter gehabt.
Die Ätiologie „Folge von Kummer und Sorgen“ führt zu *Acidum phosphoricum*, das den Haarausfall in sechs Wochen prompt bessert und auch die Müdigkeit behebt.
Kommentar: Die Ätiologie der Störung führt oft zum Wesentlichen.

Patient: A. Schl., 60 Jahre alt, mittelgroß, kräftig, breitschultrig. Hauptbeschwerde: Husten mit schwerem Atem.
Spontanbericht: Sehr kurzatmig, schlimmer beim Gehen, besonders beim Steigen; besser in der Ruhe, Husten im warmen Raum.
Gelenkter Bericht: Seit einem halben Jahr Auswurf, gelb-grau, der Husten bessert sich im Freien.
Indirekte Befragung: Schwitzen im Bett, gegen Morgen.
Untersuchung: Reichliche, feuchte RG an der Basis, heller Klopfschall, Cor. o. B., RR 160/90.
Diagnose: Emphysem-Bronchitis.
Therapie: Zunächst ohne Erfolg mit *Quebracho* D 2, dann *Calcium carbonicum* D 12.
Bei der dritten Konsultation wurde im gelenkten Bericht nochmals nachgefragt, ob vor einem halben Jahr, als die Bronchitis begann, irgendetwas Besonderes stattgefunden habe. Bisher war nichts zu erfragen, aber diesmal kam ihm die Erinnerung, dass er etwa einen Monat vorher wegen eines juckenden Ausschlages beim Hautarzt war. Er erhielt Einreibungen, das Jucken sei rasch besser geworden.
Nach diesem Hinweis *Sulfur* D 6, nach zehn Tagen war der Husten und die Atemnot schon wesentlich besser.
Kommentar: Das Wesentliche war die durch die äußerliche Behandlung bedingte Verschiebung der Symptomatik von der Haut ins Körperinnere. Die Suche nach Unterdrückungsmechanismen bringt oft die richtige Spur zu derjenigen Arznei, die dann von Grund auf heilt.

Patientin: U. E., 36 Jahre alt, pastös, dunkelblond. Hauptbeschwerde: Schmerzen beim Urinieren.
Spontanbericht: Seit einer Woche brennender Schmerz mit häufigem Harndrang, das Brennen wird spontan und stark geäußert.
Indirekte Befragung: Habe nasse Füße vor einer Woche gehabt, dabei gefroren.
Untersuchung: Eiweiß schwach positiv, Zucker negativ, UBG normal, Sediment Leuco +++, Schleim, Nitrit negativ, Bakterien positiv.

Therapie: Nach bewährter Indikation bei starkem Brennschmerz *Cantharis* C6, 3 × tägl. 5 Tropfen.
Epikrise: Rasche Besserung der brennenden Schmerzen mit Harndrang.
Urin: Leuco + Bakt. negativ.
Nach 6 Wochen kommt die Patientin wieder.
Hauptbeschwerde jetzt: Schnupfen.
Spontanbericht: Seit 3 Tagen Schnupfen, damit habe sie häufig zu tun. Die Absonderung war erst wässrig, dann eitrig. Kein Fieber, die Nasenöffnungen sind leicht gerötet, viel Niesen, im Freien besser.
Therapie: Nach kritischem Krankheitsbild *Allium cepa* D6.
Nach 14 Tagen erscheint die Patientin wieder: Der Schnupfen sei besser, hätte sich aber acht Tage lang hingezogen, das sei sie gewohnt. Sie möchte jetzt zum Frauenarzt zur Untersuchung, sie habe Ausfluss. Überweisung.
Bericht: Polyp am Muttermund, Zyste am linken Ovar.
Therapievorschlag des Gynäkologen: Operation. Die Patientin kommt nach der Untersuchung wieder und möchte meinen Rat, ob die Operation nicht zu vermeiden sei.
Erneute Fallaufnahme. Ergebnis: Deutliche sykotische Symptome (vgl. S. 143). Daraufhin Therapie mit *Thuja* LM VI, dann LM XIV und LM XVIII.
Kommentar: Das Wesentliche war hier die zugrunde liegende konstitutionelle Schwäche. Die einzelnen Organmanifestationen waren nur die „Spitzen des Eisbergs" einer einheitlichen Diathese. Die Arzneiwahl für die einzelnen Krankheitsäußerungen basierte auf vordergründiger, scheinbarer Ähnlichkeit.
Dieses Beispiel wurde bewusst gewählt. Es ist als Beichte zu verstehen, wie man es nicht machen sollte, wie man am Wesentlichen vorbeigeht, ohne dabei die Konstitution und Diathese zu beachten.

Die Beispiele weisen darauf hin, dass die wesentlichen Symptome und damit das Besondere, das Individuelle der Krankheit, nur durch eine gute Fallaufnahme zu gewinnen sind. Sie zeigen aber auch, dass die Anamnese ein Prozess ist, der von der Hauptbeschwerde des Patienten weiterführt zum Kern der Störung. Dieser Prozess erfordert Geduld. Spontan geschilderte Phänomene sind immer wertvoll. Das „Ausquetschen" des Patienten ist nicht nur taktlos, es führt oft auch in Sackgassen. Es ist manchmal besser, einen Krankheitsfall schrittweise aufzulösen, als das vermeintliche Optimum im ersten Ansturm erzwingen zu wollen.

Die Frage nach dem Wesentlichen eines Krankheitsfalles bestimmt die Auswahl der Symptome.

5.3.3 Auswahl und Wertung der Symptome – die Hierarchisierung

Eine gute Fallaufnahme ergibt eine Reihe von Zeichen und Symptomen, unter denen man wählen kann.

Die Gesamtheit der Symptome ist das Rohmaterial für die Bestimmung des Arzneimittels. Aus diesem Rohmaterial wählt man die wesentlichen Symptome aus (Inbegriff der Symptome), indem man sie nach ihrer Präzision hierarchisch ordnet; ein weiterer Schritt ist die Zuordnung ihrer Wertigkeit im Bezug zum Besonderen des Krankheitsfalles.

Das vollständige Symptom hat die größte Präzision. Spontan und bestimmt geäußerte Symptome haben eine hohe Qualität, besonders wenn sie in letzter Zeit verstärkt auftreten. Ältere Symptome behalten ihre Bedeutung im biografischen und konstitutionellen Zusammenhang, wenn die jetzige Störung eine deutliche Verbindung zum konstitutionellen Terrain hat.

■ Auswahlkriterien für die Hierarchisierung

Präzision der Symptome

1. Charakteristische, auffallende und ungewöhnliche Symptome (§ 153-Symptome)
2. Spontan und energisch geäußerte Symptome
3. Vollständige Symptome
4. Schon lange Zeit bestehende Symptome, die sich verstärken, besonders, wenn sie über die Konstitution und Diathese orientieren
5. Neue Symptome, die sich verstärken

Stufenleiter der Wertigkeit

1. Ätiologie
2. Gemüts- und Geistessymptome
3. Ganzheitliche Symptome, Allgemeinsymptome
   - Empfindungen und Modalitäten, die den ganzen Menschen betreffen
   - Sexualität, Menses
   - Gelüste, Verlangen nach und Abneigung von Nahrungsmitteln
   - Beschaffenheit der Ausscheidungen und Absonderungen
   - Schlaf und Träume
4. Organgebundene Symptome, Lokalsymptome mit Modalitäten und Begleitsymptomen

Der Spontanbericht des Patienten ist durch seine frei fließenden Assoziationen oft eine Mixtur aus angelesenen diagnostischen Begriffen, undifferenzierten Allgemeinplätzen und wertvollen individuellen Aussagen. Für die Arzneiwahl haben Zeichen und Symptome jedoch nur dann einen Wert, wenn sie genau beschrieben werden können – das Optimum sind natürlich vollständige Symptome (s. Kap. 3.5).

Bei der Auswahl fallen von vornherein diejenigen Symptome heraus, die keine spezifischen Aussagen über den Menschen oder die Natur seiner krankhaften Störungen beinhalten.

Ohne Wert sind ganz allgemein gehaltene Aussagen, z. B. Müdigkeit, Unlust, Appetitlosigkeit, oder Diagnose-Etiketten wie vegetative Dystonie und Kreislaufstörungen. Je präziser eine Aussage ist, desto besser ist sie verwertbar. Die Präzision der Aussage wird auch bestimmt durch die Art, wie der Patient sich äußert. Alle **spontan** und **energisch** geäußerten Symptome, alle Symptome, die schon lange bestehen und sich noch weiter verstärken, verlangen mehr Beachtung. Dagegen haben schon länger bestehende Symptome, die sich im Verlauf eher abgeschwächt haben, geringere Bedeutung, es sei denn, dass sie Auskunft über die Konstitution und Diathese geben. Alle Symptome des Patienten, die in **gleicher oder ähnlicher Form in verschiedenen Organbereichen** auftreten, sind wertvolle Zeichen.

Die Arzneibestimmung stützt sich im Wesentlichen auf die Phänomene, die Ausdruck für die individuelle Reaktion des Kranken sind. Dies ist der Sinn des § 153 des Organon. **Ungewöhnlich** können in einem speziellen Fall auch einmal die Lokalsymptome sein. In einem anderen wird das Individuelle durch **sonderliche** Gemütssymptome geprägt. Ein dritter Fall kann **auffallende** Allgemeinsymptome haben. Es widerspricht der Forderung nach Individualisierung der Krankenbehandlung, die Hierarchie der Symptome zur Routine abzuwerten.

Die **Präzision der Symptome** und ihr **Standort in der Hierarchie** der Person entscheiden gemeinsam über ihren Wert für die Arzneifindung. Von einigen Autoren wird die Hierarchie der Symptome zu streng fixiert dargestellt. Dadurch besteht die Gefahr, dass Arzneimittel vernachlässigt werden, die zwar sehr präzise Einzelsymptome haben, aber nicht genügend bekannte Allgemeinsymptome mit hoher Rangstellung in der Hierarchie der Person. Diese „kleinen“ Mittel kommen dann zu kurz, wenn man sich ausschließlich an die zahlreichen Allgemeinsymptome der Polychreste hält (vielgestaltige Mittel mit großem Wirkungskreis, z. B. *Sulfur*).

Bereits im Kapitel „Symptomatologie“ wurde auf die Hierarchie von Symptomen hinsichtlich ihrer Wertung für die Arzneimittelwahl hingewiesen – insbesondere auf die hohe Gewichtung von Geist- und Gemütssymptomen (s. Kap. 3.7). Dies ist zwar eine allgemeine Regel, die sich immer wieder bewährt, die aber nicht immer gilt. Die seelisch-geistigen Phänomene stehen selbstverständlich in der Wertigkeit obenan; sie können aber nur dann hoch gewichtet werden, wenn sie in der Anamnese entsprechend deutlich geäußert worden sind.

Auf zwei „beliebte“ Fehlerquellen in der Wertung von Symptomen ist hinzuweisen:
- Überbewertung der Geist- und Gemütssymptome.
- Das Fehlen bestimmter einzelner Symptome oder die fehlende konstitutionelle Übereinstimmung müssen nicht gegen die Verordnung eines Mittels sprechen, wenn andererseits bestimmte Leitsymptome vorhanden sind.

5

Im Beisein eines famulierenden Studenten, der den zweiten Homöopathiekurs schon absolviert hat, verordne ich *Graphites* bei einem Ekzem. Der Student fragt: „Warum *Graphites*? Der Patient ist weder faul, frostig, fett, noch gefräßig, wie ich es gelernt habe, er macht auch keinen trägen Eindruck.“ Nein, das war er nicht, aber die Haut entsprach in ihrer Morphe recht genau dem *Graphit*-Bild: Schrunden und Schuppen, außerdem brennende Empfindungen auf der Haut, Wärme verschlimmert, besonders Bettwärme; die Lokalisation an den Gelenkbeugen der Arme, hinter den Ohren und an den Lidrändern war typisch. Alle positiven Zeichen der *Graphit*-Wirkung waren vorhanden. Es fehlte allerdings die breite konstitutionelle Übereinstimmung, es fehlten auch die psychischen Symptome von *Graphites*. Die Potenzwahl muss darauf Rücksicht nehmen: Mit C7 wurde das Ekzem rasch besser. Bei voller konstitutioneller Übereinstimmung und passenden psychischen Symptomen hätte man die C30 oder eine LM-Potenz verordnen können.

5

Nicht das, was im Gesamtbild **fehlt**, ist bedeutungsvoll. Die Arzneiwahl muss sich an das halten, was an Zeichen und Symptomen **vorhanden** ist.

Dies gilt für alle Bereiche – auch für die Gemüts- und Geistessymptome. Wir finden fast immer nur Ausschnitte aus dem Arzneimittelbild. Die hohe Wertigkeit der Geist- und Gemütssymptome kommt besonders dann zum Tragen, wenn die Stichwahl zwischen zwei oder drei Mitteln entscheiden muss.

In einem chronischen Krankheitsfall schwankte ich zwischen *Arsen* und *Phosphor* – beide können in der Symptomatik und im Verhalten recht ähnlich erscheinen. Beim behutsamen Sprechen über Selbstmordgedanken sagt mir die Patientin, sie habe vor drei Jahren einen Versuch mit Schlaftabletten gemacht, da sie in einer ausweglosen Situation nachts nicht mehr weiter gewusst habe. Erst hätte sie sich die Adern aufschneiden wollen, aber die Tabletten wären ihrem ästhetischen Empfinden besser erschienen. Dieser Bericht entscheidet eindeutig für *Arsen* und gegen *Phosphor*: Selbstmord durch Gift oder mit einem Messer (SR 167).

Wenn überzeugende psychische Symptome ein Mittel in die engste Wahl bringen, kann man im Allgemeinen über Lokalsymptome, die nicht völlig stimmen, hinwegsehen. Die lokale Veränderung ist das Produkt der zentralen Störung der Lebenskraft.

Bei einer Patientin mit multipler Sklerose, die lange Zeit eine Remission ihrer Krankheit mit *Phosphor* erreicht hatte, kündigte sich ein neuer Schub an. Sie berichtet: Überempfindlichkeit gegen das leiseste Geräusch; im Oberschenkel ein Gefühl, als ob sich da etwas zusammenzieht und wieder loslässt, besonders dann, wenn das Bein kalt geworden ist. Im „Kent-Repertorium“ findet sich: Empfindlich gegen das geringste Geräusch (KK 28; Synth. 43). Krampf, Kontraktion, Oberschenkel spasmodisch (KK 888; Synth. 1468). Dadurch ergibt sich der Hinweis auf *Asarum europaeum*, das sich im Vergleich mit der Arzneimittellehre bestätigt. Es wird in der D6 gegeben, nach zehn Tagen berichtet die Patientin über eine wesentliche Besserung. Die Remission hält an.

An dem genannten Beispiel wird ersichtlich, dass wir die Qualität der Symptome von zwei Seiten beurteilen müssen: ihre Präzision und ihre Stellung in der personalen Wertigkeit. Ein hoher Rang in der Hierarchie, verbunden mit bester Qualität und Präzision ist das Nonplusultra. Aber auch, wenn ein Symptom in der Hierarchie nicht weit oben angesiedelt ist, kann es die Mittelwahl entscheidend beeinflussen – analog zu einem Schachspiel, in dem auch ein kleiner, aber hervorragend platzierter Bauer ein Spiel entscheiden kann.

5.3.4 Arzneiwahl durch Vergleich von Symptomenreihen (Repertorisation)

Die korrekte Arzneifindung verlangt nach der getreuen Übereinstimmung der wesentlichen Symptome des Patienten mit den Arzneiprüfungssymptomen. Alle Informationen zusammengenommen, die Anzahl der vom Patienten geschilderten Symptome und die Menge aller Prüfungssymptome aller verfügbaren Arzneien, sind für das beste Gedächtnis nicht fassbar. Mehr als den groben Umriss und den Grundcharakter der häufig verschriebenen Mittel mit ihren wesentlichen Leitsymptomen und Modalitäten kann niemand behalten. Schon aus zeitlichen Gründen kann man nicht „blind“ die Arzneimittellehren durchsuchen, um ein wichtiges Symptom zu finden. Hier hilft uns das Symptomenlexikon oder Repertorium.

Die unübersehbare Anzahl von Arzneisymptomen zwingt zur Verwendung eines Symptomenverzeichnisses (Repertorium), um die passende Arznei finden zu können. Die Bestimmung des Similes über den Weg des analytischen Vergleichs der Symptomatik des Patienten mit den aus den Prüfungen hervorgegangenen Arzneisymptomen unter Verwendung eines Repertoriums ist von Boenninghausen und Kent zu einer speziellen Technik, der **Repertorisation**, entwickelt worden.

Obschon Hahnemann eine profunde Kenntnis der Arzneiprüfungssymptome hatte, stellte er sich für seinen eigenen Bedarf ein „Symptomenlexikon“ zusammen (Künzli von Fimelsberg 1969). Seitdem hat sich die Zahl der gut geprüften Mittel jedoch von etwa 80 auf weit über 2000 erhöht, mit weiter zunehmender Tendenz. Und was dem Meister recht war, sollte für die Lehrlinge selbstverständlich sein. Kein gewissenhafter homöopathischer Arzt kann heute ohne Symptomenverzeichnis arbeiten.

Die Arzneimittellehre (Materia medica) beschreibt die Zeichen und Symptome der einzelnen Arzneien. Das Symptomenverzeichnis (Repertorium) dagegen ist als die Synopse aller bisherigen Arzneimittelprüfungen aller Arzneien zu betrachten; sämtliche, in Prüfungen zuverlässig beobachteten Symptome sind dort mit den dazugehörigen Arzneimitteln verzeichnet.

Beides, die Materia medica und das Repertorium, sind unentbehrliche Werkzeuge zur Arzneifindung. Die Komplexmittel-Verschreiber benötigen kein Symptomenverzeichnis – ihnen genügt das Anpeilen der Diagnose der Krankheit. Wer sich den Ehrennamen „Homöopath“ verdienen will, muss sich um möglichst genaue Symptomenähnlichkeit bemühen. Die Ähnlichkeit muss nicht in wortgetreuer Gleichheit bestehen – der **Sinngehalt** der Aussage des Patienten muss mit der Empfindung des Arzneiprüfers übereinstimmen. Wenn man bedenkt, dass die Symptomatik der Materia medica aus der Sprachwelt und Ausdrucksweise vieler Arzneiprüfer zusammengetragen wurde, so ist es nicht verwunderlich, dass jeder Prüfer seine subjektiven Empfindungen etwas anders ausdrückt: Die sprachliche Formulierung der Symptome ist ein Problem aller Repertorien. Jede Rubrizierung vieler individueller Aussagen muss den Versuch wagen, den einheitlichen Sinn ähnlicher Ausdrücke zu benennen. Deshalb ist es wichtig, dass wir für jedes verbale Symptom auch eine Palette ähnlicher Formulierungen bereithalten, wenn der Ausdruck unseres Patienten nicht wortgetreu im Verzeichnis zu finden ist. So entspricht beispielsweise der Ausdruck „Bandgefühl“ den Formulierungen „wie abgeschnürt“, „wie ein Gürtel“ oder „wie zu eng“.

In jeder Wissenschaft, in jedem verantwortungsvollen Beruf ist es selbstverständlich, dass man nachliest und sich vergewissert, sofern man seinem Gedächtnis nicht absolut vertrauen kann. Eine Sofortentscheidung in der Arzneiwahl ist in einem unübersichtlichen Krankheitsfall oft nicht möglich. Je nach Temperament und Gedächtnis wird der eine Arzt sich rasch entscheiden können, während der andere abwägt. Grundsätzlich habe ich Bedenken gegen die „Schnellschuss-Homöopathie“ – gute Schützen visieren das Ziel genau an.

Funktion und Einsatz des Repertoriums

Ohne die Benutzung von Nachschlagewerken ist die sichere, differenzierte Arzneiwahl nach der Ähnlichkeitsregel nicht immer möglich. Der Umfang des geforderten Wissens überschreitet die Fassungskraft auch des besten Gedächtnisses. Arzneimittellehren und Repertorien sind **gemeinsam** wesentliche Hilfen bei der Arzneimittelwahl.

Zwei Methoden der Arzneifindung sind möglich:

- Synthetisches Erfassen des Krankheitsbildes und Vergleich mit dem gesamten Arzneimittelbild.

- Analytische Wertung der einzelnen Symptome des Kranken und Vergleich mit ähnlichen Arzneiprüfungssymptomen.

Die erste, ganzheitliche Methode hat Vorteile für Ärzte mit synthetischer Begabung und sehr guter Arzneimittelkenntnis. Sie ist nur anwendbar, wenn das Material der Fallaufnahme eigenheitliche, charakteristische Symptome enthält, die ein bestimmtes Arzneimittelbild sicher erkennen lassen.

Der zweite Weg ist von Vorteil bei bruchstückhaftem, unübersichtlichem Material der Fallaufnahme, da hier nur durch exakten Vergleich der Symptomenreihe die Arznei gefunden werden kann. Ärzte mit analytischer Begabung bevorzugen diese Methode. Sie bringt auch noch gute Erkenntnisse bei bescheidener Arzneimittelkenntnis.

Das Repertorium, eine Sammlung von Symptomen und den dazugehörenden Arzneimitteln, kann für beide Wege verwendet werden: zum Nachschlagen einzelner, gut differenzierter Symptome oder zum Vergleich einer Symptomenreihe, die wir aus der Fallaufnahme ausgewählt haben.

Wenn bei sonst klarer Arzneimitteldiagnose ein Symptom zweifelhaft ist, können wir rasch nachprüfen, ob es zu der gewählten Arznei passt. Oder wir erfahren, welche Arznei in Frage kommt, wenn der Patient uns ein auffallendes Symptom mitteilt, von dem wir noch nie gehört haben. Repertorien sind in Buchform und als Bestandteil von Computerprogrammen erhältlich (s. S. 102).

Ohne die Repertorisation ist die Durchführung einer homöopathischen Therapie lege artis praktisch nicht möglich, dies gilt vor allem auch für den Anfänger!

Ich erinnere mich an meine ersten homöopathischen Lehrlingsjahre, als eine Mutter berichtet, ihre 4-jährige Tochter könne nie auf dem Klo im Sitzen Stuhl machen. Wenn sie ihr die Windel wickelt, stellt sich das Fräulein Tochter in eine Ecke und drückt kräftig – und schon hat sie Erfolg. Stuhlgang ist nur im Stehen möglich! Nach langem Suchen im englischen „Kent" – wir hatten damals noch keine Übersetzung – fand ich dieses Symptom (S. 608). (KK 1751; Synth. 970): Schwergehender Stuhl, im Stehen geht der Stuhl leichter – einziges Mittel im Kent ist *Causticum*, 3-wertig (im Synthesis ist darüber hinaus noch *Alumina* verzeichnet).

Dieses Schlüsselerlebnis hat mich vom Wert eines Repertoriums überzeugt und mir gleichzeitig die Bedeutung von Schlüsselsymptomen gezeigt. Für Schlüsselsymptome, vollständige Symptome und präzise Allgemeinsymptome benötigen wir keine lange Liste, da wir bei diesen ausgefeilten Symptomen in der entsprechenden Rubrik meist nur wenige Mittel finden. Diese lassen sich oft ohne großen Zeitaufwand in der Sprechstunde durch den Vergleich mit der Arzneimittellehre und mittels gezielter Nachfrage beim Patienten unterscheiden und die Arzneiwahl dadurch absichern.

Anders ist die Situation bei einem schwer überschaubaren Krankheitsfall mit einer Reihe von unvollständigen Symptomen. Viele dieser Symptome erscheinen uns zwar wertvoll – aber keines ist allein in der Lage, einen sicheren Hinweis auf ein Arzneimittel zu geben. Für jedes dieser unvollständigen Symptome findet man im Repertorium eine Rubrik mit einem oder mehreren Mitteln. Welches dieser Mittel ist nun das eine, das wir suchen?

Jedes dieser Symptome ist für sich allein nur ein Mosaikstein des ganzen Arzneimittelbildes. Aus vielen Mosaiksteinen entwickelt sich Schritt für Schritt das ganze Bild, bis es deutlich erkennbar ist. Durch die Aneinanderreihung der Symptome ergibt sich aus der Gruppierung vieler Teile das Ganze. Was ein unvollständiges Symptom nicht leisten kann, wird durch die Zusammenfügung einer Symptomenreihe möglich: Die Bestimmung des ähnlichen, des heilenden Mittels.

Das Zusammenfügen von Symptomenreihen und Vergleichen im Repertorium heißt „Repertorisation".

Der Gebrauch eines Repertoriums, ob als Buch oder Computerprogramm, sollte zielgerichtet erfolgen; Voraussetzung dafür ist die gründliche Kenntnis seiner Strukturen. Ein Repertorium ist immer nur ein Hilfsmittel und muss es bleiben. Es ändert nichts an den Grundlagen der Arzneiwahl. Es unterstützt lediglich das Gedächtnis und gibt

Möglichkeiten, die Fülle der Arzneiprüfungssymptome für die Arzneiwahl in einem Einzelfall einzusetzen. Selbst hervorragende Kenner der Materia medica sind immer wieder erstaunt, wie reich unsere Arzneimittellehre ist. Die wirklichen Könner bleiben demütig und erkennen an, dass unser Gedächtnis die Hilfe eines Symptomenverzeichnisses braucht.

Im Gebrauch des Repertoriums darf man nie zum Sklaven des Details werden und sich in der Vielfalt der Einzelsymptomatik verlieren.

Die Arbeit mit dem Repertorium kann auch zur Erweiterung der Arzneimittelkenntnis beitragen, indem man einem Arzneimittel immer wieder in den verschiedensten Rubriken begegnet und so ein ursprünglich begrenztes Arzneimittelbild mit der Zeit eine reichhaltigere Färbung erlangt. Als Beispiel dafür könnte man die Klischee-Vorstellung des blauäugigen, blonden, sanften, weinerlichen *Pulsatilla*-Weibchens anführen – aber dass dieses milde Mittel in vielen Bereichen brennende Schmerzen hat, wird oft vergessen. Das Symptomenverzeichnis als Inhaltsverzeichnis einer umfassenden Materia medica lehrt uns eine Menge Symptomatik, die solche Klischees erweitern und damit überwinden. Durch das Hin- und Hervergleichen von Symptomenverzeichnis und Arzneimittellehre lernen wir die volle Wirklichkeit der Arznei kennen – und kommen zu besseren Ergebnissen unserer Therapie.

Die Repertorisation ist lediglich als eine von mehreren Möglichkeiten der Arzneibestimmung zu verstehen; sie ist eine rein technische und erweitert die Möglichkeiten der korrekten Arzneifindung. **Sie darf nie den Blick auf den Menschen verstellen.**

Methoden

Hahnemann hat „zum raschen Finden“ der Symptome ein „Symptomenlexikon“ für den eigenen Bedarf geschrieben. Von Boenninghausen hat die Arbeit seines Lehrers weitergeführt und das erste umfangreiche Symptomenverzeichnis, ein Repertorium, herausgegeben. Er ist über diese Fleißarbeit hinaus der Begründer einer Technik, die über den Vergleich der ganzheitlichen Symptome des Patienten mit den im Repertorium aufgezeichneten Symptomen der Arzneiwirkung das Simile auswählt. Auf dem Fundament dieser Repertorisationstechnik haben alle seine Nachfolger, zunächst Kent, weitergearbeitet. Dieser hat zur Generalisierung der Symptome vor allem die feinere Differenzierung der Lokalsymptome beigetragen. Das Repertorium von Kent und die darauf basierenden Erweiterungen haben sich weltweit durchgesetzt.

Hahnemanns Methode

In der Vorerinnerung zu Band II seiner „Reinen Arzneimittellehre“ gibt Hahnemann an zwei Beispielen einen kleinen Einblick in seine Werkstatt, der nicht nur historisch interessant ist, sondern auch schon das Wesentliche der vergleichenden Arzneiwahl mit Symptomenreihen zeigt:

> „W-e, ein schwächlicher, blasser Mann von 42 Jahren, dessen stete Beschäftigung am Schreibtische war, klagte mir den 27. Dez. 1815: er sey schon 5 Tage krank.
> 1. Den ersten Abend ward es ihm, ohne sichtbare Veranlassung, übel und drehend, mit vielem Aufstohsen,
> 2. die Nacht drauf (um 2 Uhr) saures Erbrechen,
> 3. die drauf folgenden Nächte heftiges Aufstohsen,
> 4. auch heute übles Aufstohsen von stinkendem und säuerlichem Geschmacke,
> 5. es war ihm, als wenn die Speisen roh und unverdaut im Magen wären,
> 6. im Kopfe sey es ihm so weit und hohl und finster, und wie empfindlich darin,
> 7. das kleinste Geräusch sey ihm empfindlich gewesen,
> 8. er ist milder, sanfter, duldender Gemüthsart.
>
> Hier ist zu bemerken:
> Zu 1. Dass einige Arzneien Schwindel mit Übelkeit verursachen, so wie auch *Pulsatille*, welches seinen Schwindel auch Abends macht, was nur noch von sehr wenigen anderen beobachtet worden.
> Zu 2. Erbrechen sauren oder sauerriechenden Schleims erregen *Stechapfel* und *Krähenaugen*, aber so viel man weihs, nicht in der Nacht. *Baldrian* und *Kockelsamen* machen in der Nacht Erbrechen, aber kein saures. Blohs *Eisen* macht Erbrechen in der Nacht, und kann auch saures Erbrechen hervorbringen, aber nicht die übrigen hier zu berücksichtigenden Symptome.

Pulsatille aber macht nicht nur abendliches saures Erbrechen und nächtliches Erbrechen überhaupt, sondern auch die übrigen von Eisen nicht zu erwartenden Beschwerden dieses Falles.
Zu 3. Das nächtliche Aufstohsen ist der *Pulsatille* eigen.
Zu 4. Das stinkende, faulige und das säuerliche Aufstohsen ist ebenfalls der *Pulsatille* eigen.
Zu 5. Die Empfindung von Unverdaulichkeit der Speisen im Magen bewirken wenige Arzneien, und keine so vollständig und auffallend, als *Pulsatille*.
Zu 6. *Auhser Ignazsamen*, welcher jedoch unsere übrigen Beschwerden nicht erregen kann, macht denselben Zustand *Pulsatille*.
Zu 7. *Pulsatille* erregt dergleichen, so wie sie auch eine Ueberempfindlichkeit der anderen Sinnorgane zuwege bringt, z. B. des Gesichts. Und obgleich die Unleidlichkeit des Geräusches auch bei *Krähenaugen, Ignazbohne* und *Sturmhut* zu finden ist, so sind diese doch nicht gegen die andern Zufälle homöopathisch und besitzen am wenigsten das Symptom.
Zu 8. Des milden Gemüthszustandes, welchen, nach dem Vorbericht zu *Pulsatille*, diese letztere Pflanze ausgezeichnet verlangt.
Dieser Kranke konnte also durch nichts leichter, gewisser und dauerhafter geheilt werden als durch die hier homöopathische *Pulsatille*, die er dann auch sogleich, aber seiner Schwächlichkeit und Angegriffenheit wegen nur in einer sehr verkleinerten Gabe, d.i. einen halben Tropfen des Quadrillionstels eines starken Tropfens *Pulsatille*, erhielt. Diehs geschah gegen Abend.
Den folgenden Tag war er frei von allen Beschwerden, seine Verdauung war hergestellt und so blieb er frei und gut, wie ich nach einer Woche von ihm hörte.
Die Erforschung eines so kleinen Krankheitsfalles und die Wahl des homöopathischen Mittels dafür ist sehr bald verrichtet von dem, welcher nur einige Uebung darin und die Symptome der Arznei theils im Gedächtnisse hat, theils sie leicht zu finden weihs; aber es schriftlich mit allen Gründen und Gegengründen aufzustellen (welches vom Geiste in einigen Augenblicken überschaut wird), macht, wie man sieht, ermüdende Weitläufigkeit.
Zum Behufe eigner Behandlung braucht man nur zu jedem einzelnen Symptome alle die Arzneien mit einem Paar Buchstaben (z. B. *Ferr. Chin. Rheum. Puls.*) zu notiren, welche dergleichen Symptome ziemlich genau selbst erzeugen, und sich im Sinne zu merken, unter welchen, auf die Wahl Einfluhs habenden Bedingungen, und so bei jedem der übrigen Symptome, von welcher Arznei jedes erregt wird, um dann aus dieser Liste abzunehmen, welches Arzneimittel unter den übrigen die meisten der vorhandenen Beschwerden homöopathisch decken kann, vorzüglich die sonderlichsten und charakteristischsten – und diehs ist das gesuchte Heilmittel." (Hahnemann 1991)

Die Arzneifindung durch Vergleich der Symptomenreihen setzt also voraus, dass der Arzt „die Symptome teils im Gedächtnis hat, teils sie leicht zu finden weiß".

An diesem zentralen Punkt auf dem Weg zur Arzneifindung hat die Arbeit der Schüler Hahnemanns angesetzt. Ihr Bestreben war es, nachvollziehbare Wege zum „leichten Auffinden" der Arzneien anzulegen. Alle seit Hahnemanns Zeiten verfassten Repertorien haben dieses Ziel verfolgt – aber nicht immer auf dem gleichen Weg. Auch hier erscheint also das Prinzip der Individualität, die Freiheit eines jeden Homöopathen, innerhalb des Gesamtkonzeptes der Homöopathie seinen eigenen Weg zum „leichten Finden" des Mittels zu gehen. Entscheidend ist allein, dass am Ende dieses Weges das Simile steht.

Von Boenninghausen, der Erfinder der Repertorisationstechnik

Die Methode von Bönninghausens der Symptomenauswahl für die Arzneifindung muss genauer besprochen werden. Er hat mit seinem Repertorium in gewissenhafter Kleinarbeit die einzelnen Arzneisymptome zusammengetragen, aber seine geistige Leistung geht weit über diese Fleißarbeit hinaus: Er ist nicht im Detail erstickt. Er führte das Werk seines Lehrers folgerichtig weiter: Die Anwendung der Simile-Regel wird durch ihn auch für schwer überschaubare Krankheitsfälle praktisch durchführbar.

Er hat klar erkannt, dass eine umfassende Fallaufnahme mit einer Vielzahl von Symptomen nur durch sinnvolle Ordnung und Wertung der Symptome zu bewältigen ist.

Es ist unmöglich und auch nicht sinnvoll, jedes kleine, unvollständige Symptom mit der Arzneimittellehre zu vergleichen. Das Ganze kommt vor den Teilen!

Deshalb favorisierte er die Symptome, die eine charakteristische Aussage über die Empfindungen und Modalitäten des ganzen Menschen möglich machen. Die leiblichen und seelisch-geistigen Allgemeinsymptome bestimmen die Arzneiwahl. Damit verwirklichte er für die Arzneifindung, was Hahnemann gefordert hatte:

> „So innig hängen alle Teile des Organismus zusammen und bilden ein unteilbares Ganze in Gefühlen und Tätigkeit" (Org., § 189). „Jede echte ärztliche Behandlung eines an äußeren Teilen des Körpers entstandenen Übels muss daher auf das Ganze, auf die Vernichtung und Heilung des allgemeinen Leidens ... gerichtet sein, wenn sie zweckmäßig, sicher, hilfreich und gründlich sein soll." (Org., § 190)

Von Boenninghausen fasst mehrere Einzelsymptome zusammen zu einem Allgemeinsymptom, wenn diese nach Modalität und Empfindung gleichgeartet sind.

Eine Patientin klagt, dass sie schon längere Zeit beim Gehen stechende Schmerzen im Kniegelenk verspürt. Fangopackungen hätten es eher verschlimmert. Weiterhin hat sie seit ein paar Tagen Husten mit stechenden Schmerzen im Brustkorb, besonders beim tiefen Atmen. Der Husten wird schlimmer, wenn sie in ein warmes Zimmer kommt. Schließlich empfindet sie bei der Periode im rechten Eierstock ein Stechen, wenn sie rasch auf der Treppe läuft.
Bei allen drei Lokalisationen tritt die gleiche Empfindung auf: stechender Schmerz, außerdem die gleichen Modalitäten: schlechter durch Bewegung (Gehen, tiefes Atmen, Treppensteigen), schlechter durch Wärme (Fangopackungen, warmes Zimmer).
Diese drei Einzelsymptome sind zu einem wertvollen Allgemeinsymptom geworden, dadurch im Symptomenverzeichnis rasch zu finden und auch leicht zu erkennen: *Bryonia*.

Durch Ordnung, Wertung und Generalisierung konzentrierte er die Totalität der Symptome (die Quantität) zum Inbegriff der Symptome, der Qualität. Er hat die Anweisung Hahnemanns, die eigenheitlichen, charakteristischen Zeichen und Symptome besonders zu bewerten, aus dem Unverbindlichen und Theoretischen eines Lehrsatzes in das praktische Tun übertragen.

Damit wurde er zum Begründer einer wissenschaftlichen, klaren und nachvollziehbaren Technik der Arzneiwahl. Von Boenninghausen gab uns den Schlüssel zum sinnvollen Gebrauch des Repertoriums.

Kent – der Meister der Details

Kent gebührt das einmalige Verdienst, dass er uns die Fülle des zu seiner Zeit verfügbaren Arzneimittelwissens in seinem Repertorium zugänglich gemacht hat.

Er baut auf den Fundamenten von Boenninghausens weiter. Das Besondere am Werk von Kent ist seine Neigung zum Detail. Damit werden auch Arzneisymptome in ihrem ursprünglichen Zusammenhang erfasst. So beschreibt er beispielsweise unter der Rubrik Husten: „Kind muss hochgenommen werden, wird blau im Gesicht und kann nicht ausatmen: *Mephitis*." (KK 1502; Synth. 1194). Die exakte Einzelsymptomatik hatte sein besonderes Interesse.

Überspitzt kann man den Unterschied so formulieren: von Boenninghausen generalisiert – Kent differenziert. Im Kontrast klingen diese beiden Begriffe, als würden sie sich gegenseitig ausschließen. In der praktischen Arbeit des Repertorisierens jedoch benötigen wir beides, das Detail und das Allgemeine.

Bei Hahnemann finden wir den entscheidenden Hinweis für die Arzneiwahl: „Die auffallenderen, sonderlichen, ungewöhnlichen und eigenheitlichen (charakteristischen) Zeichen und Symptome des Krankheitsfalles besonders und fast einzig fest ins Auge zu fassen" (Org., § 153).

Hahnemanns Formulierungen sind fast immer sehr genau. Leider liest man zu rasch darüber hinweg. Der § 153 des Organon, Angelpunkt der Arzneifindung, besteht in der Aufzählung der wesentlichen Symptome aus zwei Teilen: auf der einen Seite die auffallenden, sonderlichen, ungewöhnlichen, zum anderen die eigenheitlichen, charakteristischen Zeichen und Symptome. Zwischen diesen beiden Bereichen setzt Hahnemann in der Aufzählung ein „und“.

Bevor ich dieses „und“ nicht begriffen hatte, stolperte ich über die verschiedenen Ratschläge zur Auswahl der Symptome und wurde unsicher. Die Empfehlungen zur Repertorisationstechnik reichen im Extrem von der minutiösen Ausarbeitung der Einzelsymptomatik (auffallend, sonderlich) bis zur fast ausschließlichen Verwertung der Allgemeinsymptome (eigenheitlich, charakteristisch). Einige Autoren raten ab von der Verwendung der Symptome, die aus dem Bereich der Hauptbeschwerde kommen, und stützen sich besonders auf die Allgemeinsymptome.

Das ausgleichende „und“ im § 153 verbindet die Extreme der Nachfolger von Hahnemann und rät, beides zu verwenden: die partikularen sonderlichen und die generellen charakteristischen Symptome.

Arbeitsgänge der Repertorisation

Für die Repertorisation muss aus der Vielzahl der Krankheitssymptome eine Auswahl getroffen werden. Die gewählten Symptome sind dann in eine Rangordnung hinsichtlich ihrer Präzision (Organon, § 153; vollständige Symptome) und Wertigkeit (Psyche, Körper, Organ) zu bringen. Im nächsten Schritt werden die zu den Symptomen passenden Rubriken des Repertoriums aufgesucht und die dort verzeichneten Arzneimittel aufgezeichnet.

Aus den vorhergehenden Kapiteln ergibt sich, dass vor dem Beginn der Repertorisation folgende Arbeitsgänge abgeschlossen sein müssen:

- sorgfältige, schriftliche Fallaufnahme mit Anamnese
- Ermittlung der Gesamtheit der Symptome (§ 7 des Organon)
- Individualisierung jedes einzelnen Krankheitsfalles (§ 83) – Was ist das „Besondere“ dieses Falles?
- Hierarchisierung der Symptome

Zur Repertorisation ist die schriftliche Dokumentation der Fallaufnahme erforderlich. Die Gesamtheit der Symptome muss vorliegen (vgl. Kap. 4). Dieses Rohmaterial aus diagnostischen Begriffen, Zeichen, Symptomen und biografischen Daten wurde nun gesichtet und geordnet. Dieser Ordnungsprozess hatte das Ziel, aus der Gesamtheit der Symptome den **Inbegriff der Symptome** zu bilden, aus dem Vielfältigen das Wesentliche auszusondern. Eine Hierarchisierung der Symptome ist erfolgt, sie erfolgt in schriftlicher Form, wenn wir ohne Computer aus den Büchern repertorisieren.

Die entscheidende Frage zu Beginn der Repertorisation lautet: Welche Symptome soll man verwenden?

Auswahl

Zur Repertorisation verwendet man eine Auswahl von Symptomen. Optimal ist eine Fallaufnahme, wenn im Einzelnen **und** Ganzen wertvolle Symptome zur Auswahl ermittelt werden.

Wenn dieses optimale Ergebnis nicht erreichbar ist, muss man sich begnügen mit dem Bereich, der ausreichend präzise Symptome liefert. Unbestimmtes und Selbstverständliches, aber auch unbedeutende Kleinigkeiten, die weder den Patienten noch ein Arzneimittel charakterisieren, werden ausgeschieden. Aus der Gesamtheit wird der Inbegriff der Symptome gebildet. Bei den Überlegungen zur Auswahl der Symptome profitiert man von einer guten Hierarchisierung.

Von der positiven Seite kann man die Frage nach der Auswahl der Symptome so beantworten:

Wähle die Symptome, die den ganzen Menschen charakterisieren, aber auch diejenigen, die in diesem hier konkret vorliegenden Krankheitsfall **auffallend, sonderlich, ungewöhnlich** sind.

Das Material der Fallaufnahme entscheidet im Einzelfall, wo die deutlicheren Symptome zu finden sind. Die Vielfalt der Krankheitsprozesse zwingt zur Differenzierung bei der Auswahl der Symptome. Manchmal schildert uns der Patient ein oder zwei sonderliche Symptome recht präzis, vielleicht sogar als vollständiges Symptom mit Ätiologie, Ort, Art, Modalität und begleitenden Sensationen. In anderen, besonders schon lange bestehenden Krankheitszuständen sind die Einzelsymptome oft Bruchstücke oder nur pathognomonische Symptome und alles ist recht alltäglich. Im Ausgleich dazu finden wir aber dabei oft sehr charakteristische Symptome in der ganzheitlichen, leib-seelischen Verfassung des Patienten.

Bei einer dritten Gruppe von Patienten fällt uns als „Erkennungszeichen der Arznei“ (von Keller) ein ungewöhnliches oder sogar paradoxes Symptom auf, eine deutlich beschriebene Sensation („als ob das Herz stehen bliebe“), eine auffallende Modalität („alles schlechter bei Bewegung“), eine unerwartete psychische Reaktion („zornig durch Trost“) oder ein sonderlicher Ort der Beschwerde („Kopfschmerz unter dem Orbitadach“). Jedes dieser Erkennungszeichen kann uns ganz dicht an die gesuchte Arznei heranführen.

Zum Inbegriff der Symptome gehört: Was den ganzen Menschen charakterisiert, seine Eigenheit im Seelisch-Geistigen und ganzheitlichen Leiblichen (Allgemeinsymptome) sowie organbezogene und lokale Symptome in ihrer individuellen Ausprägung, wenn sie präzise geäußert werden, auffallend und sonderlich sind (individuelles Lokalsymptom).

Das Material der Fallaufnahme entscheidet im konkreten Einzelfall, ob das Schwergewicht mehr auf den ganzheitlichen, charakteristischen oder auf den partikularen, sonderlichen Symptomen liegt. Eine starre Festlegung auf ein Schema entspricht nicht der Vielfalt der Krankheitsprozesse. An den folgenden Beispielen wird deutlich, dass in einem Fall die Hauptbeschwerde in ihrer individuellen Ausprägung die Arzneifindung möglich macht, während in anderen Fällen die charakteristischen, ganzheitlichen Symptome führen. Das Optimum kann erreicht werden, wenn qualitativ hochwertige Symptome aus beiden Bereichen zur Auswahl vorhanden sind.

Nach der Auswahl der Symptome aus der gesamten Fallaufnahme kommt der zweite Schritt: die Ordnung und Wertung der Symptome.

Ordnung und Wertung

Die ausgewählten Symptome ordnet man am sichersten nach ihrer Zugehörigkeit. Auf der einen Seite die ganzheitlichen Symptome von Leib und Seele, zum anderen die partikularen Symptome (Lokalsymptome). Dabei sollte man sich bemühen, aus verschiedenen Bruchstücken, die in der Fallaufnahme oft verstreut sein können, ein vollständiges Symptom zu erhalten (Ätiologie, Ort, Art, Modalität, Begleitsymptome).

Die Wertung der Symptome richtet sich nach der Qualität der Aussage: nach ihrer Präzision, Vollständigkeit und nach der Rangordnung in der Reihenfolge Gemüt – Intellekt – Leib – Organ.

Die drei Arbeitsgänge Auswahl, Ordnung und Wertung kann man nach einiger Erfahrung in der Repertorisationstechnik zusammenfassen:

1. Unterstreichen Sie in der Dokumentation Ihrer Fallaufnahme (oder im Fragebogen) zuerst alle wesentlichen ganzheitlichen Symptome (Allgemeinsymptome von Leib und Seele) mit einem roten Farbstift.
2. Die wesentlichen und genau beschriebenen Lokalsymptome werden mit einem blauen Farbstift unterstrichen; seien Sie dabei immer bemüht, wenigstens ein vollständiges Symptom mit Begleitsymptom zu finden.

Damit haben Sie die Auswahl, Ordnung und Wertung erfasst. Nach dem Unterstreichen der gewählten und geordneten Symptome sollte man nochmals überprüfen, ob die Wahl der Selbstkritik standhält.

Diese Selbstkritik ist dringend geboten. Zum Vergleich: Der Ansatz einer mathematischen Aufgabe muss absolut korrekt sein, wenn eine richtige Lösung herauskommen soll. Auswahl und Ordnung der Symptome müssen mit der Wirklichkeit des Kranken in voller Übereinstimmung sein, wenn die Arzneiwahl das Simile treffen soll. Die ganzheitlichen Symptome, die in der Stufenleiter der Wertigkeit hoch angesiedelt sind, müssen auch beim Patienten bemerkenswert und deutlich sein. Sie müssen sich in der Fallaufnahme förmlich aufdrängen. Die seelisch-geistigen Symptome beispielsweise sind in vielen Fallaufnahmen recht wenig präzise. Erst wenn man den Patienten eine

Zeitlang kennt, wird sein Wesen deutlicher. Erst wenn er Vertrauen zum Arzt gewonnen hat, wird er von seinen Tiefen sprechen. Von Boenninghausen war bescheidener als Kent. Er nutzte die Gemütssymptome am Ende seiner Symptomenreihen als Bestätigung oder zum Ausschluss der gewählten Arznei und empfahl, die psychischen Symptome in der Arzneimittellehre nachzulesen und genau zu vergleichen. Von Boenninghausen steht damit im Einklang mit Hahnemann. In den Beispielen seiner Arzneifindung platzierte dieser die Gemütssymptome zur Bestätigung der Arzneiwahl an den Schluss seiner Symptomenreihe.

Rangordnung der Symptome

Die Auswahlkriterien für die Arzneifindung wurden bereits behandelt (Kap. 5.3.3). Aufgrund ihrer Bedeutung soll hier das Wesentliche wiederholt werden.

> Für die Repertorisation ist es unerlässlich, eine Reihenfolge der Symptome für jeden Einzelfall festzulegen. Hierfür gelten allgemeine Regeln, die der besonderen Situation des Einzelfalles angepasst werden müssen.

Die Qualität eines Symptoms ist von zwei Faktoren abhängig: Es soll präzise sein und in der Stufenleiter der personalen Wertigkeit einen hohen Rang haben. Von beiden Gesichtspunkten aus muss man die Symptome gleichsam transparent betrachten, um ihre Qualität beurteilen zu können. Formelhaft könnte man es so ausdrücken: Präzision × Rang = Qualität.

Drei Kombinationen sind denkbar:

- Ein ranghohes Symptom, z. B. ein Gemütssymptom, das aber undeutlich und unvollständig ist, sich vielleicht in der letzten Zeit sogar abschwächt, hat wegen seiner geringen Präzision eine geringere Wertigkeit, als ihm sonst zustehen würde.
- Hohe Qualität hat ein auffallendes und vollständiges Lokalsymptom mit ungewöhnlichen Begleitsymptomen, das der Patient spontan äußert und intensiv erlebt, weil es schon lange besteht und sich eventuell noch weiter verstärkt. Hier überspielt eine deutliche Präzision die an sich niedere Rangordnung eines Lokalsymptoms.
- Die Kombination von Präzision und hoher personaler Wertigkeit ergibt die beste Qualität und damit fast die Gewissheit, dass die Heilung gelingt.

Repertorisationstechniken

> Für die Repertorisation stehen, wie bereits erwähnt, verschiedene Techniken zur Verfügung. Zum einen die Verwendung von Repertorien in Buchform, zum anderen der Einsatz eines der auf dem Markt befindlichen Computer-Repertorien.

Die erstere Methode bedingt, dass die gefundenen Rubriken von Hand auf einen vorgedruckten (Vögeli, Classen etc.) oder selbst entworfenen Repertorisationsbogen übertragen werden und dann die manuelle Auswertung erfolgt. Für den Anfänger ist dies sicherlich die Methode der Wahl, da sie den Lernvorgang des Umgangs mit einem Repertorium über den manuellen und visuellen Kontakt mit dem Buch erheblich intensiviert. Auch das Ausfüllen des Repertorisationsbogens dient dem gleichen Zweck, benötigt jedoch, insbesondere bei umfangreichen Rubriken, sehr viel Zeit. Es empfiehlt sich für den Anfänger, immer wieder Übungsfälle manuell zu repertorisieren, die dabei gewonnene technische Erfahrung ist nicht hoch genug zu werten.

Die Computer-Repertorisation verkürzt nicht nur den gesamten Arbeitsgang erheblich, sondern ermöglicht auch den sehr schnellen Vergleich von Rubriken und das Durchsuchen bestimmter Kapitel. Für beide Methoden jedoch gilt, dass zunächst einmal die schon mehrfach besprochenen Arbeitsschritte – von der Anamnese bis zur Hierarchisierung – sauber und gründlich durchgeführt worden sind. Ein gleichermaßen wesentlicher Punkt ist die profunde Kenntnis des Repertoriums – diese ist auch durch das ausgefeilteste Computerprogramm nicht zu ersetzen.

Der auf S. 97 vorgestellte Krankheitsfall dient als Beispiel, um ein Gespür für die Qualität von Symptomen zu entwickeln, denn Repertorisation ist alles andere als mechanisches Vergleichen von beliebig vielen Symptomen. Sie setzt immer wieder bei jedem einzelnen Fall ein Abwägen der Symptomatik nach ihrer Qualität voraus.

Bei der Suche ist systematisches Vorgehen gefordert, um nicht unnötig Zeit zu vergeuden, außerdem sind folgende Überlegungen anzustellen:

1. Wohin gehört dieses Symptom? In welchem Kapitel, in welcher Rubrik finde ich es? Ist es eine Empfindung oder ist eine Modalität, die den ganzen Menschen betrifft? Ist es ein psychisches oder körperliches Allgemeinsymptom? Oder ist das gesuchte Symptom eine Teilsymptomatik – ist die Empfindung, der Schmerz mit der Ortsangabe verbunden? Ist die Art oder die Zeit der Empfindung deutlich (z. B. morgens beim Erwachen)?
2. Ist das Symptom nur ein kleines Fragment oder ein (fast) vollständiges Symptom?

Diese beiden Überlegungen bestimmen darüber, ob die Suche mit einer großen Hauptrubrik zu beginnen hat oder ob man hoffen kann, eine kleine, aber präzise Unterrubrik zu finden. Der Begriff der „großen" oder „kleinen" Rubrik bezieht sich auf die Anzahl der in dieser Rubrik versammelten Arzneimittel. Mehrere große, aber wenig spezifische Rubriken oder eine kleine, aber sehr präzise Rubrik können im Endergebnis das Gleiche leisten.

Die Auswahl über große Rubriken führt zu großen Mitteln (Polychresten) und schließt deshalb manchmal wenig geprüfte, kleine Mittel aus. Dies ist sicher ein Nachteil der Repertorisation mit vorwiegend großen Rubriken. Bei der Wahl einer kleinen Unterrubrik dagegen muss man sich vergewissern, dass sie den Inbegriff der Symptome repräsentiert, dass der ganze Mensch dazu passt. Beide Risiken sind über den Vergleich mit der Arzneimittellehre zu minimieren. Es empfiehlt sich, insbesondere das Arzneimittelbild „kleiner", d. h. wenig geprüfter Arzneimittel dadurch lebendiger und reichhaltiger zu gestalten, indem man verschiedene Arzneimittellehren zu Rate zieht.

Der Vergleich mit einer großen Arzneimittellehre (z. B. Lippe, Hering, Allen, Mezger; vgl. Kap. 5.3.5) zeigt ja oft, dass die kleinen Mittel in den kleinen Arzneimittellehren noch kleiner werden und oft nur noch ein organotropes Schattendasein fristen. Deshalb ist es wichtig, die Übereinstimmung gerade bei kleinen Mitteln in der Arzneimittellehre nachzuprüfen, da die Polychreste meist besser bekannt sind. Jeder homöopathische Arzt wird im Laufe der Zeit eine Vorliebe für eine bestimmte Materia medica entwickeln; dennoch kann nicht genügend oft darauf hingewiesen werden, dass für die Erfassung von Arzneimittelbildern deren Schilderung aus verschiedenen Blickwinkeln, d. h. von unterschiedlichen Autoren, nahezu unabdingbar ist. Die 12-bändige Enzyklopädie von Timothy F. Allen (1976) und die 10-bändige Ausgabe von Constantin Hering (1990) enthalten eine Fülle von Symptomatik zu allen Mitteln, die bis zur Fertigstellung dieser Werke geprüft worden waren.

> Die Repertorisation kann von „oben her" erfolgen, d. h. durch die Verwendung großer Allgemeinrubriken – oder „von unten her", indem sehr differenzierte, aber ausgeprägte Einzelsymptome repertorisiert werden.

Führt man eine manuelle Repertorisation durch, so wird die Symptomenliste dadurch übersichtlich, dass die gleichen Mittel in die gleiche Zeile geschrieben und mit einem Querstrich verbunden werden.

Die unterschiedliche Wertigkeit der Arzneimittel kennzeichnet man am einfachsten durch deren Unterstreichung:

- zweimal unterstreichen = 3. = höchster Grad
- einmal unterstreichen = 2. = mittlerer Grad
- nicht unterstreichen = 1. = schwacher Grad

Damit gewinnt man ein deutliches Bild und kann aus der Liste sofort entnehmen, welche Mittel dominieren.

> Bei der Arbeit mit dem Repertorium sucht man den Ausdruck, der dem Sinn der Patientenaussage am genauesten entspricht, ohne diese jedoch zu interpretieren.

Sagt ein Patient: „Ich träume mit offenen Augen", so entsprechen diesem Ausdruck am besten die Rubriken „Träumen beim Wachsein" (KK 402), „im Wachen " (Synth. 1703). Viele Patienten geben an, dass sie ihren Schmerz empfinden, „als ob es klopft", z. B. bei Kopfschmerz. Diesem Ausdruck entspricht am ehesten „pulsierender Kopfschmerz" (KK 334; Synth. 336) oder „hämmernder" Schmerz (KK 330; Synth. 329), je nach der Art der Klopfempfindung.

Die passende Rubrik muss exakt der Patientenaussage gleichen: „Verlangen nach frischer Luft" (KK 2044) bedeutet, dass der Patient direkte Sehnsucht nach frischer Luft hat, ohne frische Luft kann er nicht leben. „In frischer Luft besser" (KK

5

2044; Synth. 1896) bedeutet, dass sich die Beschwerden in frischer Luft bessern. Die Symptome „Bewegung verschlechtert" (KK 2027; Synth. 1860) und „Abneigung gegen Bewegung" (KK 2028; Synth. 1860) müssen voneinander unterschieden werden; das Erstere beschreibt die körperlich empfundene Zunahme der Beschwerden durch Bewegung, während die Abneigung gegen Bewegung ein Gemütssymptom ist.

Auf der anderen Seite sind beispielsweise „Furcht" und „Angst" in unserem Sprachgebrauch verwandte Ausdrücke. Der Unterschied zwischen beiden besteht darin, dass das Thema einer Furcht in den meisten Fällen eher diffus ist, eine Angst dagegen eher konkrete Themen beschreibt, z. B. „Furcht vor Dunkelheit" vs. „Angst vor Krankheiten".

Wenn Sie sich bei der Repertorisation nicht sicher sind, welche der beiden Rubriken die passende ist, suchen Sie in beiden nach dem vom Patienten geäußerten Symptom. Wenn ein Patient erzählt, dass er abends vor dem Schlafengehen immer erst unters Bett schaut, ob da jemand ist, entspricht das am besten „Furcht vor Räubern" (KK 45; Synth. 74). „Angst im Dunkeln" (KK 5; Synth. 8) und „Angst im Bett" (KK 5; Synth. 8) sind miteinander verwandt – je nach Lage verbindet man alle drei oder entscheidet sich für eine passende Rubrik.

Diese wenigen Beispiele sollen zum Nachdenken und zum intensiven Austausch mit dem Patienten anregen. Oft ist man überrascht, wie genau der Kranke seine Empfindungen schildert, wenn er erst spürt, dass man sich für ihn selbst interessiert.

Eliminationssymptome

Aus Gründen der Vollständigkeit wird hier auch die Arbeit mit Eliminationssymptomen beschrieben, obwohl diese Technik im Zeitalter der Computer-Repertorisation eigentlich nicht mehr empfohlen wird. Das technische Vorgehen gestaltet sich folgendermaßen: Man schaltet der Repertorisation ein Eliminationssymptom aus der Reihe derjenigen Symptome vor, die den Patienten in besonderer Weise beschreiben, schreibt die in dieser Rubrik befindlichen Arzneien in die Tabelle und kontrolliert die folgenden Rubriken dann nur noch auf das Vorhandensein dieser Arzneien.

Diese Methode hatte eine gewisse Berechtigung zu den Zeiten, als ausschließlich von Hand repertorisiert werden musste und diente dort vorwiegend der Arbeitserleichterung. Der Grund für die Abkehr von dieser Technik liegt in dem in ihr enthaltenen Risiko der Elimination wichtiger Symptome.

Ein Beispiel: *Sulfur*-Patienten sind eigentlich bekannt als „heißblütige" Individuen – im Alter und bei Schwächezuständen kann sich diese Eigenschaft aber ins Gegenteil verkehren. Wenn der Homöopath nun das Arzneimittelbild von *Sulfur* mit „generell warmblütig" assoziiert und dieses Symptom als Eliminationssymptom wertet, obwohl es im konkreten Fall als eines der wesentlichen Krankheitszeichen gewichtet werden müsste, dann wird dadurch das Simile womöglich verfehlt.

Eigentliche Eliminationssymptome gibt es zudem sehr selten, ebenso wie es keine negativen Symptome gibt. Der Vorschlag von Margaret Tyler und Sir John Weir, die Schreibarbeit mit sogenannten Eliminationssymptomen zu verkürzen, ist eigentlich als Hinweis zu verstehen, dass der Fall nur in der Gesamtheit der Symptome zu lösen ist.

> Ein Patient klagt, dass er seit einem Vierteljahr morgens völlig verwirrt ist. Er vergleicht diesen Zustand mit „Zwei Viertel Wein zu viel getrunken". Nach einer Rückfrage wegen der etwas unbestimmten Zeitangabe „morgens" sagt er, dass dieser Zustand den ganzen Morgen andauere, ca. bis zehn Uhr. Es sei kein Unterschied, ob er im Bett bleibe oder aufstehe. Nur nach dem Frühstück wäre es eine Weile schlechter (Tab. 4).
> Für diese Situation kommen folgende Rubriken in Frage: Verwirrung morgens (KK 116; Synth. 201), wie betrunken (KK 116; Synth. 27), wie nach einem Rausch (KK 117; Synth. 27), Essen verschlechtert (KK 117; Synth. 1876). Schon die erste Rubrik „Verwirrung morgens" hat 103 Mittel.

Das Herausschreiben aller in diesen Rubriken verzeichneten Mittel ist eine sehr zeitaufwendige Arbeit und auch die Arbeit mit einem Computerrepertorium wird bei einer solchen Symptomenlage nicht zum Erfolg führen. Der Arbeitsaufwand lässt sich in diesem Fall wesentlich reduzieren: Die Fallaufnahme ergab, dass der Patient **sehr frostig** ist, dass er sich leicht erkältet, dass er kalte Luft nicht verträgt. Das gesuchte Arzneimittel muss

Tab. 4 Vorschalten eines „Eliminationssymptoms“

Mangel an Lebenswärme	Trösten <	Verwirrung morgens	Wie betrunken	Rausch	Essen verschlechtert
Synth.1890 KK 1996 nur 3-wertige Mittel	Synth. 188 KK 108	Synth. 201 KK 116	Synth. 27 KK 116	Synth. 27 KK 117	Synth. 1876 KK 117
Aran.					
Ars.	*Ars.*	*Ars.*			
Bar-c.					
Calc-ar.					
Calc.	*Calc.*	*Calc.*			*Calc.*
Calc-p.	*Calc-p.*				
Camph.					
Carb-an.					
Caust.					
Cist.					
Crot-c.					
Dulc.					
Ferr.					
Graph.					
Helo.					
Hep.					
Kali-ar.					
Kali-bi.					
Kali-c.	*Kali-c.*	*Kali-c.*		*Kali-c.*	
Kali-p.					
Led.					
Mag-p.					
Nit-ac.	*Nit-ac.*				
Nux-v.	*Nux-v.*	*Nux-v.*	*Nux-v.*	*Nux-v.*	*Nux-v.*
Phos.					
Ph-ac.					
Psor.					

Tab. 4 (Fortsetzung)

Mangel an Lebenswärme	Trösten <	Verwirrung morgens	Wie betrunken	Rausch	Essen verschlechtert
Pyrog.					
Rhus-t.					
Sil.					

demnach ein „kaltes Mittel" sein. In der Rubrik „Mangel an Körperwärme" (Synth. 1890) bzw. „Lebenswärme" (KK 1996–97) sind diese „Eisheiligen" versammelt. Das „Kalte" ist bei diesen Menschen eine durchgehende, charakteristische Eigenheit. Deshalb kann man alle Mittel ausschließen, d.h. **eliminieren,** die nicht diese Frostigkeit haben.

Für solche Fälle habe ich für die manuelle Repertorisation die Rubrik „Mangel an Lebenswärme" auf einen Kartonstreifen aufgezeichnet. Diesen Streifen lege ich als Anfang vor die Symptomenliste und nehme aus den folgenden gewählten Rubriken von vornherein nur die kalten Mittel, eliminiere also damit die warmen Mittel.

Die Schreibarbeit verringert sich fast um die Hälfte, wenn Sie nur die 3-wertigen Mittel nehmen, und das ist nur dann erlaubt, wenn das Symptom, in diesem Falle die Frostigkeit, sehr ausgeprägt ist. Damit haben Sie schon von vornherein eine Menge Mittel ausgeschieden und sehr viel Zeit gespart.

Die Elimination eines Symptoms kann dazu führen, dass das Simile von vornherein ausgeschlossen wird. Deshalb wird diese Methode heute, gerade wegen der Möglichkeiten, die der Computer bietet, nicht mehr empfohlen.

Als Eliminationssymptome sind Eigenheiten nur verwendbar, wenn sie wirklich stark betont vom Patienten geäußert werden.

Aufbau eines Repertoriums

Alle modernen Repertorien zeigen eine ähnliche Struktur des Aufbaus. Üblicherweise beginnt das Repertorium mit dem Kapitel „Gemüt", dann folgen die organbezogenen Kapitel; sie beginnen mit den Kopfsymptomen und enden am Verdauungstrakt. Die Symptome der Extremitäten, des Schlafes, der Haut, des Temperaturempfindens, des Fiebers und die Allgemeinsymptome sind jeweils in eigenen Kapiteln erfasst.

Die Präferenz für ein bestimmtes Repertorium folgt natürlich subjektiven Faktoren; alle modernen Symptomenverzeichnisse sind als gleichwertige und ihre Aufgabe gut erfüllende Werke zu betrachten. Eine wichtige Einschränkung ist zu beachten: auch das aktuellste Repertorium enthält eine Reihe von Fehlern – seien dies über die Generationen „mitgeschleppte" und nie korrigierte Übertragungsfehler (Übersetzungsfehler, falsch eingeordnete Arzneimittel etc.) oder schlicht fehlende Rubriken bzw. Arzneimittel. Jeder homöopathische Arzt wird deshalb solche Fehler und Mängel in seinem Exemplar korrigieren und die fehlenden Informationen nachtragen müssen.

Die Suchvorgänge – heute mit dem Computer wesentlich erleichtert – sind bei den Buch-Repertorien vor allen Dingen von der Erfahrung und Übung des Arztes abhängig. Insbesondere zu Beginn der homöopathischen Praxis besteht die Gefahr, sich aufgrund der nahezu unüberschaubaren Fülle an Symptomen immer wieder auf bestimmte Rubriken zu konzentrieren und damit womöglich die feine Differenzierung zu vernachlässigen. Deshalb ist es unerlässlich, sich sehr intensiv mit dem Repertorium zu beschäftigen, um dieses Risiko zu minimieren.

Die Auswahl von Symptomen darf nicht nach ihrem Bekanntheitsgrad oder nach ihrem leichten Auffinden erfolgen.

Den Symptomen sind die bisher bekannten und geprüften Mittel zugeordnet; in modernen Repertorien sind auch die Quelle und der Name des Autors vermerkt, was für den Benutzer ein Kriterium für die Verlässlichkeit der Zuordnung sein kann.

Je nach Repertorium sind den Hauptsymptomen weitere Untergliederungen und nähere Beschreibungen, oft verbunden mit den Modalitäten, nachgeordnet. Bei diesen Spezifizierungen sind oft dann nur wenige oder auch nur ein Mittel angeführt. Solche Rubriken können „Goldkörner“ enthalten, sie sollten jedoch nur in den seltensten Fällen die Basis der Verschreibung darstellen, weil die Gefahr besteht, dass die Rubrik unvollständig und damit das mögliche Simile nicht enthalten ist.

Gradeinteilung der Arzneimittel

Die Arzneimittel in den meisten Repertorien unterscheiden sich durch verschiedene **Drucktypen** oder **Druckfarben**, die einen Wert angeben:

- Normaldruck = 1. Grad = geringer Wert
- Kursivdruck = 2. Grad = mittlerer Wert
- Fettdruck = 3. Grad = hoher Wert (je nach Repertorium höchster Wert)
- Fettdruck, groß geschrieben = 4. Grad = höchster Wert

Diese Gradeinteilung ist von Kent eingeführt worden. Bei manchen Homöopathen ist sie umstritten, weil sie oft nur widerspiegelt, wie häufig dieses Mittel geprüft oder verschrieben wurde. Somit sind automatisch die weniger gebräuchlichen oder auch in neuester Zeit geprüften Mittel unterbewertet. Man ist eher der Ansicht, dass die Wertung den Symptomen vorbehalten sein sollte. Die Punktauswertung widerspricht im Grunde der homöopathischen Arzneidifferenzierung nach der Qualität der Symptome.

Die Gradeinteilung beruht auf folgenden Parametern:

- 4. Grad = bei fast allen Prüfern aufgetreten, klinisch oft bestätigt, gilt als Leitsymptom für das Mittel
- 3. Grad = bei fast allen Prüfern aufgetreten und klinisch oft bestätigt
- 2. Grad = bei Arzneiprüfungen seltener beobachtet, aber klinisch bestätigt
- 1. Grad = nur bei sehr wenigen Prüfern beobachtet, noch nicht sicher bestätigt

Querverweise

Die großen Repertorien haben den Vorteil, dass sie viele Querverweise auf Synonyma enthalten. Damit wird die Suche nach dem richtigen Wortlaut des Symptoms erleichtert, sie lenken den Blick auch auf andere Kapitel. Nicht selten trifft der Querverweis den Kern des Symptoms wesentlich besser als die ursprünglich gesuchte Formulierung. Querverweise erleichtern und verschärfen die Differenzierung; dies hilft bei der Beurteilung der unterschiedlichen Ausdrucksweisen von Probanden und Autoren.

Im Repertorium von Kent ist die Anzahl der Querverweise – gemessen an den modernen Repertorien – recht dürftig. Ich habe in meinem Repertorium von Anfang an noch zusätzlich die mir bereits bekannten Querverweise eingetragen – diesen Rat möchte ich weitergeben, er erspart später viel Zeit.

Wann immer man auf zuverlässige Querverweise stößt, sollten diese sofort in das eigene Repertorium eingetragen werden.

Dies ist auch in den hochwertigen Softwareprogrammen möglich.

Praxisbeispiel

Eine große, kräftige, mollige, dunkelblonde Patientin klagt als Hauptbeschwerde über eine starke Akne. Das lokale Geschehen gibt keine Differenzierung, es ist eine Akne wie viele Aknen. Der spontane und gelenkte Bericht ergibt auch keine Differenzierung. Als sie aber merkt, dass ich mich bei der indirekten Befragung für „sie selbst“ interessiere, sagt sie ganz spontan: „Komisch, mich ärgert schon lange, dass ich abends im Dunkeln Angst kriege, wenn ich mit dem Auto fahre, da ich meine, dass mir jemand über die Schulter schaut, als wenn da

Tab. 5 Auswertung des Fallbeispiels

Symptome	Merkmale der Präzision	Rang	Qualität
Jemand schaut über die Schulter	Auffallend, sonderlich, genau beschrieben, intensiv erlebt und geäußert, besteht schon lange	Gemütssymptom, Wahnidee	sehr hoch
„Als ob da jemand wäre"	Sehr sonderlich	Als-ob-Symptom: Ätiologie ihrer Angst	sehr hoch
Am Meer fühlt sie sich sehr wohl	Intensiv geäußert und deutlich erlebt; besteht schon lange	Allgemeinsymptom	wertvoll
Menses: Intervall kurz	Nicht sehr genau, da keine auffallende Abweichung in der Dauer oder Beschaffenheit der Menses besteht	Leibliches Allgemeinsymptom	gut
Akne	In dieser typischen Form geringe Präzision; Besserung der Akne am Meer ist nicht sehr auffallend, da sich die meisten Aknen im Sommer und in frischer Luft bessern	Hauptbeschwerde: lokales pathognomisches Zeichen ohne Differenzierung	bescheiden
Schwitzt schnell bei Anstrengungen	Bei korpulenten Menschen nicht auffallend	Leibliches Allgemeinsymptom	bescheiden
Angst im Dunkeln, Angst abends	Nicht ungewöhnlich, haben viele Menschen. In der beschriebenen Form ist es keine existenzielle Angst. Sie beschreibt es selbst eher als komisch und ärgert sich darüber	Gemütssymptom mit Modalität	mäßig

jemand wäre." Auf weiteres Befragen gibt sie an: Menses öfter zu früh, schwitzt schnell bei körperlicher Anstrengung, beim Sport; am Meer fühlt sie sich sehr wohl, auch die Akne war im Sommer dort wesentlich besser.

(Zur Auswertung dieses Fallbeispieles vgl. Tab. 5 und 6.)

In Tab. 5 sind die Symptome schon nach der Rangfolge ihrer Qualität geordnet. Dabei wird dem Anfänger auffallen, dass die Hauptbeschwerde, die diagnostisch abgrenzbare Störung „Akne", erst relativ weit am Ende der Liste erscheint und dass das meist hochwertige geistige Symptom Angst zuletzt kommt, weil in diesem Falle die Angst nicht sehr ausgeprägt war.

Bromum führt in 5 Spalten, besonders in den Spalten mit der höchsten Qualität. Der Vergleich mit der Arzneimittellehre (z. B. Boericke 1972) bestätigte die Ähnlichkeit mit dem ganzen Menschen und der Hauptbeschwerde. Bei Akne verzeichnet Kent leider nicht *Brom*. Dagegen ist es bei Pickel und Furunkel enthalten. Aus der Toxikologie ist die *Brom*-Akne aber gut bekannt. Voisin (1969) gibt *Brom* als Hauptmittel für Akne bei korpulenten Menschen an – eine Bestätigung für die typologische Übereinstimmung bei dieser Patientin.

Die Arzneifindung muss vom Ganzen ausgehen – auch die Heilung geht vom Zentrum aus nach außen. Es hat keinen heilenden Wert, die Arzneiwahl auf Lokalsymptomen und Lokalmodalitäten aufzubauen, die nicht im Einklang mit dem Ganzen stehen. Damit erreichen wir stets nur vorübergehende palliative Effekte. Die Heilungsrichtung geht von innen nach außen, wahlanzeigende Symptome für eine Arznei müssen demzufolge dieser inneren Störung der Lebenskraft entsprechen. Die Störung der Lebenskraft repräsentiert sich oft deutlich in den ganzheitlichen Symptomen. Wenn diese Symptome hohe Qualität haben, stehen sie an erster Stelle.

Ordnen Sie alle Symptome in der Reihenfolge ihrer Qualität.

Führt man die Repertorisation des gleichen Falles mit Hilfe eines Computerprogramms aus, so erscheinen zwar wesentlich mehr Arznei-

Tab. 6 Repertorisationsbogen zum Fallbeispiel

Jemand schaut über die Schulter (Personen, jemand ist hinter ihm)	Am Meer fühlt sie sich sehr wohl (Seeluft bessert)	Menses, Intervall zu kurz, zu früh	Akne	Pickel-Gesicht	Schweiß bei geringster Anstren-gung	Furcht vor Dunkel-heit
KK 133; Synth. 227	KK 511; Synth. 1922	KK 1898; Synth. 1108	KK 500; Synth. 595	KK 591; Synth. 595	KK 475; Synth. 1785	KK 42; Synth. 66
Anac.		*Anac.*				
Brom.	*Brom.*	*Brom.*	*Brom.*	*Brom.*	*Brom.*	*Brom.*
Calc.		*Calc.*				
Casc. Cench. Crot-c.						
Lach.		*Lach.*				
Med.	*Med.*					
Ruta		*Ruta*				
Staph.		*Staph.*				
Sil.		*Sil.*				
	Nat-m.					

5

Tab. 7 Computerrepertorisation zum Fallbeispiel

	calc.	brom.	carb-an.	carb-v.	ars.	calc-s.	caust.	sil.	med.	lach.	phos.	sep.	nat-m.
	1	2	3	4	5	6	7	8	9	10	11	12	13
Summe der Symptome (sort. nach Graden)	5 11	5 6	4 9	4 9	4 8	4 8	4 8	4 8	4 7	4 5	3 8	3 8	3 7
01. Gemüt – Wahnideen – Menschen – hinter ihm; jemand sei													
1	1	1	–	–	–	–	–	1	2	1	–	–	–
02. Gemüt – Furcht – Dunkelheit, vor der													
1	2	1	2	2	1	1	2	–	2	–	2	–	–
03. Allgemeines – Luft – Seeluft, Luft am Meer – amel.													
1	–	1	–	–	–	–	–	–	2	–	–	–	–
04. Gesicht – Hautausschläge – Akne													
1	2	–	3	3	2	2	3	3	1	2	–	3	2
05. Weibliche Genitalien – Menses – häufig, zu													
1	3	1	3	3	3	2	2	2	–	1	3	2	3
06. Schweiß – Anstrengung – während geringer Anstrengung													
1	3	2	1	1	2	3	1	2	–	1	3	3	2

mittel, diese jedoch bereits geordnet nach ihrer Wertigkeit und der Häufigkeit ihres Vorkommens in den ausgewählten Rubriken.

Die Präzision und Intensität der Aussage wird in der persönlich aufgenommenen Anamnese deutlicher sein als im Fragebogen. Nach diesen Vorbehalten gegenüber Rang und Wertigkeit können Sie die Symptome etwa in dieser **Reihenfolge** aufstellen:

1. vollständige Symptome, die die Bedingung des § 153 erfüllen,
2. bemerkenswerte psychische Symptome, möglichst mit Modalität,
3. deutliche, ganzheitlich leibliche Symptome (Allgemeinsymptome und Modalitäten),
4. überzeugende ätiologische Symptome,
5. ungewöhnliche Begleitsymptome,
6. sonderliche auffallende Lokalsymptome.

Technische Hilfsmittel der Repertorisation

Repertoriumsarbeit ist zeitaufwendig. Das Niederschreiben der Arzneilisten ist umständlich und bei umfangreichen Rubriken auch langwierig. Boger war nach meinem Wissen der erste, der durch vorgefertigte Karten diese Schreibarbeit sparen wollte. Die Grundmethode entspricht dem Lochkarten- oder Hollerith-System, das in der Frühphase der maschinellen Datenverarbeitung entwickelt wurde. Zusammengehöriges hat an der gleichen Stelle eine Lochung oder am Rande eine Einkerbung. Leers hat 1979 eine sehr gute Lochkartei herausgebracht, die sich im deutschen Sprachraum bewährt hatte.

Der Zeitgewinn der Karten-Repertorisation wird heute durch die Repertorisation mit einem Computer jedoch weit übertroffen. Der beste Computer kann allerdings nicht mehr Informationen herausgeben, als an Geist eingespeichert wurde. Deshalb wurden die Programme inzwischen mit allen Finessen und Gedanken zur Homöopathie angereichert, derer man sich nur habhaft machen konnte. Sie bieten heute die Möglichkeit, mit verschiedenen Repertorien und Repertorisationstechniken zu arbeiten – darüber hinaus sind in den Programmen in der Regel Datenbanken mit großen Mengen an homöopathischer Literatur enthalten (Quellen, Sekundärliteratur, Materia medica, Arzneimittelprüfungen etc.). Die verschiedensten Querverweise auf Materia medica, Wertung der Symptome durch bekannte Homöopathen, die Einrichtung von selbst erstellbaren Personal Keynotes, verschiedenste Repertorisationsmöglichkeiten mit differenzierter Bewertung verschiedenster Symptome, unmittelbare Zugänge zu fast allen Werken der Materia medica sind oft nur ein Teil der wirklich nützlichen Bestandteile moderner Software.

Aber auch hier gilt: Solche Instrumente sind immer nur Hilfsmittel, sie ersetzen nicht notwendige Überlegungen des Therapeuten. **Zeitgewinn darf keinen Qualitätsverlust erzeugen!** Der Computer muss mit den richtigen Informationen gefüttert werden und dazu brauchen wir die gründliche Vorarbeit, wie sie in diesem Buch beschrieben ist.

Übersicht zu den einzelnen Repertorien

Der Wert eines Repertoriums steigt mit dem Grad seiner Vollständigkeit. Aus dieser Sicht ist natürlich der Wert der kleinen Repertorien begrenzt. Auf der anderen Seite gilt aber auch: Je vollständiger und damit größer ein Symptomenverzeichnis ist, desto unhandlicher wird es. Dieser Nachteil muss in Kauf genommen werden, er lässt sich durch täglichen Gebrauch ausgleichen. Bei kleineren Werken ist man frustriert, wenn das gewählte Symptom nicht zu finden ist.

Aus der großen Zahl von Repertorien habe ich einige zur genaueren Besprechung ausgewählt: vor allem diejenigen, die in unserem Sprachraum größere Bedeutung haben.

Clemens **von Boenninghausen**, ein unmittelbarer Schüler Hahnemanns, war der Erste, der im Jahre 1846 ein umfassendes Repertorium veröffentlichte (Revidierte Ausgabe von Gypser 2006). Dieses Werk spielt eine Sonderrolle – nicht nur in historischer Sicht. Seine eigenständige Qualität hat einen Maßstab gesetzt, der für alle späteren Repertorien gültig bleibt. Hahnemann würdigte ihn in einer Fußnote zu § 153 des Organon: „Um Aufstellung der charakteristischen Symptome hat sich Herr Regierungsrat Freiherr von Boenninghausen durch sein Repertorium verdient gemacht …“

James Tyler **Kent** hat 1877 das bis dahin vollständigste, englischsprachige Repertorium zusammengestellt. Die erste deutsche Übersetzung von Erbe (1937) ist inzwischen vergriffen. Sie hält sich genau an die Kapiteleinteilung des Originalwerkes. Dadurch war sie für diejenigen, die mit dem englischen Kent schon vertraut waren, besonders geeignet.

Eine neue deutsche Übersetzung des **Kent-Repertoriums** haben Georg von Keller und Jost Künzli von Fimelsberg 1960 herausgegeben (Kent 1991). Die Kapiteleinteilung entspricht nicht vollständig dem Original. Die Übersetzer haben das Original kritisch geprüft, Fehler ausgemerzt, wichtige Querverweise der zahlreichen Synonyma und eine große Zahl von Symptomen des Boenninghausen-Repertoriums hinzugefügt.

Horst Barthel und Willi Klunker haben 1970 für die Teilgebiete Gemüt und Geist, Sexualität, Menses und Schlaf das **„Synthetische Repertorium“** herausgegeben (ursprünglich dreisprachig: englisch, französisch, deutsch, jetzt nur mehr einsprachig erhältlich; Barthel 2005). Es ist für die ganzheitlichen Symptome das umfangreichste Verzeichnis, damit eine wichtige Ergänzung zu anderen Repertorien.

Seither ist eine Reihe kleinerer Symptomenverzeichnisse erschienen, von denen die meisten allerdings heute als überholt gelten und auch nicht mehr in den Verlagsprogrammen erhältlich sind:

- Stauffer verfasste im Jahre 1951 das „Symptomenverzeichnis nebst vergleichenden Zusätzen zur Homöopathischen Arzneimittellehre“; es ist leider nicht mehr neu aufgelegt, aber gelegentlich noch antiquarisch erhältlich.
- Von Dorcsi stammt das 1965 erstellte „Symptomenverzeichnis für die tägliche Praxis und zum vergleichenden Studium der homöopathischen Arzneimittellehre in personotroper Ordnung“.
- Das Werk „Praktische Homöopathie“ von Henri Voisin (1969) geht einen völlig eigenständigen

Weg. Es verbindet teilweise den Inhalt eines Symptomenverzeichnisses mit einer nach klinischen Krankheitsbildern oder Syndromen geordneten Übersicht. Bei einzelnen größeren Syndromen wird ein Repertorium oder eine Übersichtstabelle angefügt. Einige Kollegen arbeiten in der Sprechstunde gern mit diesem Buch und sind voll des Lobes – andere kommen nicht zurecht. Ich verwende es, wenn die Fallaufnahme wenige subjektive Symptome bringt und alles wachsweich ist. Dann kann man, von der Hauptbeschwerde ausgehend, doch manches differenzieren, was sonst nur organotrop zu therapieren wäre.

- Flury versuchte 1979 mit seinem Karten-Repertorium einen Brückenschlag zwischen der betonten Generalisierung der Symptome bei von Boenninghausen und der weitgehenden Differenzierung Kents. Wer den Wert der ganzheitlichen Symptome des Leibes und Gemütes kennen lernen will, findet hier manche Anregung.
- Hugbald V. Müller hat 1980 auf übersichtlichen Tabellen die wichtigsten klinischen Syndrome dargestellt. Damit kann man eine Kurzrepertorisation über die wahlanzeigenden Symptome mit ihren entsprechenden Arzneimitteln durchführen.

5

Die bisher beschriebenen Repertorien ermöglichen zwar die homöopathische Repertorisation, enthalten aber nicht die seither erarbeiteten Erweiterungen. Neuere, heute weit verbreitete Repertorien sind z. B.:

Das **Complete Repertory** von Roger van Zandvoort (deutsche Ausgabe 2006 in 3 Bänden) ist mit ca. 1,5 Mio. Einträgen eines der umfassendsten Repertorien. Es stellt als Repertorium Universale die deutsche Übersetzung des englischen Complete Repertory vom gleichen Autor dar.

Das **Kents Repertorium Generale** unterscheidet sich vom oben angeführten Kent-Repertorium vor allem durch die „Künzli-Punkte", mit denen die Herausgeber Künzli und Barthel die in der langjährigen Praxis von Altmeister Jost Künzli besonders bewährten Leitsymptome gekennzeichnet haben.

Die deutsche Übersetzung eines sehr erfolgreichen amerikanischen Werkes ist das **Klinische Repertorium der Homöopathie** von Robin Murphy. Es ist mit alphabetischer Gliederung und der Aufnahme von klinisch und diagnostisch geordneten Kapiteln des Generalisten Freud und des Puristen Leid.

Im Gleichschritt mit der homöopathischen Software RADAR wurde das **Synthesis-Repertorium homoeopathicum syntheticum, Edition 9.1**, von Frederic Schroyens entwickelt, ein international anerkanntes Standardwerk, in das die Repertorien bedeutender Homöopathen (z. B. Boger, Bönninghausen) eingearbeitet sind.

Wer nur gelegentlich homöopathisch arbeitet oder großzügig über seine Zeit verfügen kann, ist auch heute noch mit der Buchform verschiedener Repertorien gut bedient. Das Flair und die Vertrautheit mit dem geschriebenen Wort, die Muße, die Bequemlichkeit, an jedem Ort darin lesen zu können, lassen auch heute noch für viele Nutzer das Buch unverzichtbar erscheinen. Gleichwohl sind die Vorzüge der Computertechnik nicht zu übersehen: Schnelligkeit, Genauigkeit, Reproduzierbarkeit, Datenerfassung und -vollständigkeit sowie die schnelle Suche in den Quellen haben einen Quantensprung vollzogen, den wir in unserer Arbeit nicht mehr missen wollen.

Computer-Repertorisation

Der früher für das Herausschreiben der Rubriken notwendige, u. U. sehr große Zeitaufwand hat sich in der heutigen Zeit durch die Verwendung von Repertorisations-Software wesentlich verringert.

Zu Beginn der Entwicklung homöopathischer Software waren nur einige (Buch-)Repertorien Bestandteil der Programme; inzwischen sind Funktionen integriert, mit denen die besonderen Möglichkeiten dieser Technik umfassend erschlossen werden können. Es ist heute z. B. Standard, sofort ein Arzneimittel in den integrierten Arzneimittellehren suchen und nachlesen zu können. Die verschiedenen Programme, die sich im Umfang und Handling unterscheiden, sollte man vor dem Kauf als Demoversion testen und auch Kollegen befragen, die mit ihnen arbeiten. Die gesamte Bandbreite der Funktionen und Möglichkeiten der Software erschließen sich meist erst nach einiger Übung.

Der auffallendste Unterschied im Vergleich zur Buch-Repertorisation ist natürlich die ungeheure Schnelligkeit der Such- und Auswertungsprozesse. Darüber sollte jedoch nicht vergessen werden, dass vor dem Beginn der Repertorisation die gedankliche Beschäftigung mit den Inhalten der Anamnese stehen muss.

Auf folgende Inhalte und Funktionen sollte man bei der Wahl seiner Software achten:

- integrierte Suchmaschinen und Datenbanken mit unmittelbarem Zugriff auf eine Reihe von Arzneimittellehren
- Verfügbarkeit mehrerer großer Repertorien
- Querverweise auf Symptome mit ähnlicher Bedeutung und verschiedener Wortwahl
- Themen mit zugehörigen Symptomen ermöglichen eine genauere Bestimmung, welches Symptom den Zustand am besten beschreibt
- Angaben zu den Autoren erleichtern die Wertung von Einträgen
- manche Software verfügt über die Möglichkeit der Elimination von Einträgen aus dem Repertorium
- verschiedene Einstellungen der Analysemöglichkeiten
- Möglichkeit der Speicherung aller patientenbezogenen Daten, inklusive aller Repertorisationen und der Fallverläufe
- Möglichkeit der Erweiterung durch eigene Nachträge von Symptomen und Arzneien
- ggf. Software und Repertorien in mehreren Sprachen
- Tutorials (CD oder Kurse), guter Support sowie attraktive Aktualisierungsangebote (Updates)

Die folgende Übersicht zu den einzelnen Programmen erhebt keinen Anspruch auf Vollständigkeit; die Entwicklung befindet sich beständig im Fluss, neue Produkte gelangen auf den Markt und bestehende Programme werden laufend durch Updates ergänzt. Zum jeweilig aktuellen Stand der Angebote verweise ich auf die entsprechenden Internetseiten der Hersteller:

- **ComRep,** ComRep, Deutschland (www.comrep.de)
- **ISIS**, Fa. Miccant, England (www.homeosoft.de)
- **MacRepertory,** Fa. Kent Homeopathic Associates, USA (www.kenthomeopathic.com)
- **RADAR,** Fa. Archibel, Belgien bzw. CSP GmbH (Hahnemann Institut), Deutschland (www.radar-deutschland.de)

Stellvertretend sind aus der Reihe der oben angeführten Programme zwei Produkte (ISIS und Radar) ausgewählt worden, um dem Leser eine

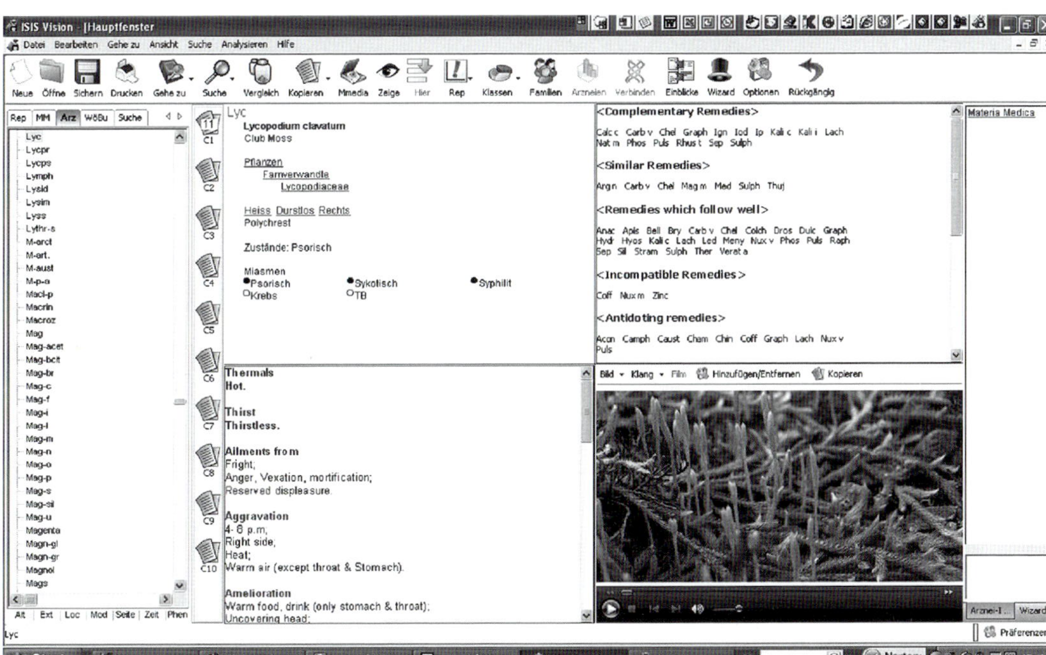

Abb. 6 Die Repertorisation mit ISIS.

Vorstellung vom Erscheinungsbild einer Repertorisation mit dem Computer zu vermitteln.

5.3.5 Auswahl des Mittels durch den Abgleich mit der Materia medica

Die Repertorisation hat Hinweise auf ein oder mehrere Arzneimittel ergeben. Meist dominieren in diesen Vergleichsreihen zwei oder drei Mittel. Diese müssen nun über die Beschäftigung mit der Arzneimittellehre, auch „Materia medica" genannt, mit den zentralen Aussagen der Anamnese zur Individualität des Menschen und seiner vorliegenden Störung abgeglichen werden, um das Simile zu bestimmen.

> Das analytische Vergleichen einzelner Symptome mündet am Ende wieder in das synthetische Überschauen des ganzen Arzneimittelbildes.

Hier muss es sich erweisen, ob der Kranke als einmalige Person dem gefundenen Arzneimittel wirklich ähnlich ist, ob es im Ganzen zu ihm passt. Wenn dieser Vergleich keine innere Entsprechung zwischen dem Patienten und seinem Heilmittel ergibt, war unsere Analyse der Fallaufnahme falsch. Entsprechend den Anregungen durch Georg v. Keller und K. H. Gypser sollte man dabei möglichst die wesentlichen Patientensymptome mit dem Wortlaut oder Sinngehalt der entsprechenden Arzneiprüfungssymptome vergleichen.

Beispielhaft seien hier einige etablierte Arzneimittellehren aufgeführt:

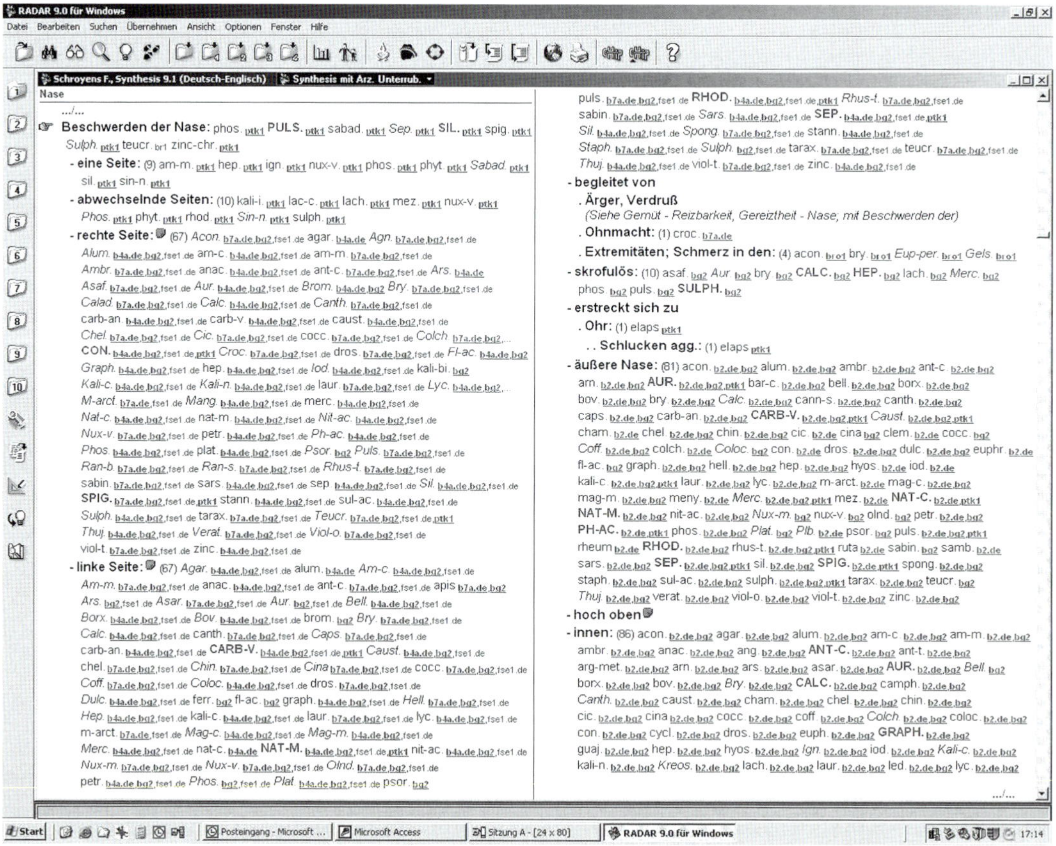

Abb. 7 Die Repertorisation mit RADAR.

- Einen sehr umfassenden Überblick über die Prüfungssymptome bieten Hahnemann (2007), Allen (1974 – 1880) und Hering (1990).
- Ein umfassendes Bild vermitteln außerdem die bekannten Werke von Mezger (2005), Seideneder (2000), Lippe (2003), Vithoulkas (1991) und Clarke (2006).
- Für einen prägnanten Einblick eignen sich insbesondere die Arzneimittellehren von Boericke (2004), Morrison (1997), Nash (2004) und Phatak (2005).

Neben diesen Werken ist eine ganze Reihe weiterer Arzneimittellehren erhältlich und empfehlenswert; sie beleuchten die Welt der Arzneimittelbilder aus oft unterschiedlichen Perspektiven. Beim Studierenden entsteht durch die Lektüre verschiedener Arzneimittellehren ein mehrdimensionales Bild der jeweiligen Arzneien – wodurch wiederum das Erkennen von Arzneimitteltypen in der Praxis gefördert wird.

5.4 Schwierige Arzneifindung

5.4.1 Wenige subjektive Symptome

Besonders viel Geduld verlangen jene Fälle, in denen kaum ein vernünftiges individuelles Symptom oder generell keine verbale Aussage zu erhalten ist: Bewusstlose, geistig Behinderte, sehr schweigsame Individuen und Kleinkinder. Zu den Besonderheiten der Kinderanamnese haben u.a. Hauptmann (1990), Imhäuser (1970) und Foubister (1962) wertvolle Literatur beigetragen. Auch Patienten mit fortgeschrittenen Organleiden im Zustand der Dekompensation zeigen sehr häufig nur noch wenige subjektive Symptome.

Bei **Organleiden** beschreiben die Symptome vorwiegend die pathologisch-anatomischen Veränderungen und die daraus ableitbaren Funktionsausfälle. Meist sind diese Patienten schon so umfassend schulmedizinisch, d.h. medikamentös versorgt worden, dass die Unterschiede zwischen Arzneinebenwirkungen, Unterdrückungsphänomenen und Organschäden verwischt sind. Manchmal kann *Nux vomica* (Arzneischäden) oder *Sulfur* (Unterdrückung von Ausscheidungen) diesbezüglich noch ein gewisses Maß an Klärung in den Fall bringen. Bei langer immunsuppressiver Therapie (z.B. durch Cortison-Gabe) und den Folgen von Unterdrückung des Fiebers mit völligem Reaktionsmangel ist manchmal noch Hilfe möglich („Reaktionsmangel", „Fehlen der Reaktion" KK 1971; Synth. 1941; Folgen von Chininmissbrauch KK 2029; Synth. 1781, entspricht heute „Folge von Fieberunterdrückung", „Folge von Immunsuppression").

> Als Ergänzung kommen in solchen Fällen die bewährten organotropen Mittel in tiefer Potenzierung zum Einsatz. Damit sind zumindest palliative Wirkungen zu erzielen – echte, tiefgreifende Heilung hingegen ist in weit fortgeschrittenen Krankheitsstadien nur noch äußerst selten zu erreichen.

Auch wenn solche Fallverläufe nur wenig Aussicht auf wahren Erfolg bieten, sollte man den Mut nie sinken lassen und den Patienten nie hoffnungslos seinem Schicksal überlassen. Wir dürfen ihn allerdings auch nicht mit Lügen benebeln. Wahrheit, gepaart mit Hoffnung, gibt Kraft. Freilich sind auch hier individuelle Unterschiede zu beobachten: der eine Mensch braucht mehr Hoffnung – der andere dagegen verlangt und erträgt mehr Wahrheit. Auch hier gilt das homöopathische Prinzip der Individualisierung.

Von den **schweigsamen Patienten** erhält man die Informationen, indem man sie bittet, einen entsprechenden Anamnese-Fragebogen auszufüllen. Abneigung gegen Reden, Zurückhaltung, Wortkargheit selbst kann schon zum Symptom werden (KK 76; Synth. 159); Abneigung gegen Antworten (KK 10; Synth. 159).

Die objektiven Zeichen erlangen besondere Bedeutung, wenn keine verbale oder nur sehr eingeschränkte Kommunikation möglich ist (Gelähmte, Bewusstlose usw.). Dann kommt die große Stunde für die „Augenmenschen", für die synthetisch Erfassenden. Alle Sinnesorgane müssen wach sein: sehen, riechen, tasten, spüren, objektive Zeichen gewinnen und mit den toxikologischen Daten der Arzneiwirkung vergleichen.

> Bei einer Sportveranstaltung kollabiert ein 17-Jähriger nach einem 100-m-Lauf. Er liegt käsigweiß am Boden; der Puls ist klein, hart und fadenförmig. Das Gesicht ist eingefallen, Würge- und Brechreiz ist zu beobachten; er ist kaltschweißig und hat die Augen geschlossen. Helfer wollen ihn zudecken, der Patient schiebt die Decke weg. Bei dieser Situation sprechen allein die von außen zu beobachtenden Zeichen: Kollaps, blasses Gesicht, kalter Schweiß, Übelkeit, Würge- und Brechreiz und geschlossene Augen, harter, fadenförmiger Puls, will nicht zugedeckt sein.
> Als Kollapsmittel kommen *Veratrum album* und *Tabacum* in die engere Wahl. Der harte, fadenförmige Puls, Abneigung gegen Zudecken, Übelkeit mit dem Verlangen, die Augen geschlossen zu halten, entscheiden für *Tabacum*.

Veratrum hat einen schwachen Puls, verlangt nach Wärme und hat mehr kalten Schweiß auf der Stirn.
Dem jungen Athleten geht es nach einer Gabe *Tabacum* C30 rasch besser. Ein Vereinsfreund sagt zu ihm: „Jetzt siehst du, lass die blöde Zigarette aus dem Rachen!" Diese Aussage eines Unbeteiligten ist eine gute Bestätigung der Arzneiwahl. Die Ätiologie dieses Kollapses, von der ich vorher nichts wissen konnte, war Nikotinkonsum vor der körperlichen Anstrengung.

Bei Säuglingen und Kleinkindern baut die Arzneidiagnose oft auf den objektivierbaren Zeichen auf und verbindet sie mit der Symptomatologie, wie sie die Bezugspersonen (Mutter, Vater) übermitteln. Die arzneitypologischen und konstitutionellen Kennzeichen machen den Homöopathen dabei manchmal unabhängig von jeder verbalen Aussage.

Verordnungen, die sich allein auf eine Einzelsymptomatik beziehen, wirken bestenfalls palliativ. Der Wert der Repertorisation zeigt sich in der Möglichkeit, das gemeinsame Element von Lokal- und Allgemeinsymptomen zu finden.

5.4.2 Viele Symptome und Zeichen

Eine ganz andere Herausforderung stellt sich bei sehr redseligen Patienten; hier möchte man manchmal während ihres Spontanberichtes in den Schreckensruf ausbrechen: „Wehe, wenn sie losgelassen!" Es sprudelt nur so, es springt hin und her, dabei ist alles weich und amorph wie eine Qualle. Wenn man die Aussagen fixieren oder gar aufschreiben möchte – schon vorbei und wieder weiter. Auswahl der Symptome? Welche? Wenn es nicht gelingt, die Vielfalt der Symptome in eine gewisse Ordnung zu bringen, kann man das auffallende Symptom der Geschwätzigkeit bereits zur Arzneiwahl heranziehen. Die individuelle Art der Darstellung, die persönliche Form der Geschwätzigkeit gibt uns Hinweise auf das passende Mittel (KK 56; Synth. 141). Eine wertvolle Studie zu dieser Thematik wurde von Gnaiger (1974) verfasst.

5.4.3 Variable Symptome

In anderen Fällen kann der Spontanbericht durch anscheinend widersprüchliche Aussagen sehr verwirrend erscheinen: mal sind die Symptome so, mal anders, mal zeigen sie sich hier, mal dort. Wenn das Variable fast zur Regel wird – dann kann man an *Ignatia*, *Pulsatilla*, auch *Sulfur* mit seiner breitgestreuten Symptomatik denken; wechselhafte Symptome können auch Hinweise auf *Psorinum* oder *Tuberculinum* sein. Die Toxinausscheidung über die Haut, die Schleimhäute, den Darm und die Nieren führt zu wechselnden Symptomen.

Hier hilft das Ordnungsprinzip der „Konstitution und Diathese", indem die konstitutionellen Schwächen aufgespürt und behandelt werden müssen. Die biografische Anamnese gibt uns dafür die nötigen Hinweise.

In der Biografie des chronisch Kranken lassen sich typische Krankheitsprozesse erkennen, denen sich die vielfältige Symptomatik zuordnen lässt. Die Ordnung nach Konstitution und Diathese gibt der Vielfalt ein Gerüst. Das Auseinanderstrebende bekommt eine Richtung. Wir werden die Themen „Konstitution und Diathese" noch ausführlich besprechen (s. Kap. 8.2). Schon an dieser Stelle sei jedoch klargestellt, dass es wichtig ist, bei chronischen und immer wieder rezidivierenden Krankheiten den konstitutionellen Hintergrund der vielseitigen pathologischen, funktionellen und psychischen Symptome zu erkennen. Ein Herumbasteln an einzelnen Erscheinungen der Krankheit bleibt an der Peripherie und ist nur palliative Symptomenkosmetik. Wir verfehlen die Heilung von Grund auf.

5.4.4 Vermeidbare Fehler

Nicht ohne Grund hat Hahnemann gefordert: „Macht's nach – aber macht es genau nach!" Es ist meine sicher gewonnene Erfahrung, die durch Nachprüfung, Beobachtung und im Gespräch mit anderen Kollegen erhärtet ist, dass die besten Ergebnisse und die sichersten Heilungen erreicht werden, wenn wir den Richtlinien zur Arzneifindung folgen, wie sie im „Organon" beschrieben sind.

Aus eigenen Fehlern (jedermann begeht immer wieder Fehler) und durch Lehrtätigkeit habe ich versucht, zu lernen:

- Wo drohen die Riffe und Untiefen?
- Welche häufigen Fehler kann man vermeiden?

Verordnung nach der Diagnose

Die Homöopathie ist eine **phänomenologische** Methode. Die Arzneifindung muss sich an den beobachteten Phänomenen (Symptome und Zeichen) orientieren. Seit Hippokrates hat kein Arzt wieder so klar wie Hahnemann die Behandlung des Kranken nach den individuellen Phänomenen ausgerichtet. Wir müssen uns von den anerzogenen Denkschablonen der Erklärung der Krankheit lösen und uns frei machen zur **Beobachtung** des Kranken. Der Denkvorgang der Erklärung verläuft rückwärts und analytisch von B nach A. Bei mechanischen Prozessen hat dieser, auf das Unikausale gerichtete Weg seine Berechtigung und verspricht Erfolg. Die Beobachtung mehrerer Phänomene jedoch umgreift das Ganze, sie umfasst multikausale Prozesse der Natur. Komplexe Naturvorgänge sind unikausal nicht mehr zu begründen. Analytisches Denken versucht, Vielfältiges in einzelne erklärbare Linien aufzulösen. Die naturwissenschaftliche Medizin hat mit der Reduzierung krankhafter Prozesse auf **eine** „Ursache" unbestreitbare Erfolge auf einzelnen Gebieten. Auf vielen anderen Gebieten kommt sie an Grenzen und ihre Vertreter verstehen noch nicht, dass der gesamte gedankliche Ansatz falsch ist. Diese Gedanken musste ich vorausschicken, um den ersten vermeidbaren Fehler deutlich zu machen:

> Die Vernachlässigung der Phänomene (Symptome) und das Fixieren auf die Diagnose als ein kollektiver und abstrakter Begriff sind unter allen Umständen zu vermeiden.

Daraus erklärt sich, dass manche homöopathischen Kollegen die organotropen Mittel bevorzugen. Nur von daher ist auch zu verstehen, dass viele „Auch-Homöopathen" sich nicht von den Komplexmitteln lösen können: diese Mixturen haben noch eine klare Verbindung zur gewohnten Diagnose, zum Kollektiven und zur Krankheitserklärung. Außerdem sparen sie vermeintlich Arbeit, weil man sich nicht zwischen Einzelmitteln entscheiden muss. Mit der Phänomenologie steht der Arzt in jedem Krankheitsfalle aber immer wieder vor der Entscheidung zu einem Einzelmittel, das den Symptomen **dieses** Patienten entspricht. Er entscheidet sich damit zur Beobachtung des Individuums und für den einzelnen Kranken als Person. Er vertraut auf die sichere Führung durch die Gesamtheit der Symptome.

> Fazit: Halte Dich an die Phänomene!

So zeigen z. B. typische Symptome von *Belladonna* deren Eigenschaften „rot, heiß, geschwollen, klopfende Empfindungen". Diese Phänomene leiten die Arzneiwahl bei den in Tab. 8 dargestellten diagnostisch abgrenzbaren Krankheitszuständen.

Ungenügende Krankheitserkenntnis

Halte Dich an die Phänomene! Eine sehr wichtige Regel, bei der aber nicht vergessen werden darf, dass es immer um die Gesamtheit der Phänomene, sprich: Symptome, geht.

> In bestimmten Fallkonstellationen können einzelne Phänomene falsche Spuren legen, wenn sie nicht im Verbund der Gesamtheit der Symptome betrachtet werden.

Die Gesamtheit der Symptome umfasst auch alle Umstände, die Auskunft geben über das Werden, über die Entwicklung einer Störung. Zum vollständigen Symptom gehört unbedingt die Ätiologie. Über die Gesamtheit der Symptome und die Ätiologie kommen wir zur Krankheitserkenntnis, die durch die gründliche Untersuchung des Patienten bereichert wird. Erst in dieser Ganzheit haben einzelne Phänomene ihren rechten Platz. Die Analytiker geraten leicht in Gefahr, wenn sie sich zu rasch auf einzelne Symptome stürzen und diese in den Repertorien aufspüren wollen. Das gleiche unvollständige Symptom kann beim Fehlen der Ätiologie zu völlig verschiedenen Therapien führen und damit an der Simile-Findung vorbeileiten. Tab. 9 zeigt ein Beispiel, das aus verschiedenen Krankengeschichten synoptisch zusammengestellt ist.

Tab. 8 Symptome von *Belladonna*

Name der Krankheit (Diagnose)	Erklärung der Krankheit (causa)	Beobachtung des Kranken (Phänomene)
Akuter fieberhafter Infekt	Bakterien, Viren	Gesicht ist hochrot, heiß, starkes Schwitzen, er will zugedeckt bleiben, klopfende Karotiden
Sonnenstich	Hyperämie der Hirnhäute	Gesicht ist hochrot, heiß, gestaute, klopfende Temporalarterien, evtl. verwirrt, benommen, schreckhafte Halluzinationen, Pupillen erweitert
Akutes Furunkel	Bakterien	An umschriebener Stelle hochrote Schwellung mit klopfendem Schmerz
Windeldermatitis bei Säuglingen	Pilze, Bakterien	Hochrote, glänzende Haut, gespannt, geschwollen

Tab. 9 Therapie bei verschiedenen Ätiologien

Symptom	Ätiologie	Krankheitserkenntnis	Therapievorschlag
Stechender Schmerz im Nacken und Hinterkopf, besser in Ruhe und durch Wärme	Trauma der HWS	Wirbelblockade durch Schleudertrauma	Chiropraktik, *Rhus toxicodendron*
	Überanstrengung der Augen	Akkommodationsstörung	Brillenverordnung *Onosmodium, Ruta*
	Abkühlung im Nackenbereich	Okzipital-Neuralgie nach der Haarwäsche	*Belladonna*
	Rheumatisch? Verschleiß?	Spondylarthrose	Massage, *Cimicifuga, Lachnanthes*

Mangelnde Kenntnis der Arzneiprozesse

Häufig wird die Bedeutung der Symptome in ihrer Entwicklung nicht richtig eingeschätzt. Krankheit ist ein Prozess mit einer großen Bandbreite – von geringer Befindlichkeitsstörung bis hin zum irreversiblen und dann meist symptomarmen Endzustand. Dieser Bandbreite entsprechen die Arzneisymptome: von einer schwachen Symptomatik mit sehr individueller Ausprägung über manifeste Organschäden bis zur grobtoxikologischen Zerstörung.

Krankheit und Arzneiwirkung sind gleichlaufende dynamische Prozesse. An irgendeinem Punkt in diesem zeitlichen und von der Entwicklung her individuellen Verlauf eines Krankheitsprozesses beginnt die Behandlung mit der Fallaufnahme.

Die Arzneimittellehren zeichnen das gesamte Bild der Arzneiwirkung von der feintoxikologischen Anfangsphase über die reaktive Nachwirkung bis zum Endzustand, den wir aus der Toxikologie kennen. Wir können also nicht verlangen, dass bei der akuten, noch lokal begrenzten Störung das Gesamtbild der Arzneiwirkung als Vergleichsobjekt bei der Mittelfindung präsent ist. Wir werden jeweils nur den Teilausschnitt finden, der dem noch begrenzten Krankheitszustand entspricht. Wir dürfen also ein Mittel nicht deshalb ausschließen, weil im vorliegenden Krankheitsfall scheinbar Wesentliches fehlt.

So genügt bei einem Hämatom zur Mittelwahl von *Arnica* die Ätiologie (Quetschung, Prellung), das Aussehen der traumatisierten Partie (rot, evtl. blau bis grün), die Empfindung (wie zerschlagen), die Modalitäten (schmerzhaft bei Berührung, durch feuchte Kälte). Das breite *Arnica*-Bild tritt erst bei einem typhusartigen Infekt oder bei einer Apoplexie auf.

Bei einer Apoplexie, die ein intrazerebrales Trauma darstellt, kann eine Reihe anderer *Arnica*-Symptome auftreten: Hochroter Kopf; Stupor, antwortet, wenn man ihn anspricht, fällt aber sogleich in seine Teilnahmslosigkeit zurück; will alleingelassen werden, schickt Pfleger und Arzt weg, da er keine Hilfe nötig habe; will nicht berührt werden; verwirrt; Schwindel beim Augenschließen; unwillkürliche Stuhlentleerung im Schlaf; schreckhafte Träume; dreht sich im Bett herum, findet in keiner Lage Ruhe, da das Bett zu hart erscheint.

Dieses Beispiel verdeutlicht die Bedeutung der Kenntnis der gesamten Breite eines Arzneimittelbildes. Nicht selten ist dem Homöopathen nur ein bestimmtes Stadium eines Mittels als „der Zustand" (*Arnica*, *Sulfur*, *Lycopodium* etc.) präsent; dabei wird vergessen, dass jede gesundheitliche Störung milde, fast asymptomatisch beginnt und das Vollbild erst im Endstadium erscheint. Da aber alle Zwischenstufen auch zum Arzneimittelbild gehören, besteht die Notwendigkeit, jedes Arzneimittelbild in seiner Dynamik zu erfassen, es gewissermaßen wie einen Film vor dem inneren Auge ablaufen zu lassen. Diese Aufforderung richtet sich an alle Homöopathen – den Anfänger wie auch den erfahrenen Praktiker.

Calcium carbonicum wird häufig als das passende Mittel für das pastös-lymphatische Kleinkind verordnet. Das Arzneimittel hat aber beim alternden Menschen ein reiches Spektrum von Symptomen: Sklerose, Hypertonie, Hyperlipidämie, Polypen, Myome. Oder wir halten zu sehr an dem körperbaulichen Typ des dicklichen *Calcium carbonicum*-Kindes fest und vergessen das dystrophisch-machantische Kind, bei dem allein der dicke, aufgetriebene Leib, die Kälteempfindlichkeit, saure Schweiße und Durchfälle, die Milchunverträglichkeit und Angst vor dem Alleingelassenwerden an Kalk erinnern.

„Lieblingsmittel"

Hahnemann rät uns schon bei der Fallaufnahme, dass wir unvoreingenommen und getreulich, also unbestechlich, die Symptome des Kranken aufnehmen sollen. Wenn wir das tun und trotzdem immer wieder auf die gleichen „Freunde", sprich: bestimmte Arzneimittel, zurückkommen, so zeigt es uns, dass wir doch nicht genügend individualisieren. Man darf die Fallaufnahme nicht nach einem Lieblingsmittel „dressieren". Was man nicht sehen will, sieht man nicht. Jeder „Forscher" findet das, wonach er sucht.

Schematische Rangordnung der Symptome

Für die Arzneiwahl wird zu Recht die hohe Wertigkeit der Gemütssymptome herausgestellt. Dies stimmt für einen voll entwickelten Krankheitszustand, hat aber seine Grenzen bei lokalen Symptomen, die noch nicht lange bestehen.

Antimonium crudum hat eine große Heilkraft bei Dornwarzen der Fußsohle. Reizbarkeit und Neigung zu Ärger, weiße, dick belegte Zunge – wichtige Leitsymptome bei gastrischen Störungen – sind bei diesem noch auf die Haut begrenzten Symptom nicht zu erwarten.

Wir sehen fast in jedem Krankheitsfall stets nur einen Ausschnitt des gesamten Arzneimittelbildes. Wichtig ist, dass dieser Ausschnitt genau zur gewählten Arznei passt.

Voreilige Verordnung

Hin und wieder sind wir zu voreilig und halten uns an **einem** auffallenden Symptom fest. Dieses eine „Goldkorn" wird dann zum Schlüsselsymptom ernannt und die ganze Fallaufnahme in die gewünschte Richtung umgebogen. Die Suche nach dem kurzen Weg wird leicht zur Sucht, mit Hilfe der bewährten Indikation rasch zum Ziel zu kommen. Oft ist die Versuchung groß, zu schnell nach vorgefassten Denkschablonen zu arbeiten: Beengungsgefühl am Hals – schon rutscht uns *Lachesis* in die Feder; besser bei Bewegung – ja? das ist *Rhus tox.*; Schwindel beim Seitwärtsblicken – fertig, das ist *Conium*. Bei dieser Verordnungsweise sehe ich keinen Unterschied zur gewohnheitsmäßigen Verschreibung von Schmerztabletten gegen Kopfschmerz oder eine Komplexmittelverordnung nach dem Schema: Bei Husten nimm „Hustelinchen", bei Grippe „Grippostad"!

Bevorzugung der lokalen Symptome

Der Spontanbericht beginnt meist mit einer lokalen Beschwerde. Diese Hauptbeschwerde müssen wir voll annehmen. Die Suche nach der passenden Arznei soll aber dabei nicht stehen bleiben. Gefordert wird stets die Gesamtheit der Symptome. Es ist eine Seltenheit, dass ein einziges lokales Symptom das ganze Krankheitsgeschehen beherrscht. Wir müssen uns immer wieder bewusst sein, dass ein leidender Teil des Organismus nur ein Teil des Ganzen ist.

„So innig hängen alle Teile des Organismus zusammen und bilden ein unteilbares Ganze in Gefühlen und Tätigkeiten" (Org., § 189). Weiter: „Jede echte ärztliche Behandlung eines an äußeren Teilen des Körpers entstandenen Übels muss daher auf das Ganze, auf die Vernichtung und Heilung des Allgemeinleidens ... gerichtet sein, wenn sie zweckmäßig, sicher, hilfreich und gründlich sein soll" (Org., § 190).

Aus diesem Zusammenhang heraus versteht es sich von selbst, dass wir nicht wie „Spezialisten" ein lokales Symptom zur Grundlage unserer Therapie machen dürfen. Eine Mittelwahl, die sich nur auf ein pathognomonisches Lokalsymptom stützt, bewirkt keine bleibende Heilung.

6 Die Arzneigabe

Die Bestimmung des richtigen Arzneimittels ist die entscheidende Voraussetzung für den Heilerfolg.

Die Wahl der Potenzierungsstufe und der Dosis der Arzneigabe muss der jeweiligen Reaktionslage des Kranken entsprechen. Damit ist gemeint, dass die Höhe der Dosis, d. h. die „Menge" der Arznei, den Gesetzen der Reiztherapie folgen muss: Je reizbarer der Organismus ist, desto geringer muss die Dosis sein; je träger die Reaktion ist, desto höher kann die Dosis sein.

Im Bereich des Feinstofflichen wird die Dosis nicht nach Milligramm gemessen, sondern richtet sich nach der umstimmenden Energie, die eine beobachtbare Reaktion auslöst. Die beobachtete Reaktion des Kranken gibt auch den Hinweis, ob und wann eine Arzneigabe wiederholt werden soll.

Nachdem alle bisherigen Arbeitsschritte (Anamnese, Auswahl und Hierarchisierung der Symptome, Repertorisation und Vergleich mit der Materia medica) absolviert wurden und das Simile ermittelt worden ist, bleiben nur noch folgende Fragen zur Entscheidung offen:

- Welche Potenz?
- Welche Dosis?
- Wie oft und wann wiederholen?

Die intensiven Forschungen Hahnemanns bewegten sich unablässig um die Probleme der Arzneigabe. Er übernahm zu Anfang die Arzneiformen seiner Zeit, prüfte und verglich die Arzneiwirkung in ihrer Abhängigkeit von Zubereitung, Dosis, die Häufigkeit der Arzneigaben und ihre unterschiedlichen Aktionen und Reaktionen. Wenige Jahre vor seinem Tod fand er die Herstellungsmethode, die seinem Ziel nahekommt: die Q-(LM)-Potenzen, die in Bezug auf ihre Dosis, ihre Wirkungsdauer, die Möglichkeit der häufigen Wiederholung und den durch sie hervorgerufenen, milden Reaktionen harmonisch abgestimmt werden können.

6.1 Richtlinien der Arzneigabe

6.1.1 Welche Potenzform und -stufe?

Die Potenzwahl kommt rangmäßig nach der richtigen Wahl des Arzneimittels. Wenn eine Arznei nicht wirkt, liegt das fast immer an der Arzneiwahl und weniger an der Potenzwahl.

Hahnemann begann seine Forschungen mit unpotenzierter Arznei – und heilte schon damit homöopathisch, weil er die Ähnlichkeit zwischen dem Arzneimittelbild und dem individuellen Krankheitsbild suchte. Die Abstimmung der geeigneten Potenzform und Potenzstufe auf die Reaktionslage des Patienten ist zwar ein wichtiges, aber kein grundsätzlich entscheidendes Element einer homöopathischen Therapie. Diese Abstimmung ergibt sich aus der Beobachtung des Patienten durch den Arzt und dessen Erfahrung.

6

Für den nachhaltigen und „sanften" Heilerfolg ist die Anpassung der Potenz wichtig. Sie muss ebenfalls die Besonderheit oder Individualität des Patienten und seiner Erkrankung berücksichtigen.

Vier Richtlinien zur Potenzwahl

Erste Richtlinie – das Ausmaß und die Ebene der Störung

Die Beobachtungen der Toxikologen bestätigen, dass eine, im Verhältnis zur Letaldosis eines Stoffes, relativ große Giftmenge zerstörende Gewebeveränderungen erzeugt. Eine Vergiftung, die in kleineren Dosen über längere Zeit erfolgt, bewirkt funktionelle Störungen. Die Arzneiprüfung potenzierter Arzneien an Gesunden (vgl. Org., § 128) produziert Änderungen des Befindens und psychische Symptome.

Aus den Protokollen der Arzneiprüfungen hat vor allem Voisin ermittelt, welche Potenzstufen nach welcher Zeit bestimmte Reaktionen bei den Prüfern hervorrufen. Diese Prüfungsergebnisse bestätigen die folgenden Relationen: Tiefe Potenzen haben Beziehungen zum Gewebe, mittlere zur Funktion, höhere zur Psyche.

Die erste Richtlinie lautet:

- Ein rein organischer Befund erfordert die Gabe tiefer Potenzen (bis etwa C10).
- Funktionelle Störungen verlangen nach der Gabe mittlerer Potenzen (etwa bis C30).
- Psychische Symptome erfordern die Gabe hoher Potenzen (ab C200).

Die Begriffe „tiefere", „mittlere" und „hohe Potenz" beschreiben jedoch keine absoluten Größen. Der Maßstab wird gesetzt durch die Reaktionsfähigkeit der erkrankten Organismen. Die Homöopathie, als besondere Form der Regulationstherapie, verlangt nach der individuellen Anpassung der Art und Stärke des Reizes.

Zweite Richtlinie – die arzneiliche Qualität

Die **zweite Richtlinie** leitet sich aus der arzneilichen Qualität der Ausgangsstoffe ab. *Aurum* z. B. trägt mancher Mensch als prothetisches Material im Mund. Ergeben sich daraus bereits arzneiliche Wirkungen? Gold oder ähnliche unlösliche Stoffe werden erst durch die Potenzierung zur Arznei. Die arzneiliche Wirkung beginnt ab der Stufe ihrer kolloidalen Löslichkeit, etwa ab D8. Dies wäre für Gold die tiefste Potenz, von der eine Wirkung erwartet werden kann (Bio-Verfügbarkeit).

Die Bezeichnungen „hoch" – „mittel" – „tief" haben allerdings nur einen relativen Wert, da sie ihren Maßstab von der spezifischen Wirkung auf erkrankte Organismen beziehen. Arzneipflanzen mit starken, toxischen Alkaloiden wirken in tiefer Potenzierung noch zu aggressiv, z. B. *Aconitum* mit seinem Alkaloid Aconitin (Letaldosis für den Menschen 4–6 mg). Die heilende, umstimmende Phase beginnt bei dieser Arznei erst im mittleren Potenzbereich, d. h. etwa ab D12.

Quecksilber als *Mercurius solubilis* wirkt noch bis zur Stufe D6 toxisch auf die Darm- und Mundflora. So ist zu erklären, dass *Mercurius* in tiefer Potenzierung bakteriostatische Effekte auf der Oberfläche der Tonsillen hat und bei ungenügender Homöopathizität (d.h. ungenügender Übereinstimmung mit den Symptomen) die Unterdrückung der Immunvorgänge bewirkt.

Das Gift der Buschmeisterschlange (*Lachesis muta*) enthält u.a. hämolytisch wirkende Fermente. Tiefe Potenzen können bei entsprechender Disposition Blutungen provozieren – nach der Gabe einer D8 habe ich schon Nasenbluten beobachtet. Die heilende Potenz sollte oberhalb dieser Stufe verwendet werden. Homöopathie ist auch hinsichtlich der Wahl der passenden Potenz „Maßschneiderei“.

Die zweite Richtlinie lautet:

- Arzneistoffe, die in unbearbeitetem, unpotenziertem Zustand geringe arzneiliche Kraft haben, zeigen ihre Wirkung meist erst ab der Stufe ihrer kolloidalen Löslichkeit (etwa ab D8).
- Stark toxisch wirkende Arzneistoffe entfalten ihre umstimmende Wirkung erst oberhalb ihrer noch aggressiven Konzentration (etwa ab D12).

Dritte Richtlinie – Reizbarkeit und Reaktionsfähigkeit

Die **dritte Richtlinie** leitet sich aus der Beobachtung sehr unterschiedlicher Reaktionen auf die Induktion eines Reizes bei einzelnen Menschen ab. Das Phänomen der allergischen oder hyperergischen Reaktionen auf minimale Reize gibt uns Hinweise auf die überschießende Reizverarbeitung mancher Patienten. Die individuelle Sensibilität ist bei vegetativ Belasteten wesentlich größer als bei Menschen mit einem guten Gleichgewicht ihrer sympathikotonen oder parasympathikotonen Steuerung. Den ersten Hinweis auf eine mögliche vegetative Labilität ergibt die Beobachtung des Pupillenspieles. Voraussetzung für eine tragfähige Beurteilung ist natürlich, dass keine neurologischen oder lokalen Augenerkrankungen oder Brechungsfehler vorliegen. Starke Schwankungen der Pupillengröße, auch die extreme Weite oder Enge der Pupillen ohne den Einfluss adäquater Lichtimpulse zeigen die unausgewogene Reaktion von Vagus und Sympathikus.

In die gleiche Richtung weisen ein roter oder weißer Dermografismus, marmorierte Haut, fleckige Röte der Wangen oder des äußeren Halses, dies besonders als Folge psychischer Belastungen. Diese Patienten reagieren z.B. auf Potenzen der Stufe C30 oder auf Q-(LM)-Potenzen sehr gut. Höchste C- oder D-Potenzen sollte man nur in minimaler Dosis geben.

Die dritte Richtlinie lautet:

- Eine träge vegetative Reaktion verlangt nach tiefen Potenzen.
- Beim Gleichgewicht von Vagus und Sympathikus sind mittlere Potenzen indiziert.
- Hyperergische, allergische Reaktionen und vegetative Disharmonie erfordern die Gabe hoher Potenzen.

Vierte Richtlinie – die Vitalität des Patienten

Das **vierte Kriterium** der Potenzwahl bezieht sich auf die Vitalität des Patienten und die Übereinstimmung zwischen der Erscheinung des Patienten und dem Arzneibild.

Die vierte Richtlinie lautet:
Die Potenz ist dem aktuell beobachtbaren Status der Lebenskraft anzupassen:

- geringe Lebenskraft erfordert die Gabe niedriger Potenzen,
- gute Vitalität erlaubt den Einsatz hoher und höchster Potenzen.

Die Erfahrung zeigt, dass die Reaktionsmöglichkeiten in der Endphase einer Krankheit erschöpft sind. Eine sehr hohe Potenz, etwa über C200 hinaus, könnte dann die Kräfte solcher Patienten überfordern. Im Stadium der Vita minima reichen die Lebenskräfte gerade noch für kurze Zeit. Das bislang noch mühsam erhaltene Gleichgewicht der Regulation könnte entweder durch den Impuls der Reizbeantwortung zusammenbrechen oder der Patient reagiert überhaupt nicht mehr auf den Reiz. Wenn dagegen bei einer guten Vitalität des Patienten die Fallaufnahme eine sehr breite Ähnlichkeit der psychischen und konstitutionellen Symptome bringt, kann man getrost eine sehr hohe Potenz einsetzen. Die Kombination aus guter Vitalität und dem Simile, verabreicht in hohen Potenzen, führt häufig zu erstaunlichen Heilungsverläufen. Wenn man sich aber der Arzneidiagnose nicht ganz sicher ist, sollte man eher bei tiefen oder mittleren Potenzen bleiben – und beobachten, ob nicht ein der Symptomatik ähnlicheres Arzneimittel zu finden ist.

Je umfassender das Krankheitsbild mit dem Arzneimittelbild übereinstimmt, also auch den breiten konstitutionellen und psychischen Bereich abdeckt, desto höher kann die Potenzierungsstufe gewählt werden.

6.1.2 Die Anpassung der Dosis

Hahnemann verweist in seinem Beispiel zur Arzneifindung auf die Anpassung der Potenzstufen und der Dosis. Die kräftige Patientin im ersten Beispiel erhielt von ihm einen Tropfen der Urtinktur, der schwächere Mann des zweiten Beispiels ½ Tropfen der potenzierten Arznei.

Die Frage nach der angemessenen Dosis wird auch von vielen erfahrenen Lehrern sehr unterschiedlich beantwortet. Die Begründung lautet meist: Die homöopathische Arznei wirkt auf den kranken Menschen wie eine Information, die dem Organismus ein regulierendes Signal gibt. Auf die Größe oder Menge komme es dabei kaum an. Dieses Signal sei bildlich vergleichbar mit einer Ampel an der Straßenkreuzung: Wichtig ist dabei nur, dass der Autofahrer die Ampel sehen kann und die Bedeutung des roten Signals kennt.

Dieses Modell ist didaktisch hervorragend geeignet in unserer Zeit, die (fast) nur Materie und Energie anerkennt, aber die eigentlich gestaltende und wirkende Kraft noch nicht in die Medizin aufgenommen hat: die Information. „Zu einem funktionsfähigen System gehören Materie + Energie + Information" (Rost 1990).

Die Potenzstufen bis zur Loschmidtschen Zahl (etwa D23), bis zu der zumindest ein Molekül in einem Mol eines Stoffes nachgewiesen werden kann, geben – zumindest theoretisch – auch die Reduktion der Stoffmenge, also der Dosis an. Oberhalb dieser Grenze ist die Arzneipotenzierung nach unserem heutigen Wissen eine energetische Frage, eine Sache der Information in einem organismischen System oder ein Strukturproblem (Resch/Gutmann 1987). Da diese Fragen bisher nicht überzeugend geklärt werden konnten, wollen wir bei Hahnemann nachforschen und seine kritisch geprüften Beobachtungen mit unseren Erfahrungen vergleichen. Dabei bemühen wir uns, möglichst fern von Spekulationen, aber dicht bei den wahrnehmbaren Phänomenen zu bleiben.

Aus den zahlreichen Beispielen wähle ich nur einige aus: Im Organon (§§ 128, 129) berichtet Hahnemann von seinen Arzneiprüfungen mit Hochpotenzen (C30). Er gab 4–6 Kügelchen mehrere Tage lang.

> „Wenn nur schwache Wirkungen von einer solchen Gabe zum Vorschein kommen, so kann man täglich etliche Kügelchen mehr nehmen." Da die Reaktionsfähigkeit im Anfang einer solchen Prüfung nicht bekannt ist, „so ist es sehr räthlich ... zuerst mit einer kleinen Arzneigabe den Anfang zu machen, und wo es angemessen und erforderlich, von Tage zu Tage zu einer höheren und höheren Gabe zu steigen."

Ganz entsprechend verfährt er auch bei der Behandlung:

> „Die Gabe der anhaltend dienlichen Arznei wird allmälig erhöht ..." (Org., § 280). „Die ersten kleinsten Gaben müssen dann ... allmälig erhöht werden, doch weit weniger und langsamer bei Kranken, an denen man eine beträchtliche Erregbarkeit wahrnimmt ..., bei Unempfänglicheren" ... kann man „schneller mit den Gaben steigen ..." (§ 281) Wenn „die ersten Gaben schon eine sogenannte homöopathische Verschlimmerung hervorbrächten, ... so wäre dies ein sicheres Zeichen, dass die Gaben allzu groß waren." (§ 282)

Die Beobachtung an hypersensiblen Patienten zeigt, dass man bei diesen Menschen durch die Reduzierung der Dosis einer Hochpotenz überschießende Erstreaktionen mildern kann. Das Problem der angepassten Dosis ist meines Wissens nicht oft diskutiert worden. In der Literatur finden sich, außer im „Organon", diesbezüglich kaum Hinweise. Deshalb kann ich hier nur das darlegen, was ich selbst beobachtet habe:

- Ein Globulus einer Hochpotenz ist für die meisten Säuglinge, schwächliche Kleinkinder und alte Menschen in reduziertem Allgemeinzustand ausreichend.
- Ein Tropfen einer Hochpotenz ist für psychisch Kranke ausreichend, besonders in der Erregungsphase. Dagegen brauchen sie in der Depression oft 5–8 Tropfen. Je näher die manische Gegenphase kommt, desto geringer muss die Dosis sein.
- Hyperergische Patienten mit weiten Pupillen, lebhaftem Pupillenspiel und erregter Gestik kommen mit geringen Dosen aus: 1 Globulus oder 1 Tropfen. Hyperergische, allergische Patienten mit engen Pupillen und verkrampfter Mimik reagieren am sanftesten auf mittlere Mengen von Q-Potenzen, 2 x tägl. etwa 3 Tropfen.
- Bei chronischen Krankheiten bewähren sich Kuren mit dem konstitutionellen Mittel in steigenden Potenzreihen (vgl. Org., § 246).

Bei einem schizophrenen Patienten erlebte ich, dass er nach 5 Tropfen *Phosphor* LM XVII-I, einmal in der Woche gegeben, in angstvolle Unruhe geriet. Nach der Reduzierung der Dosis auf 1 Tropfen der gleichen Potenz trat diese Erstreaktion nicht mehr auf. Um diese Beobachtung zu sichern, gab ich ihm probeweise 5 Tropfen eines Placebos. Diesmal trat keine Unruhe auf.

Patient: Lymphatisches Kind im guten Allgemeinzustand mit deutlicher *Calcium-carbonicum*-Symptomatik.
Es erhält zunächst 6 x tägl. je 1 Tbl. *Calcium carbonicum* C6 – dann nach 2 Tagen Abstand 1 Tbl. C7 – nach 3 Tagen 1 Tbl. C9 – nach 4 Tagen 1 Tbl. C12 – nach 1 Woche 1 Tbl. C30 – nach 10 Tagen 1 Tbl. C100 – nach 1 Monat 1 Tbl. C200 – nach 6 Wochen 1 Tbl. C1000 – nach 3–4 Monaten 1 Tbl. C10 000.
Die Zeitabstände kann man selbstverständlich je nach der eingetretenen Reaktion verlängern, verkürzen oder die Kur schon auf einer tieferen Stufe beenden. Das Ganze sollte nur ein Vorschlag sein, keine absolute Richtlinie.

6.1.3 Richtlinien zur Wiederholung der Arzneigabe

Es muss nochmals darauf hingewiesen werden: Homöopathie ist Regulationstherapie. Bei einer Substitutionstherapie wird bis zum Ausgleich des Defizits die Arznei gegeben. Eine Kompensationstherapie muss fortgesetzt werden, bis das dekompensierte Organ im Ausgleich ist und seine Funktion mit Erhaltungsdosen aufrechterhalten werden kann. Dagegen: Eine Regulationstherapie setzt **einen** Reiz zur Auslösung einer Reaktion. Es ist widersinnig, neue Reize zu setzen, solange die erstrebte Reaktion anhält.

Für die homöopathische arzneiliche Therapie heißt das:

Verabreiche die Arznei, bis der Organismus reagiert. Warte ab und beobachte, wie die Reaktion abläuft. Wiederhole die Arznei erst wieder, wenn der Prozess der Heilung rückläufig wird oder stillsteht.

Im § 246 des Organon rät Hahnemann:

> „Jede, in der Kur merklich fortschreitende und auffallend zunehmende Besserung ist ein Zustand, der, solange er anhält, jede Wiederholung irgend eines Arzneigebrauchs durchgängig ausschließt, weil alles Gute, was die genommene Arznei auszurichten fortfährt, hier einer Vollendung zueilt."

Das Wichtigste für den Erfolg der homöopathischen Therapie ist es, zu **warten** und zu **beobachten**. Geduld und Schauen sind unersetzbare Tugenden, die unsere hastige Zeit kaum mehr kennt. Wir sollten wieder lernen, dass Säen und Ernten ihre Zeit haben. Vieles wird verdorben durch ungeduldiges „zu viel" und „zu oft".

Es gibt keine allgemeingültige Regel, wie lange man warten soll. Jeder Mensch, jeder Krankheitszustand, jede Arznei und jede Potenzstufe haben ihre eigene Gesetzlichkeit. Im Allgemeinen gilt:

- Tiefe C- oder D-Potenzen kann man häufiger wiederholen.
- Hohe C-Potenzen (ab C30) wirken über Wochen und Monate.
- Q-(LM)-Potenzen sind flexibel zu handhaben: man kann sie täglich geben, auch täglich mehrmals.
- In steigenden Potenzreihen kann die gleiche Arznei in immer größeren Abständen über längere Zeit gegeben werden.

Generell sollte man ausschließlich nach der Wirkung dosieren, d.h. solange eine Wirkung ersichtlich ist, gilt es abzuwarten, um danach bei Bedarf die Gabe zu wiederholen.

7 Die Arzneireaktion

Die Beobachtung der Reaktionen des Patienten nach der Arzneigabe ist ein zentrales Element der homöopathischen Therapie. Sie erfordert vom Therapeuten die Fähigkeit des „neutralen Blickes“ und die damit verbundene Fähigkeit zur Selbstkritik.

Entscheidende Kriterien dieser Beobachtung sind folgende Fragen:

- Sind die eingetretenen Veränderungen kurzfristiger Natur oder von Dauer?
- Ist eine klare Richtung der Arzneiwirkung erkennbar anhand der Verstärkung und/oder dem Wiederauftreten von Symptomen (sog. Erstverschlimmerung) oder der Auslösung von Nebensymptomen, die in das Arzneimittelbild passen?
- Folgt die Heilung dem im Hering'schen Gesetz definierten Verlauf?

Die Richtungen des Heilungsverlaufes sind von Constantin Hering formuliert worden. Wir nennen sie in Dankbarkeit zu diesem großen Meister der Homöopathie Hering'sches Gesetz. Hering beobachtete, dass die sichere und dauerhafte Wiederherstellung der Grundkrankheit erwartet werden kann, wenn die Auslöschung der Symptome in folgenden Richtungen verläuft:

- von innen nach außen,
- von oben nach unten,
- von jetzt zu früher.

7.1 Beobachtung und Wertung der Arzneireaktion

Die experimentelle Arzneiprüfung am Gesunden ist das Fundament für die Wahl des Similes. Die Beobachtung der Reaktionen des Kranken nach der Arzneigabe erlaubt es, die Qualität unserer Arbeit zu bewerten.

Die Reaktionen des Kranken bestätigen oder widerlegen im Einzelfall die Wahl der Arznei, der Potenz sowie der angemessenen Dosis. Dabei darf man sich nicht mit der unspezifischen Antwort des Patienten begnügen: „Es geht mir besser" oder „Es geht schlechter, seit ich die Arznei genommen habe."

Ein depressiver Mensch mit einer Arthrose sagt vielleicht: „Mein Knie ist besser, ich kann leichter laufen." Dabei ist er aber genau so traurig wie bisher. Ist **diese** Reaktion schon alles, ist die Besserung eines Symptoms schon echte Heilung, wie Hahnemann sie als Ziel der homöopathischen Therapie gefordert hat? Wohl eher nicht.

Die echte Wissenschaft beginnt dort, wo das eigene Tun auch in Frage gestellt werden kann. Eigenes Tun – als Aktion – wird kontrolliert durch die Reaktionen, die unserem Tun folgen. Beobachtung der Reaktionen ist Wissenschaft, die „Wissen schafft" und Erfahrung bildet. Von unseren Fehlern sollten wir vor allem lernen.

Beim Studium des „Organon" haben mich Hahnemanns gründliche Beobachtungen immer wieder beeindruckt, insbesondere die Art, in der er die Reaktionen nach den Arzneigaben selbstkritisch kontrolliert. Die beinahe kindlich zu nennende Naivität und der optimistische Glaube seiner Zeitgenossen an die unfehlbare Richtigkeit ihrer Therapie waren ja gerade der Anlass zu seiner Forschung. Wir finden auch heute noch oft eine dogmatische „Sicherheit", wenn z. B. tierexperimentelle Forschungsergebnisse zu rasch auf die Behandlung kranker Menschen übertragen werden. Gleichgültig, was man der Homöopathie auch vorwerfen will – Mangel an gewissenhafter Beobachtung der Arzneiwirkung leidet sie gewiss nicht.

Mit der Gabe der homöopathischen Arznei ist die Behandlung nicht abgeschlossen. Im Gegenteil: dann wird es erneut spannend, weil es jetzt darum geht, mit Hilfe genauer Beobachtung die Reaktionen des Patienten auf den Arzneireiz zu erfassen und zu bewerten, eine herausfordernde Aufgabe für den homöopathischen Arzt. Die präzise und neutrale Beobachtung der Reaktionen fördert die Selbstkritik.

Bevor man diese Beobachtungen allerdings verallgemeinert, muss man sie, wann immer sie auftreten, mit neutralem Blick gegen Placebowirkungen abgrenzen. Der beste Beweis, das Simile getroffen zu haben, ist nicht eine kurzfristige Verbesserung des Zustands, sondern nur der langfristige, dauerhafte Heilerfolg – denn auch ein Placebo vermag über kurze Zeit bestimmte Beschwerden zu lindern.

Entscheidend ist, dass die Wirkung der homöopathischen Heilmittel eine erkennbare **Richtung** aufweist: Die verstärkte **Erstreaktion** (auch Erstverschlimmerung genannt), die Auslösung von zum Arzneimittelbild passenden **Nebensymptomen** und der **gesetzmäßige Heilverlauf** – alle diese Effekte grenzen die Heilung gegen den Placeboeffekt ab.

Das Argument der Schulmedizin gegen alle Heilverfahren, die nicht in ihre Denkkategorien passen, ist die Feststellung, es handele sich um eine Placebowirkung. Wenn der Heilerfolg zwar nicht mehr abzustreiten ist, aber auch nicht erklärt werden kann, wird der Placeboeffekt vorgebracht. So einfach ist das! Gerade deshalb fordere ich Sie auf: Beobachten Sie die Arzneireaktionen Ihrer Kranken, dann können Sie Placebowirkungen (denen auch wir vieles verdanken) vom gesetzmäßigen Verlauf einer spezifischen Arzneiwirkung unterscheiden.

7.2 Das Hering'sche Gesetz

Der gesetzmäßige Verlauf der Heilung chronischer Krankheiten ist von Constantin Hering in Anlehnung an die Beobachtungen Hahnemanns formuliert worden:

Die tiefgreifendste Heilwirkung der Arznei ist zu erwarten

- wenn sich **zuerst das seelische Befinden** und **erst danach** die **körperlichen Beschwerden** bessern,
- wenn eine **Verschiebung der Symptomatik von oben nach unten** erfolgt (z. B. von den Armen zu den Füßen) oder/und **von innen nach außen** (vom Organleiden zur Haut),
- wenn der zeitliche Ablauf der Krankheitsgeschichte sich wie ein Film rückwärts abspult: **was zuletzt entstanden ist, wird zuerst gebessert.**

Folgt die Heilung diesen Richtungen, kann man in Ruhe abwarten und einen guten Verlauf vorhersagen. Anlass zu großer Sorge ist aber gegeben, wenn Symptome in der falschen Reihenfolge verschwinden, besonders dann, wenn der Prozess von außen nach innen geht. Dann müssen wir eingreifen.

Das sicherste Antidot ist immer die besser gewählte Arznei, weil sie die gefahrvolle Richtung umkehren kann. Alle antipsorischen Mittel zeigen in ihrer Pathogenese die Wirkung von innen nach außen – dies ist ein bemerkenswerter Beitrag Herings zu Hahnemanns Gedanken über die Entstehung und Heilung der chronischen Krankheiten.

Kent (2001) steuert in seinen Vorlesungen über das „Organon" eine Fülle weiterer Beobachtungen bei. Es lohnt sich, dieses Buch durchzuarbeiten. Beobachten Sie Ihren Patienten, ob die Arzneiwirkung die dem Hering'schen Gesetz entsprechenden Richtungen einschlägt.

7.3 Die homöopathische Erstreaktion

7.3.1 Definition

Nach der Arzneigabe antwortet der Organismus oft mit einer Reaktion, die meistens als „homöopathische Erstverschlimmerung" benannt wird.

Diese Bezeichnung verursacht Unbehagen: Wir sollen heilen und nicht verschlimmern! Deshalb mein Vorschlag: Benennen Sie diese Reaktion als „Erstreaktion". Die Bade-Ärzte bezeichnen die oft beobachtete Erstverschlimmerung ganz neutral als „Bade- oder Kur-Reaktion". Nach Hahnemanns Auffassung erfolgt die Heilung einer natürlichen Krankheit durch die Reaktion der Lebenskraft auf den Reiz der umstimmenden Arznei. Die Arznei induziert die heilende Nachwirkung durch die Anregung der Lebenskraft (vgl. Org., § 64).

Wegen der „Angemessenheit" und „Kleinheit der Gabe" einer homöopathischen Arznei entsteht „gleich nach der Einnahme eine Art kleiner Verschlimmerung ... sie ist aber in der Tat nichts anderes, als eine, das ursprüngliche Übel etwas an Stärke übersteigende höchst ähnliche Arzneikrankheit" (Org., § 157). „Diese kleine homöopathische Verschlimmerung" ist ein gutes Zeichen bei akuten Krankheiten (Org., § 158).

Sie zeigt, dass die Arzneiwahl richtig war. Tritt sie zu stark auf, war die Potenz oder die Dosis nicht angemessen, d.h. nicht der Sensibilität des Patienten in diesem Einzelfall entsprechend. Diese „reizbaren und feinfühlenden Kranken" (Org., § 156) versorgt man aufgrund solcher Erfahrung bei der Wiederholung der Gabe mit der mildesten Form der Arzneibereitungen, also mit Q-(LM)-Potenzen. Bei chronischen Krankheiten darf diese Erstreaktion nicht auftreten, wenn die Potenzwahl richtig war und bei Wiederholung der gleichen Arznei die Dynamisierung geändert wird (durch Verschüttelung in Wasser, Org., § 248 Fußnote 1).

7.3.2 Dauer und Stärke von Erstreaktion und Nachwirkung

Bei **Schwerkranken**, besonders bei Störungen im Immunsystem, Allergosen, Malignomen und multipler Sklerose sollte man die mildeste Arzneiform, d.h. Q-(LM)-Potenzen, anwenden; von ihnen sind die geringsten Erstreaktionen zu erwarten. Es empfiehlt sich, zunächst relativ schwache Arzneireize zu setzen und diese dann sukzessive zu steigern; hinsichtlich der Gabe sind die Parameter der Frequenz (von mehrmals täglich bis zu einmal pro Monat) der Menge an Tropfen und der Potenzstufe (Q1 bis Q...) variabel. Über die genaue Beobachtung der Reaktionen des Patienten kann man die im jeweiligen Moment adäquate Arzneimenge recht genau ermitteln.

Den Q-Potenzen der Fa. Gudjons liegt ein Merkblatt bei, das die nochmalige Verdünnung mit abgekochtem Wasser vor der Einnahme empfiehlt; danach, so wird dort angegeben, soll man diese Lösung über 2 Stunden hinweg schluckweise zu sich nehmen. Dies unterstütze die milde und nachhaltige Wirkung der Q-Potenzen.

Sehr hohe C-Potenzen können das Gesamtsystem des Patienten überfordern, indem der Organismus mit erschöpfenden Erstreaktionen antwortet (Kreislaufkollaps, Paresen) oder auch gar nicht reagiert.

Akute Krankheiten, bei sonst gesunden, jungen Patienten, reagieren oft optimal auf die Arzneigabe. Die Erstreaktion zeigt sich häufig

- in einem kurzen Anstieg des Fiebers,
- vermehrter Ausscheidung über die Haut oder Schleimhaut (Schweiß, Durchfall, Urin) und
- erhöhtem Schlafbedürfnis.

Wenn der Verlauf den Erwartungen nicht entspricht, sollte man folgende Punkte prüfen und korrigieren: Das Simile wurde verfehlt oder die Potenz war zu hoch oder zu niedrig (z.B. D4) und wurde nicht weiter potenziert. Bei akuten Krankheiten ist es immer günstig, die Arznei nur einmal pur zu geben und dann in Wasser aufgelöst und umgerührt zu wiederholen. Zu prüfen ist auch, ob sich eine Komplikation eingestellt hat: die Diagnose ist kritisch zu kontrollieren!

Subakute Krankheiten bessern sich, aber die Besserung hält nicht an. Gründe dafür können sein:
- Das Arzneimittel wirkt nur palliativ, es entspricht nicht dem Inbegriff der Symptome.
- Die Arzneigabe ist zu tief und über zu kurze Zeit verordnet worden.
- Die Potenzen wurden nicht gewechselt.

In solchen Fällen können folgende Maßnahmen Abhilfe schaffen:
- Die Potenzen in der Reihe steigern oder die gleiche Potenz weiter verkleppern,
- die Diagnose nochmals kontrollieren,
- nach möglichen Heilungshindernissen suchen (Suchtstoffe, Diätfehler etc.).

Tritt nur eine **kurzzeitige Besserung** auf und werden die Symptome dann wieder stärker, kann es sein, dass das Simile verfehlt wurde; dann ist aber zu prüfen, ob die Verschlechterung auf Symptome der gegebenen Arznei hinweist (Überdosierung?) oder bislang noch nicht erkannte Krankheiten vorliegen (Malignome, Zirrhose, larvierte Depression etc.).

Wenn der Patient mit **überschießender** und **lange anhaltender Erstreaktion** auf alle Arzneien in allen Potenzstufen reagiert, handelt es sich in der Regel um übersensitive Patienten, besonders solche, die schon lange in immer wechselnden homöopathischen Behandlungen mit vielen Arzneien, auch Komplexmitteln, vorbehandelt wurden. Sie sind zwar ideale Arzneiprüfer, aber kaum heilbar!

Ein bewährter Tipp aus der Praxis:
- Die überschießende Reagibilität kann man verbessern durch *Teucrium marum* C6 (D12) dil.
- 1 Tropfen in eine halbe Tasse Wasser geben und mit einem Holz- oder Plastiklöffel umrühren.
- 1 Teelöffel voll davon morgens nüchtern einnehmen.
- Diese Methode weiter fortführen, dabei aber jeden Tag die Menge um 1 Tropfen steigern.
- Wenn 8 Tropfen pro Tag erreicht sind, wird die Einnahme beendet.

7.3.3 Nebensymptome der Arznei

Nebensymptome können auftreten, wenn die gewählte Arznei dem Krankheitszustand nicht völlig entspricht und der Patient eine sehr feine Sensibilität besitzt.

> Ein Patient kommt mit einer schmerzhaften Entzündung im Bereich des Daumengrundgelenkes, die plötzlich in der vergangenen Nacht aufgetreten ist. Diese Partie ist rot, heiß, geschwollen; Bewegung, Erschütterung und Abkühlung der Hand verstärken die Schmerzen. Ein typisches *Belladonna*-Bild!
> Arzneigabe: 5 Globuli *Belladonna* C200, trocken auf die Zunge als einmalige Gabe.
> Klinische Verdachtsdiagnose: Gicht. Sie wird am nächsten Tag durch die Untersuchung des Blutes bestätigt (Erhöhung des Harnsäure-Spiegels).
> Schmerz und Entzündung sind innerhalb von 24 Stunden verschwunden. Am dritten Tag klagt der Patient über ein brummendes Ohrgeräusch rechts, das im Takt des Pulsschlages klopft und besonders im Sitzen bemerkt wird. Beim Gehen ist es deutlich besser.
> Die Kontrolle in der „Reinen Arzneimittellehre“ (Bd. 1) von Hahnemann zeigt, dass dieses Symptom (Symptom 340) zu *Belladonna* gehört. Ohne weitere Therapie verschwindet das Geräusch nach fünf Tagen.
> Kommentar: Die Arzneidosis war bei diesem empfindsamen Patienten zu groß, 1 Globulus hätte gereicht. Darüber hinaus entsprach *Belladonna* dem örtlichen Befund zwar recht gut, aber nicht dem ganzen Menschen. Neben der Dosis war auch die Potenzstufe zu hoch, eine C30 wäre besser gewesen.
> Das Auftreten von Nebensymptomen ist für den Patienten zwar lästig, aber ohne dauerhaft nachteilige Wirkungen geblieben.

Der gut beobachtende Behandler lernt aus solchen Verläufen viel über die Symptomatik der jeweiligen Arzneimittel und erlangt Erfahrung im Umgang mit der Arznei. Die Ergebnisse der Arzneiprüfung und die Wirksamkeit der hohen Potenzstufen bestätigen sich, denn wo zuvor keine Störung bestand, kann ein so deutliches Arzneisymptom auch nicht auftreten. Placeboeffekte bringen fast nie gezielte, von der Arznei her bekannte Symptome hervor, sondern werden oft diffus und unbestimmt beschrieben. Die präzis beobachtete Modalität „schlimmer im Sitzen" und „besser beim Gehen" hingegen passt genau zum Prüfungssymptom von *Belladonna*.

7.4 Bedeutung der Zunahme existierender Beschwerden

Eine Verstärkung der Beschwerden kann zu Beginn oder im Laufe einer Kur auftreten. Der Patient und der Arzt können dadurch nicht unerheblich verunsichert werden. Nur die klare Kenntnis und das Wissen um den (fast) gesetzmäßigen Ablauf einer Heilung befähigen den Therapeuten dazu, dem Patienten das für langwierige Heilungsprozesse notwendige Gefühl der Sicherheit zu vermitteln.

Verstärkte Beschwerden nach der Arzneianwendung muss man hinsichtlich ihrer **Lokalisation** und **Richtung** beurteilen – wo sie auftreten und wohin sie sich verlagern.

Der Weg zur sicheren Heilung geht von innen nach außen (s. o. – „Hering'sches Gesetz"). Verstärkte Sekretionen der Schleimhaut, die Zunahme von Schweiß, das Auftreten von Hautausschlägen sind prognostisch günstige Zeichen und erlauben das gelassene Abwarten. Eine Umkehr der Richtung, d. h. sich von außen nach innen oder von unten nach oben verlagernde Symptome, ist als ein Zeichen von Unterdrückung und deshalb als ein Alarmsignal zu werten und erzwingt eine gründliche Revision des gesamten Prozesses der Analyse und Wahl des Arzneimittels.

Die folgenden, in Tab. 10 enthaltenen Beispiele zeigen mögliche Äußerungen zur Verstärkung von Symptomen. Jede der drei Reaktionen kann aber verschieden kommentiert werden.

Das erste Beispiel zeigt die günstige Richtung von innen nach außen – also keine Sorge über die kurzfristige Verschlimmerung eines Symptoms! Die beiden anderen Reaktionen zwingen zur neuen Fallaufnahme und zur Fehlersuche:

- Wo liegt **mein** Versehen?
- Habe ich die Gesamtheit der Symptome nicht korrekt ausgewählt?
- Hat der Patient etwas Wesentliches ungenau oder unrichtig beschrieben?
- Wurden bestimmte Informationen vom Patienten aus Unkenntnis oder Scham zurückgehalten?

Bei einer ungünstigen Reaktion des Patienten ist das beste Antidot die besser gewählte Arznei. Mit der besser gewählten Arznei veränderte sich die Symptomatik im dritten Beispiel: „Ich glaube, ich habe eine Allergie auf Ihr neues Mittel bekommen, meine Haut ist ganz entzündet." Aber er berichtet spontan nichts mehr von seinen Herzbeschwerden, die Herztöne sind rein, keine Geräusche. Auf vorsichtiges Fragen nach seinen Herzbeschwerden erinnert er sich wieder: „Ach so – das ist ganz friedlich!"

Tab. 10 Bedeutung verstärkter Beschwerden

Reaktion nach Arzneigabe	Beurteilung
„Mein Knie schmerzt stärker als früher, aber der Schlaf ist viel besser."	Lokale Symptome werden stärker, aber im Ganzen fühlt sich der Patient besser.
„Ich habe wieder mehr Angst vor der Zukunft. Ja – Laufen geht besser."	Das Befinden des ganzen Menschen verschlechtert sich, die Besserung im lokalen Bereich hat keinen bleibenden Wert.
„Meine Knie schwellen ab, jetzt habe ich aber Herzschmerzen."	Beschwerden wandern von äußeren Teilen zu lebenswichtigen Organen.

7.5 Bewertung neuer Symptome

Neue Symptome treten bei längerer Behandlung vor allem chronischer Krankheiten in verschiedener Form auf und sind:

- Symptome der Grundkrankheit, die sich weiter entwickelt
- Symptome aus der Biografie des Kranken
- Symptome der verordneten Arznei

Eine Patientin ist in Behandlung wegen rezidivierender Schleimhautprozesse – mal sind die Tonsillen, mal die Kieferhöhlen, mal die Bronchien befallen. Die Therapie der örtlichen Störungen ist scheinbar erfolgreich, sie heilen rasch ab, aber das Spektrum wechselt. Das konstitutionelle Mittel war nicht sicher zu finden, bis die Mutter der Patientin in Behandlung kam und die biografische Anamnese ergänzt werden konnte. Sie habe ihrer Tochter aus „Scham" verschwiegen, dass sie selbst und ihr Mann drei Jahre vor der Geburt ihres Kindes eine Tuberkulose gehabt hätten, die folgenlos ausgeheilt sei. Die immer wieder neu auftretenden Symptome der Patientin waren also keine durch die Therapie bedingten Verschiebungen, sondern Ausdruck der tuberkulinischen Belastung ihrer Eltern. Nach *Tuberculinum Denys* (plötzliche Schleimhautreaktion, dick, blühendes Aussehen) traten keine neuen Symptome auf.

Ein 22-jähriger Patient ist sehr ungehalten, dass während der erfolgreichen Behandlung seiner chronisch rezidivierenden Bronchitis (mit *Hepar sulfuris*) ein nässendes Ekzem auftritt. Er versteht mich nicht, als ich ihm erklären will, warum das ein gutes Zeichen ist und dass er bald ganz gesund werden kann. Er habe noch nie etwas mit der Haut gehabt. Seine heftige Art der „Diskussion" bestätigt die Arzneiwahl von *Hepar sulfuris*. Er lässt sich aber dazu bewegen, mir die Einwilligung zu geben, jetzt sofort mit seiner Mutter in seinem Beisein zu telefonieren. Die 400 km weit entfernt lebende Mutter bestätigt, dass er bis zu seinem fünften Lebensjahr immer wieder eitrige Hautentzündungen gehabt hätte. Nach ihrer Beschreibung war es ein superinfiziertes Ekzem oder eine rezidivierende Impetigo. Eine „gute Behandlung" habe es dann rasch weggebracht. Er habe aber später im Winter immer gehustet. Mit dieser „Aufklärung" durch die Mutter ist der Patient zu beruhigen und wir sind froh, dass die Therapie die Richtung von jetzigen Symptomen zu früheren und von innen nach außen und damit zur Heilung geht.

Der Fall eines Rheuma-Patienten zeigt das letzte Beispiel für die gute heilsame Richtung einer Therapie: Von oben nach unten soll die Arznei wirken. Er sagt mit Selbstironie: „Vor der Behandlung konnte ich mit den Händen nichts festhalten. Wenn das so weitergeht, kann ich bald nicht mehr laufen, so schmerzen die Füße." Seine rheumatischen Schmerzen waren oben wesentlich besser geworden. Als neues Symptom trat ein brennender Schmerz mit deutlicher Verschlechterung in den Zehengrundgelenken und im Mittelfuß auf. In der Bettwärme war es deutlich schlimmer. Er hatte *Sulfur* in steigenden Potenzen erhalten. Er konnte bald wieder gut laufen.

Schließlich besteht noch die Möglichkeit, dass vermeintlich neue Symptome in Wahrheit Nebensymptome der verabreichten Arznei sind (s. o. „Nebensymptome"). Im Zweifel ist der Homöopath aufgefordert, die Quellen (Prüfungen) zu studieren, um diesen Phänomenen auf die Spur zu kommen und falsche Schlussfolgerungen zu vermeiden. Wenn neue Symptome auftreten, sollte man immer auch daran denken, dass das neue Symptom ein Arzneiprüfungssymptom bei einem sensiblen Patienten sein kann. Anders als bei allopathischer Arznei mit ihren bedenklichen Nebenwirkungen sind homöopathische Nebensymptome harmlos und klingen rasch von selbst ab.

7.6 Arzneimittelbeziehungen und Antidotierung

Wie bei den Menschen und in der gesamten Natur, so bestehen auch zwischen den Arzneimitteln unterschiedliche Beziehungen. Arzneien mit ähnlichem Wirkungsspektrum müssen sich noch nicht dadurch gut vertragen, dass man sie, z.B. wie in den Komplexmitteln, zusammen verabreicht. Bei diesen Mischungen sind, abgesehen von der möglichen Veränderung der einzelnen Arzneimittel, die Informationsinhalte für den zu reizenden Körper verschieden. Dies kann zu Konfusion auf verschiedenen Ebenen führen, was sich z.B. in Form von Prüfungssymptomen einzelner, nicht passender Arzneien zeigen kann. Auch können sich die Reize gegenseitig blockieren. Dies gilt in etwas geringerem Umfang auch für nacheinander gegebene Arzneimittel.

Da die Homöopathie ja ganz wesentlich auf gewissenhafter Beobachtung beruht, ist von erfahrenen Homöopathen im Laufe der Zeit ein wahrer Schatz an Erkenntnissen hinsichtlich der unterschiedlichen Beziehungen der Arzneimittel zusammengetragen worden.

Die folgenden Arzneimittelbeziehungen werden unterschieden:

- Mittel mit ähnlicher Wirkung (Kollateralmittel)
- Mittel mit ergänzender Wirkung (Komplementärmittel)
- Mittel, die sich in ihrer Wirkung feindlich zueinander verhalten
- Mittel, die sich als Folgemittel für bestimmte Arzneien eignen
- Mittel, die bestimmte andere Arzneien antidotieren

Die Kenntnis der Interaktionen ist für den Homöopathen von größter Bedeutung. Gute und ausführliche Zusammenstellungen finden sich z.B. im „Handbuch der homöopathischen Arzneibeziehungen" von Rehman (2007). Auch in den großen Arzneimittellehren (s. Kap. 5.3.5) sind meist die Arzneibeziehungen und die jeweiligen Antidote aufgeführt.

Gelegentlich sind wir gezwungen zu **antidotieren**, d.h. die unerwünschte Wirkung einer Arznei aufzuheben oder die zu starke Reaktion abzumildern. Bevor wir dies tun, sollten wir überlegen, ob das Abwarten und eine zeitlich engmaschige Kontrolle nicht die bessere Option wäre. Dies ist insbesondere dann zu erwägen, wenn die Arznei richtig gewählt ist, die Reaktion auf die Gabe aber entweder zu stark ist oder subjektiv vom Patienten als zu stark empfunden wird. Die beste und immer indizierte Maßnahme ist die Beruhigung und Aufklärung des Patienten, auch entlastende Interventionen wie z.B. physikalische Therapien können hilfreich wirken. Die Antidotierung eines verabreichten Arzneimittels kann auf verschiedene Art und Weise erfolgen bzw. versucht werden, denn man muss wissen, dass sie nicht immer erfolgreich sein wird. Wenn sie nicht gelingt, ist es oft schwierig, den Grund dafür zu erkennen. In Frage kommen dann z.B. Wirkungen anderer Arzneimittel, von denen der Homöopath und/oder der Patient nicht wissen, dass sie eingenommen wurden (z.B. Komplexmittel).

Eine Antidotierung kann auf folgenden Wegen erfolgen:

- durch das besser gewählte Mittel – **Cave:** oft muss man mit der Gabe etwas abwarten, um den Patienten nicht zu überfordern,
- durch das gleiche Mittel, in tieferer Potenz gegeben,
- durch ein als Antidot wirkendes Mittel (z.B. wirken als Antidot zu *Arsenicum album: Camphora, China, Nux vomica, Sambucus, Tabacum* etc.),
- durch Einnahme von *Camphora* in Urtinktur oder D 1,
- durch Kontakt mit bzw. Konsum von ätherischen Ölen, Kaffee und anderen Substanzen; dies ist meist dann Erfolg versprechend, wenn diese Stoffe auch auf der Ebene wirken, auf der die Arznei wirkt.

7

Seien Sie sich allerdings jederzeit darüber im Klaren, dass eine Antidotierung eine den Patienten belastende Intervention darstellt. Sie ist ein Rückschritt in der Therapie, dient also nicht dem großen Ziel der Heilung – sie ist nichts anderes als ein „Notausgang" aus einer bedrohlichen Sackgasse. Verlassen Sie sich deswegen nicht zu sehr auf die Antidotierung, wählen Sie lieber sorgfältig die passende Arznei und beachten Sie bei der Arzneigabe die Reaktionslage des Patienten.

8 Die chronischen Krankheiten

Die Therapie von als „chronisch“ erkannten Krankheiten erfordert ein anderes Vorgehen als die Therapie akuter Krankheiten. Hier ist die Betrachtung der gesamten Biografie des Patienten erforderlich, um seine Konstitution und anlagebedingte Krankheitsbereitschaft erkennen und in das Therapiekonzept einfließen lassen zu können.

Für Hahnemann waren chronische Krankheiten „durch Erbschaft oder Ansteckung eingeprägte Krankheiten“. Er formulierte drei Grundkrankheiten, die er als die „Miasmen der Psora, Sykose und Syphilis“ bezeichnete. Jedem dieser Prototypen ordnete er entsprechende, die Eigenschaften der jeweiligen Krankheit verkörpernde Arzneimittel zu. Nach Hahnemann entwickeln sich die Miasmen von außen nach innen, wodurch die Schwere der Erkrankung beständig zunimmt, bis sie im irreversiblen Stadium der Syphilis anlangt und endet.

Heute werden diese Grundformen als Modelle verstanden, die spezifische Tendenzen chronischer Krankheiten beschreiben.

Die Diathese eines Menschen ist in seiner Konstitution begründet, steht aber nicht in zwingendem Zusammenhang mit dem Konzept der Miasmen. Diathesen können miasmatische, z. B. psorische Erkrankungen befördern, haben jedoch oft geringere Umfänge als die Miasmen – von daher auch nicht unbedingt so tiefgreifende Konsequenzen.

Leider hat die Lehrmedizin unserer Zeit nur wenig Interesse an der Konstitution ihrer Patienten – eine Folge der einseitig auf die Organpathologie ausgerichteten Krankheitsauffassung. Ein neuer Beginn konstitutionellen Denkens zeigt sich in allen Bemühungen um Prophylaxe, in der die Erforschung von Risikofaktoren immer aktueller wird. Dabei ist es offensichtlich, dass die Risikofaktoren nicht nur in der Umwelt, sondern auch in der **Person** des einzelnen Kranken begründet sind, in seiner **konstitutionellen Anlage** und **Entwicklung**, also dort, wo auch das ärztliche Handeln ansetzen kann:

Die meisten chronischen Krankheiten haben ihren Grund in der Konstitution der Kranken. Sie können nur geheilt werden durch Arzneien, die auf die konstitutionelle Krankheitsbereitschaft einwirken.

8.1 Einführung

Die Statistiken der Industriestaaten zeigen einen Rückgang akuter Krankheiten bei gleichzeitig signifikanter Zunahme chronischer Leiden. Es ist unbestreitbar, dass die Medizin unserer Zeit die Mortalität und das Risiko der akuten, insbesondere der infektiösen Erkrankungen reduziert hat. Die andererseits zu beobachtende bedenkliche Zunahme der chronischen Krankheiten verlangt von der Homöopathie, alle Möglichkeiten auszuschöpfen, um diesen Patienten zu helfen.

Die präzise Beobachtung, gepaart mit Selbstkritik, verdeutlichten Hahnemann den Therapienotstand, als es ihm nicht gelang, die große Gruppe der unvenerischen chronischen Krankheiten endgültig zu heilen. Dieser Therapienotstand war jedoch nicht die Folge ungenügend wirksamer Arzneien, ihre Ursache lag vielmehr in der Methode der Arzneifindung. Im Anfang seiner homöopathischen Arbeit, etwa von 1790 bis 1816, behandelte er mit Arzneien, die nach der Ähnlichkeit mit den vorliegenden, hier und jetzt beim Patienten beobachteten Symptomen ausgewählt wurden. Er beschränkte seine Anamnese in dieser ersten Phase auf den Querschnitt der gegenwärtigen Störung. Damit erzielte er große Erfolge bei akuten Krankheiten. In seinem Werk „Die chronischen Krankheiten" (CK) stellte er fest, dass in der Behandlung der chronischen Krankheiten nur zu Beginn Erfolge zu verzeichnen waren, „die Fortsetzung war minder günstig, der Ausgang hoffnungslos" (CK, Bd. 1, S. 4). Gnadenlos und hart beurteilte er sich und sein Werk zu dieser Zeit. Die Kritiker sollten auch dieses zur Kenntnis nehmen, so spricht kein Spekulierer und Ideologe. Dies ist die Sprache eines Menschen, der um Wahrheit und Erkenntnis ringt.

> „Den Grund also auszufinden, warum alle die von der Homöopathie gekannten Arzneien keine wahre Heilung in gedachten Krankheiten bringen und eine, womöglich richtigere und richtige Einsicht in die wahre Beschaffenheit jener Tausende von ungeheilt bleibenden – bei der unumstößlichen Wahrheit des homöopathischen Heilgesetzes, dennoch ungeheilt bleibenden – chronischen Krankheiten gewinnen konnten, diese höchst ernste Aufgabe beschäftigte mich seit den Jahren 1816, 1817 bei Tag und Nacht" (CK, Bd. 1, S. 6).

Hahnemann formuliert in „Die chronischen Krankheiten" die absolute Notwendigkeit, bei allen erkennbar chronischen Erkrankungen eine vollständige, über die akute Störung hinausgehende Anamnese durchzuführen und dabei insbesondere die konstitutionelle und miasmatische Konstellation zu erfassen (CK, Bd. 1, S. 6–7; dem Leser sei die Lektüre im Original eindringlich empfohlen).

Das Werk ist ein großartiger Ansatz zur Behandlung der konstitutionellen Erkrankungen, wenn auch manche seiner, im Kontext der damaligen Zeit gezogenen Schlussfolgerungen im Lichte des heutigen Wissensstandes kritisch zu beurteilen sind. Bei der anamnestischen Erforschung der Ätiologie stellte er fest, dass „Ansteckungen" (Miasmen) die Auslösung chronischer Krankheiten bewirken können oder dass dieser „Ansteckungszunder" durch seine Weitergabe von Generation zu Generation die Anlageschwäche bedingt. Seine Beobachtungen ergaben, dass es bei akuten Erkrankungen ausreicht, die Anamnese auf die jetzt vorliegende Störung zu begrenzen. Dagegen erfordern chronische Krankheiten eine umfassende Anamnese, um die Konstitution des Kranken und seine anlagebedingte Krankheitsbereitschaft zu erfahren.

Chronische Krankheiten bedeuten bei Hahnemann „durch Ansteckung oder Erbschaft eingeprägte Krankheit". Er benennt drei Grundformen (Psora, Sykose und Syphilis) und gibt die zugehörigen Arzneien an (u. a. *Sulfur, Thuja, Mercurius*). Diese drei **Grundformen** werden heute als **Modell** aufgefasst, um die **Tendenzen chronischer Krankheiten** zu beschreiben.

In diesem Modell verkörpern die Miasmen folgende Konzepte bzw. Zustände:

- **Psora:** der **„Mangel“**, d.h. die nicht ausreichende oder gänzlich ausbleibende Reaktion.
- **Sykose:** der **„Überschuss“** (Exzess), d.h. die überschießende Reaktion.
- **Syphilinie:** die **„Destruktion“**, d.h. die zerstörende Reaktion.

Die von Hahnemann verwendeten Begriffe „Psora“ und „Sykose“ sind sprachlich weitgehend unbelastet, anders verhält es sich mit der „Syphilis“. Dieser ist seit längerem der pathogenetisch klar definierten Spirochäten-Infektion vorbehalten, weshalb man heutzutage den Begriff der „Syphilinie“ bzw. des „luesinischen Terrains“ benutzt.

Die hier beschriebenen Elemente der Miasmen können in den Krankheitsbildern ihrer entsprechenden Infekte (Gonorrhö, Lues), in den Arzneibildern ihrer zugehörigen Nosoden (*Psorinum, Medorrhinum, Luesinum, Tuberculinum*) sowie im Bild der vergleichbaren Diathesen (lymphatisch, gichtig-rheumatisch, dyskrasisch, skrofulös) identifiziert werden.

Ein Beispiel aus meiner ersten Zeit homöopathischer Gehversuche illustriert die in der Einführung zu diesem Kapitel geschilderten beiden Phasen der Hahnemannschen Entwicklung.

Es handelt sich um ein 3-jähriges Kind.

1. Behandlung:
   Akuter fieberhafter Infekt; nach Symptomenähnlichkeit der vorliegenden Störungen wird *Belladonna* D 12 gegeben.
2. Behandlung:
   Nach 3 Wochen tritt eine Seitenstrang-Angina auf, Therapie mit *Phytolacca* D 6.
3. Behandlung:
   Nach 1 Monat berichtet die Mutter, das Kind leide unter starker Verstopfung. Keinerlei Stuhldrang, atonischer Darm. Therapie mit *Opium* D 30.
4. Behandlung:
   Nach 6 Wochen ist eine Impetigo-ähnliche Hauterkrankung an der rechten Wange aufgetreten. Therapie mit *Viola tricoloris* D 4.
5. Behandlung:
   Nach 8 Wochen hat das Kind entzündete Lidränder und reibt sich dauernd die Augen. Therapie mit *Clematis recta* D 6.

Alle fünf Behandlungen sind, für sich betrachtet, erfolgreich – die augenblicklichen Störungen bessern sich. Die Mutter empfindet dieses Spiel auf dem Verschiebe-Bahnhof als ganz normal. So war es bei der bisherigen allopathischen Behandlung auch. Inzwischen hatte ich einiges durch das Studium der „Chronischen Krankheiten“ und des „Organon“ hinzugelernt. Deshalb führte ich nun eine umfassende Fallaufnahme durch, um die Gesamtheit der Symptome zu ermitteln. Zur Gesamtheit der Symptome gehören eben nicht nur die gegenwärtigen, sondern auch die biografischen Symptome, der Quer- und Längsschnitt der Krankheit.

Die biografische Anamnese ergab: Als Säugling im zweiten Monat Milchschorf, der mit einer Salbenbehandlung „versorgt“ wurde. Im vierten Monat Ernährungsstörung. Behandlung in der Kinderklinik. Im achten Monat Bronchopneumonie, mit Penicillin behandelt. Danach immer wieder rezidivierende Infekte im Nasen-Rachen-Raum.

Die gegenwärtigen Allgemeinsymptome, der arzneitypische Habitus (kurz, breit, pastös) und die biografischen Symptome finden ihre Entsprechung im Arzneimittelbild von *Calcium carbonicum*. Diese Arznei umfasst in ihrer Wirkung „alle seine in so verschiedenen Krankheitsfällen erscheinenden Krankheits-Fragmente“ (CK, Bd. 1, S. 7).

An diesem Beispiel wird deutlich, dass die gegenwärtigen Symptome ihre Bedeutung für die Arzneimittelwahl erst durch Einordnung in den größeren Zusammenhang der Biografie erlangen. Oder anders formuliert: Der Querschnitt des **Status** des gegenwärtigen Krank**seins** liefert individuelle Einzelsymptome, die einer Ergänzung in Form umfassender Längsschnittsymptome des **Prozesses** des Krank**werdens** bedürfen.

Die Bedeutung der biografischen Anamnese

Die einzelne Krankheits-Etappe ist nur **eine** Stufe in einem größeren Prozess. Wenn die Heilung von Grund auf erfolgen soll, muss der ganze **Prozess des Krankwerdens** bis in die Vergangenheit hinein aufgerollt werden. Die **Gesamtheit der Symptome** umfasst auch die **Biografie**, die eigene und die Familiengeschichte. Damit wird die scheinbar so wohlgeordnete nosologische Einheit der diagnostisch abgrenzbaren Krankheit verlassen.

Die fünf Diagnosen im vorhergehenden Beispiel waren exakte Beschreibungen örtlicher pathologischer Abweichungen. Die Therapie war ungenügend, weil sie sich nur auf die einzelnen Manifestationen eines Grundleidens bezog. Die biografische Betrachtung offenbarte, dass einzelne Krankheitsetappen oft nur die herausragenden „Spitzen des Eisberges" sind, der unter der Wasseroberfläche liegende Anteil, die biografische Entwicklung, jedoch das Fundament der eigentlichen Krankheit darstellt.

Diese Erkenntnis hat uns Hahnemann geschenkt: Das „Ur-Übel in seinem ganzen Umfange" müssen wir kennen lernen; es liegt als einheitliche Disposition den verschiedenen Phasen einer chronischen Krankheit zugrunde. Die einzelnen Krankheits-Etappen sind damit nicht zufällige, ungeordnete Phänomene – sie haben ihren ontologischen Seinsgrund in der Person und Krankengeschichte des Patienten. Wenn wir das begreifen, verstehen wir die praktische Anweisung zur homöopathischen Arzneiwahl:

Behandle nicht die einzelnen Krankheiten, sondern den Kranken! Damit erhebt die Homöopathie den Anspruch, eine gleichermaßen personale wie auch konstitutionelle Therapie zu sein.

Zu diesem Anspruch der homöopathischen Therapie sind noch einige Gedanken nachzutragen. Die Homöopathie nimmt den Menschen als ganzheitliche Person wahr, ebenso wie sie ihn auch in seiner lebensgeschichtlichen Entwicklung als ganzheitliches Wesen anerkennt. Damit „kommen das Vergangene (die Vorgeschichte), das Gegenwärtige (Status praesens) und das Zukünftige (Realisierung der Krankheitsanfälligkeit, Disposition) aus einem Ganzen und führen zu einem Ganzen" (Paschero):

Die biografische Anamnese, der gegenwärtige Befund, das jetzige Befinden und die konstitutionellen Zeichen ergeben gemeinsam das Material, das zur Arzneifindung bei chronischen Krankheiten erforderlich ist.

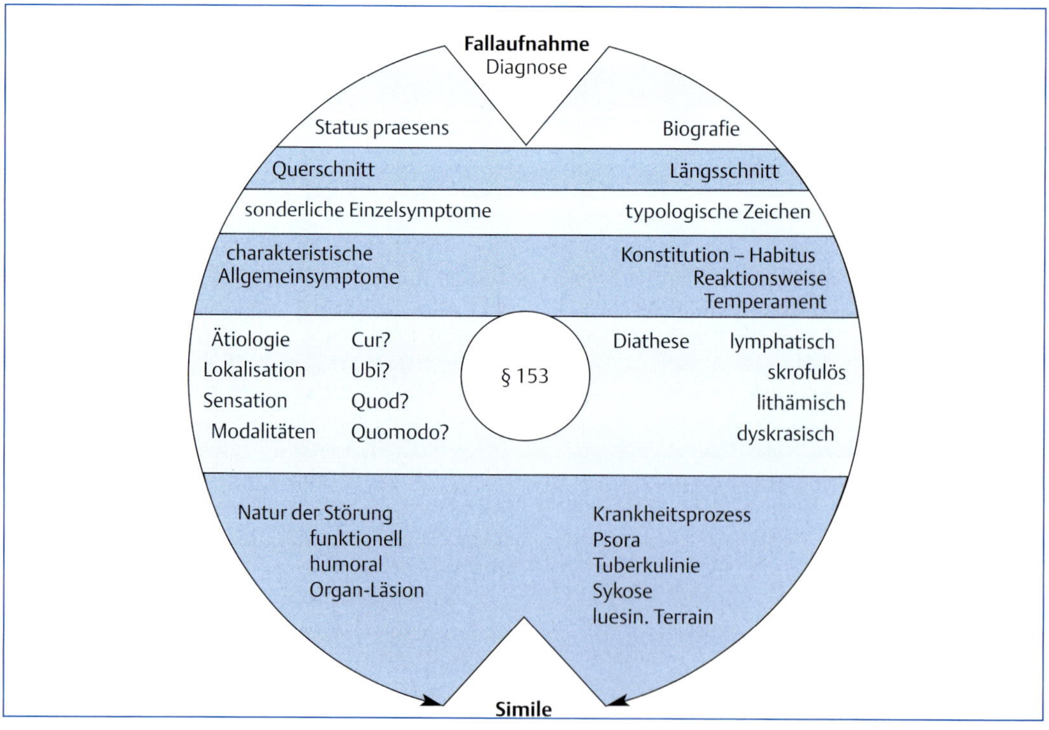

Abb. 8 Fallaufnahme und Simile-Wahl.

8.2 Konstitution und Diathese

8.2.1 Konstitution

In jedem modernen Lehrbuch der Inneren Medizin oder der Kinderheilkunde werden einzelne Krankheiten bis ins letzte Detail abgehandelt – aber umfassende Begriffe wie „Konstitution'" und „Diathese" existieren nicht bzw. beziehen sich lediglich auf bestimmte, abgrenzbare Teilbereiche wie z. B. die atopische Diathese.

Die Beschäftigung mit der Konstitution und Diathese der Patienten hat wesentliche praktische Bedeutung für die gesamte Heilkunde. Es wird heute oft geklagt, dass z. B. bei infektanfälligen Kindern jeder einzelne Infekt mit stereotyper Routine mit Antibiotika versorgt wird. Die eigentliche Frage aber wird nicht gestellt: Warum treten bei diesen Kindern immer wieder neue Infekte auf? Die Causa kann doch nicht immer wieder einzig und allein ein Infektionserreger sein – die Ursache muss doch vor allem in der Beschaffenheit, in der Konstitution dieses Menschen gesucht werden. Dieses Wissen war den alten Ärzten selbstverständlich. Das erlaubt die Frage, ob die heutige Medizin wirklich so viel fortschrittlicher ist, wie es vermittelt wird?

Die ärztliche Aufgabe besteht darin, eine Störung zu heilen, bevor sie zu irreversiblen organischen Läsionen führt. Die angeborene **Anlage** und die frühkindliche **Prägung** durch die Umwelt bilden gemeinsam den Rahmen der Entwicklungsmöglichkeit eines Menschen. Erbanlage und frühkindliche Prägung haben für jeden einzelnen Menschen sicherlich unterschiedliches Gewicht – aus beiden entwickelt sich aber immer die individuelle Konstitution.

Die ererbte Anlage ist zwar in sich relativ stabil, wie die Forschungen an eineiigen Zwillingen zeigten. Sie ist aber auch durch Umwelteinflüsse plastisch formbar. In der frühen Kindheit ist diese Formbarkeit besonders groß, wie die psychoanalytische Forschung feststellen konnte. Aber auch spätere Einflüsse (physische und psychische Traumen, Infekte, soziales Milieu etc.) verändern unsere Reaktionsweise. Anlage und Umwelt beeinflussen und durchdringen sich im gesamten Lebensablauf wechselseitig. Hahnemann hat, meinem Wissen zufolge, als Erster auf die Abänderung auch der robustesten Konstitution durch chronische Infekte hingewiesen.

Die Konstitution ist die angeborene **und** erworbene geistig-seelische und körperliche Verfassung eines Menschen. Sie ist erkennbar am Körperbau, an der seelisch-geistigen Grundstimmung und an den Reaktionsweisen auf innere und äußere Belastungen.
Aus den verschiedenen Möglichkeiten, konstitutionell begründete Erkrankungen zu entwickeln, entwickeln sich Dispositionen oder Diathesen. Eine Diathese ist die angeborene oder erworbene Organschwäche und System-Anfälligkeit, die zur Krankheitsbereitschaft und zu bestimmten Prozessen der Krankheitsverläufe führt.

Biografie und Konstitution

Die Biografie eines Patienten gibt eine chronologische Übersicht der abgelaufenen Prozesse und der Entwicklung der Erkrankung. Biografische Daten lassen meist eine Ordnung erkennen. Die aktuelle Fallaufnahme eines Patienten liegt im Schnittpunkt zwischen der Vergangenheit und Zukunft dieses Menschen. In der Anamnese nehmen Sie die biografischen Daten auf, verbinden sie mit den hier und jetzt vorliegenden auffallenden, sonderlichen Symptomen (Org., § 153) und erkennen an den typologischen Zeichen (objektiv wahrnehmbaren Eigenheiten von Körperbau, Gestik, Mimik, Sprache) den konstitutionellen Hintergrund.

Mit dem Erkennen der Konstitution besteht die Möglichkeit, die anlagemäßige Organ- und Systemschwäche (Dorcsi), also die Diathese eines Menschen zu beurteilen. Die Biografie, die individuelle Symptomatik und objektive Zeichen treffen nicht wahllos zusammen, sondern finden ihre Ordnung in der Konstitution des Einzelnen.

Durch das Erkennen der Konstitution findet die Vergangenheit, Gegenwart und Zukunft eines Menschen eine übergreifende Ordnung.

Aus der Ganzheit eines unteilbaren Lebens kommt diese Ordnung und führt zum Ganzen. Die Auslösung (Ätiologie), vorhandene Modalitäten, die Lokalisation und Empfindungen eines Krankheitsprozesses finden ihren „realen Grund" (Flury 1979) in der Konstitution, die sich im Körperbau, im psycho-physischen Verhalten und Temperament äußert.

Körperformen und Reaktionsverhalten

Die Ärzte der Antike hatten bereits beobachtet, dass bestimmte körperliche Erscheinungsformen mit dem Charakter und der Krankheitsanfälligkeit eines Menschen in gesetzmäßiger Weise verbunden sind. Kretschmer baute mit seinem Buch „Körperbau und Charakter" (1936) auf diesem Wissen auf, indem er zeigte, dass im psychopathologischen Bereich die schlankwüchsigen Leptosomen zu schizoiden, die kräftigen, athletischen Typen zu epileptoiden und die runden Pykniker zu zykloiden Reaktionen prädestiniert sind. Die Forschungen von Lampert (1972) und Curry (1935) machten die unterschiedlichen Reaktionsweisen des vegetativen Systems bei verschiedenen Körperbautypen deutlich. Carl Huter (1957) gab mit seiner Psycho-Physiognomie (Menschenkenntnis durch Körperformen und Gesichtsausdruckskunde) klare Richtlinien vor, wie aus dem Körperbau, der Mimik, Gestik und Sprache die seelisch-geistige Verfassung eines Menschen und seine Krankheitsbereitschaft erkannt werden können.

Für den ganzheitlich denkenden Homöopathen ist dabei die Frage, ob Körperformen zu Reaktionsverhalten oder Reaktionsverhalten zu bestimmten Körperformen führen, zunächst ohne Belang. Nach der hierarchischen Gliederung des Menschen, wie sie von Flury auch zur Wertung von Symptomen herangezogen wird, wird allerdings eher das Reaktionsverhalten die Körperform bestimmen.

8.2.2 Diathese

Die in der Konstitution begründete Krankheitsbereitschaft bezeichnet man als „Diathese"; der Begriff leitet sich aus dem Griechischen ab und bedeutet „Ordnung". Mit der Feststellung einer bestimmten Diathese unternimmt man den Versuch, das Vielfältige, aber Zusammengehörige zu ordnen und damit einer systematischen Behandlung zugänglich zu machen.

Die Betrachtung der einzelnen Diathesen liefert uns zusätzliche Informationen zu den Grundformen chronischer Erkrankungen. Jeder dieser Grundformen lassen sich bestimmte Diathesen zuordnen. Über das Verständnis dieser Zusammenhänge wiederum wird die Lehre von den chronischen Krankheiten leichter verstanden.

Wie bereits mehrfach ausgeführt, basiert jede homöopathische Arzneiwahl auf der Erhebung und Evaluation der Gesamtheit der Symptome – und in dieser ist alles Ererbte und Erworbene des Patienten enthalten. Daraus ergibt sich, dass die aktuell zu beobachtende Reaktionsweise auf der Basis seiner individuellen Diathese entstanden ist.

Lymphatische Diathese

Die lymphatische Diathese entwickelt sich im Kindesalter auf dem Boden einer psorischen Belastung. Synonyme Bezeichnungen sind der „Lymphatismus" und die „exsudative Diathese" (Czerny). Die Krankheit verläuft im Einklang mit Hahnemanns Beobachtungen: zuerst entwickeln sich Störungen der Haut, dann greift der Prozess auf die Schleimhäute und schließlich auf die inneren Organe über. Entsprechende Zeichen finden sich schon in den ersten Lebenswochen in Form von **Milchschorf, Dermatitis, Intertrigo** und **nässenden Ekzemen**; später kommt es zu häufigem Schnupfen und Bronchitis sowie einer Neigung zu **rezidivierenden Infekten.**

Häufig ist die **Entwicklung** der Kinder auf verschiedenen Ebenen **verzögert**, was sich z. B. im späten Erlernen des Sprechens und Laufens zeigen kann. Auf der körperlichen Ebene kann eine Neigung zu Rachitis und Spasmophilie bestehen. Sehr oft zeigen sich Auffälligkeiten des lymphatischen Systems, wie häufig und über längere Zeit auftre-

8

tende **Vergrößerungen von Lymphknoten** und eingeschränkte Immunabwehr.

Erkennungszeichen

- **Haut:** Beim Kleinkind exsudative Prozesse, später raue, schlecht heilende Haut mit Ekzembildung; Neurodermitis, Strophulus, Urtikaria, Seborrhoe und Intertrigo.
- **Lymphsystem:** Vergrößerung der Lymphknoten am Hals, den Achseln, den Ellenbeugen und Leisten.
- **Tonsillen:** Häufige Entzündung aller Elemente des Waldeyer'schen Rachenrings (Rachen-, Gaumen-, submandibuläre Tonsillen).
- **Zunge:** Gerötete und geschwollene Papillen der Zungenspitze (Erdbeerzunge).
- **Nase:** Lymphatisches Gewebe und Schwellungen der Schleimhaut behindern die Nasenatmung, die wiederum für die Entwicklung der Kiefer bedeutsam ist (Dysgnathie). Mundatmer sind disponiert zu Fehlstellungen der Zähne und anfällig gegenüber Entzündungen der Nasenneben-Höhlen. „Rotznase".
- **Augen:** Kleine, stecknadelkopfgroße, glänzende Knötchen in der Schleimhaut der Unterlider, Blepharitis.
- **Abdomen:** Verdickte, manchmal tastbare Bauchlymphknoten. Anfälle von Nabelkoliken, die dann zum Anlass genommen werden, eine (hier nicht indizierte) Appendektomie vorzunehmen. Man bedenke: Der Appendix ist die „Tonsille" des unteren Verdauungstrakts.
- **Bronchien:** Vermehrte Schleimbildung (Bronchitis), rezidivierende Infekte („Erkältungskrankheiten").
- **Allergische Reaktionen:** Asthma, Heuschnupfen, Kontaktekzem, Pseudokrupp, rezidivierende Katarrhe.

Oft indizierte Arzneimittel der lymphatischen Diathese

- *Barium carbonicum*
- *Calcium carbonicum*
- *Calcium fluoratum*
- *Calcium phosphoricum*
- *Hepar sulfuris*
- *Psorinum*
- *Silicea*

Skrofulose

Bei stärkerer tuberkulinischer Belastung – entweder durch eine Tuberkulose-Infektion oder familiäre Disposition – entwickelt sich die lymphatische Diathese weiter zur Skrofulose. Den jüngeren Ärzten ist dieses Krankheitsbild fast unbekannt, da die bovine Tuberkulose und deren Übertragung mit der Kuhmilch auf den Menschen eine Rarität geworden ist.

Sie tritt bei solchen Kindern in Erscheinung, die meist kurz nach der ersten Zahnung immer wieder erkranken und dabei starke lymphatische Reaktionen zeigen. Bei der Inspektion der Kinder fällt die an die Schnauze eines Schweines (Scropha = Mutterschwein) erinnernde Vorwölbung und Verdickung der Lippen- und Mundpartie auf.

Die **Weiterentwicklung** vom allgemeinen Lymphatismus zur Skrofulose zeigt, dass die Miasmen-Theorie reale Grundlagen hat – bei diesen Kindern ist oft der Tuberkulin-Hauttest positiv.

Erkennungszeichen

Zusätzlich zu den oben erwähnten, allgemein lymphatischen Zeichen können auftreten:

- starker Foetor ex ore,
- vermehrte Speichelbildung,
- fahl-grüne Gesichtsfarbe,
- Anämie (häufig).

Oft indizierte Arzneimittel der Skrofulose

Über die aufgeführten lymphatischen Mittel hinaus kommen noch in Betracht:

- *Mercurius bijodatus*
- *Mercurius solubilis*
- *Tuberculinum Bovinum*
- *Tuberculinum Koch*

Harnsaure Diathese

Die harnsaure Diathese ist im sykotischen Bereich der konstitutionellen Störungen anzusiedeln. Synonyma sind: lithämische Diathese, rheumatisch-gichtige Diathese, hydrogenoide Diathese (Grauvogl). Eines ihrer prägnantesten Kennzeichen ist die Neigung zu Verhärtungen und zu Ablagerungsprozessen als Folge des Überangebots an bestimmten Substanzen (Harnsäure, Cholesterin, Kohlenhydrate etc.).

Die Beschwerden verschlechtern sich meist durch nasskaltes Wetter, beim Aufenthalt in feuchten Klima-Zonen, besonders an Binnenseen (aber nicht am Meer!); in engen Flusstälern; durch Kaltwasser-Kuren, kalte Bäder. Sie können auch als Folge von Impfungen auftreten.

Erkennungszeichen

- Rheumatische Erkrankungen der Gelenke, Muskeln, Sehnen und Nerven (Neuritiden).
- Gichtige Ablagerungen an den Gelenken und Sehnen, besonders dem Großzehen- und dem Daumengrundgelenk, der Achillessehne und an der Ohrmuschel (Tophi).
- Steinbildungen des Urogenitalsystems (Urate!), Entzündungen im Urogenital-Bereich.
- Leber-Gallenblasen-Erkrankungen, Steinbildungen im gallenableitenden System.
- Stoffwechselstörungen mit Hyperurikämie, Hypercholesterinämie, Hyperlipidämie, Diabetes mellitus (v. a. Typ II), dadurch vermehrte Risikofaktoren für die Ausprägung von Arteriosklerose und Herz-Kreislauf-Leiden.
- Gutartige Tumoren von Warzen über Fibrome zu Adenomen (Prostata) und Uterusmyomen.

Häufig indizierte Mittel der harnsauren Diathese

- *Acidum benzoicum*
- *Acidum formicicum*
- *Acidum nitricum*
- *Alumina*
- *Antimonium crudum*
- *Berberis*
- *Colchicum*
- *Dulcamara*
- *Lithium carbonicum*
- *Lycopodium*
- *Medorrhinum*
- *Natrium sulfuricum*
- *Rhus toxicodendron*
- *Sabina*
- *Thuja*
- *Urtica urens*

Dyskrasische Diathese

Zum luesinischen Bereich der konstitutionellen Grundstörung gehört die „dyskrasische Diathese". Der Ausdruck „Dyskrasie" bedeutet „schlechte Säftemischung" und entstammt der Ära der Humoralpathologie.

Erkennungszeichen

Sie erscheint nicht so deutlich wie die anderen Diathesen, da sich in diesem Bereich Endzustände ausbilden, die sich aus den konstitutionellen Prozessen der psorischen, sykotischen, vor allem aber auch aus der tuberkulinischen Belastung entwickeln.

Auf dem Boden dieser Diathese entwickeln sich am Ende oft das Karzinom oder andere bösartige Tumoren sowie maligne Bluterkrankungen (z. B. Leukämien, Plasmozytom).

Dieser Diathese sind auch die degenerativen Erkrankungen des Nervensystems, die Tabes und die Paralyse, zuzuordnen.

Häufig indizierte Mittel der dyskrasischen Diathese

- *Acidum nitricum*
- *Arsenicum album*
- *Carbo animalis*
- *Hydrastis*
- *Jodum*
- *Kalium bichromicum*
- *Kalium jodatum*
- *Kreosotum*
- *Silicea*
- Edel- und Schwermetalle: *Aurum, Plumbum, Thallium, Mercurius*
- Nosode: *Luesinum*

8

8.3 Miasmen

Hahnemann folgte dem Weg der Krankheit zurück zur Ätiologie, dorthin, wo die Anamnese Hinweise darauf erbringt, dass etwas Wesentliches geschehen ist. Er stellte fest, dass drei verschiedene Auslösungsfaktoren am chronischen Siechtum beteiligt sind:
Über lange Zeit anhaltender Arzneimissbrauch durch Anwendung „heftiger, heroischer Arzneien in großen und gesteigerten Gaben" (Org., § 74).
Belastungen durch vermeidbare Schädlichkeiten: Genuss von schädlichen Getränken und Nahrungsmitteln, Ausschweifungen, welche die Gesundheit untergraben, Mangelernährung, Aufenthalt in ungesunden Wohnungen, Bewegungsmangel, Überanstrengung von Körper und Geist, Leben in stetem Verdruss (vgl. Org., § 77).
Das chronische Miasma, eine durch Ansteckung oder Erbschaft geprägte Krankheit.

In der biografischen Anamnese vieler chronisch kranker Patienten fand Hahnemann, dass bestimmte Hautveränderungen aufgetreten waren, bevor das langjährige Siechtum begann. Drei typische Hautveränderungen erschienen ihm bemerkenswert:

- Juckende Hautausschläge, die zum Kratzen zwingen.
- Spitze oder hahnenkammartige Feigwarzen (Kondylome) im Urogenitalbereich.
- Geschwüre im Genitalbereich mit derber Anschwellung der Leistendrüsen.

Er wusste, dass die Kondylome mit dem Tripper und die Geschwüre mit der Lues in Verbindung stehen – und beides sind **übertragbare** Krankheiten. Da ihm die exakte Beschreibung von Infektionserregern noch nicht zur Verfügung stand, wählte er den zu seiner Zeit üblichen allgemeinen Begriff für dieses unbekannte übertragende Agens: „Miasma".

Der Begriff „Miasma" entstammt dem Griechischen und bedeutet „Verunreinigung". Seit Hippokrates wird der Ausdruck für krankmachende Stoffe in der Atmosphäre gebraucht, die als „Ausdünstungen" der Erde die Epidemien erzeugen. Die Übertragbarkeit von epidemischen Krankheiten war in der vorbakteriellen Ära bekannt, nicht aber die einzelnen Erreger.

Die Bedeutungen und auch die Abhilfe der ersten beiden ätiologischen Faktoren (Arzneimissbrauch, Belastungen durch vermeidbare Schädlichkeiten) sind uns klar. Sie verlangen immer wieder unseren ärztlichen und erzieherischen Einsatz. Der dritte ätiologische Faktor, das chronische Miasma, ist nach Hahnemann die „durch Ansteckung oder Erbschaft eingeprägte Krankheit".

Hahnemann war auch hier seiner Zeit voraus. Er wies beispielsweise bei der Cholera als einer der Ersten darauf hin, dass „mörderische Kleinlebewesen" die Ansteckung bewirken. Er ahnte, dass spezifische Erreger für die verschiedenen Epidemien existieren müssen – und das Entscheidende ist: einige dieser Erreger sind ätiologisch an der Entstehung der chronischen Krankheiten beteiligt. Es ist kein Wunder, dass er mit diesen Gedanken in seiner Zeit nahezu automatisch auf Ablehnung stoßen musste. Nicht nur die Gegner triumphierten ob dieses vermeintlichen „Irrsinns", auch viele seiner Schüler wandten sich von ihm und seiner Lehre ab.

Heute ist es Stand der Wissenschaft, dass Infektionserreger an der Auslösung chronischer Krankheiten beteiligt sind. Die Spirochäten, das Tuberkulose-Bakterium, Streptokokken und viele andere Bakterien sind mitsamt ihrer spezifischen Rolle gut erforscht; Gleiches gilt für die Viren, von denen man inzwischen sogar weiß, dass einige an der Entwicklung von Malignomen beteiligt sind (HPV ist ein Auslöser des Cervix-Karzinoms). Gesicherte Erkenntnis ist auch, dass fokaltoxische Prozesse Autoimmun-Krankheiten oder chronischen Rheumatismus auslösen können.

Die neueste Erforschung der „Slow-Virus-Infections" macht es offensichtlich, dass Hahnemanns intuitive Erfassung 150 Jahre später naturwissenschaftlich beweisbar wurde:

Viele chronische Krankheiten sind Folgen von Infektionen.

Man unterscheidet die akuten von den chronischen Miasmen. Aufgrund der großen Bedeutung für die Bewertung des Status und Verlaufs von Krankheiten ist dieser Differenzierung ein eigenes Kapitel gewidmet (Kap. 8.3.1).

Anlagebedingte Bereitschaft

Wir wissen aber auch, dass die andere Hälfte seiner Aussage stimmt: „durch Ansteckung oder Erbschaft eingeprägte Krankheit". Die **anlagebedingte Bereitschaft** (durch Vererbung) und die Infektion (durch Ansteckung) sind der „reale Grund" für die Entwicklung chronischer Krankheiten.

In der innerhalb der homöopathischen Gemeinschaft laufenden Diskussion um die Probleme der chronischen Krankheiten wird der konstitutionelle Faktor heute sehr stark in den Vordergrund geschoben. Das Besondere der Miasmen-Theorie Hahnemanns sehe ich jedoch viel eher in der Möglichkeit, die **konstitutionsändernden Folgen** der chronischen Infekte zu heilen.

Wir sollten den Begriff des Miasmas, wie ihn Hahnemann formulierte, aber nicht überdehnen und alles „Krankmachende" als „Miasma" bezeichnen, unsaubere Definitionen schaffen Verwirrung. So sollten z. B. frühkindliche Konflikte, die in der psychoanalytischen Theorie (Freud) und für die homöopathische Arzneiwahl als psychisches Trauma bedeutungsvoll sind, nicht mit dem Begriff des Miasmas vermengt werden.

Wechselspiel zwischen Infekt und Konstitution

Es kann als gesichert gelten, dass eine konstitutionelle Bereitschaft die chronische Infektion erst wahrscheinlich macht. Ein Indiz dafür ist, dass nicht jeder Mensch, der Tuberkulose-Bakterien akquiriert, diese Krankheit entwickelt. Konstitutionelle Bereitschaft und Durchsetzungsfähigkeit der Erreger befinden sich im Wechselspiel. „Wie oft geschieht es, dass die Konstitution des Verletzten, seine Geschwächtheit und seine psychische Verfassung dem Eindringen von unendlich kleinen Organismen keine ausreichenden Schranken entgegenstellen." (Pasteur, zitiert nach Payer 1989) Jede Infektion erzeugt ein Engramm im retikuloendothelialen System, im Immunmechanismus, und ändert damit die angeborene Konstitution. Bei Titer-Kontrollen auf Infektionen ist man überrascht, wie hoch die Durchseuchungsquote in unserer Bevölkerung liegt. Das chronische Miasma ist eine Realität, die beweisbar ist. In der Biografie von Patienten erhält man nicht selten auf Fragen wie: „Seit wann besteht die Krankheit, was war damals?" folgende Antworten: „Seit unser Kind die Masern hatte, hustet es" – „seit dem Keuchhusten besteht das Asthma" – „nach der Pockenimpfung trat das Ekzem auf". Mit diesen Antworten kann der allopathische Kollege nichts anfangen. Wir können als Simile die passende Nosode (s. Kap. 8.4.3) anwenden oder das geeignete Arzneimittel wählen, das zu dem alten Infekt passt.

Die **Nosodentherapie** ist von den Nachfolgern Hahnemanns entwickelt worden, wird aber ohne das Fundament seiner Miasma-Theorie nicht einsichtig. Wenn wir nur den konstitutionellen Faktor berücksichtigen, verschenken wir die durch die gezielte Nosodentherapie gegebenen Möglichkeiten zur Heilung. Als Beispiel kann die Autoimmuntherapie mit Eigenblut in homöopathischer Zubereitung angeführt werden (Imhäuser 1970). Auch die Ausschaltung fokaltoxischer Belastungen, die Herdsanierung, die Symbioselenkung der Darmflora ist über die Gabe passender Nosoden möglich.

Beide Seiten – die Infektion intra vitam und die konstitutionelle Belastung – sind in der Therapie zu berücksichtigen. Die homöopathische Arzneifindung hält sich an die anamnestischen Symptome und sichtbaren Zeichen des einzelnen Kranken. Damit nehmen wir gleichzeitig auch das auf, was „durch Ansteckung oder Erbschaft" an Krankheitsphänomenen entstanden ist.

Nach dieser allgemeinen Übersicht wieder zurück zu Hahnemanns Miasmen-Theorie. Ich komprimiere die Fülle seiner Gedanken auf das für die Heilung, d. h. für die Arzneiwahl Wesentliche.

8.3.1 Akute und chronische Miasmen

Differenzierung

Hahnemann unterschied zwischen **akuten** und **chronischen Miasmen**. Zu den akuten Miasmen zählte er die Erreger von Pocken, Masern, Keuchhusten, Scharlach, Mumps, Pest, Gelbfieber, Cholera und die verschiedenen „Fieber, welche viele Menschen aus ähnlicher Ursache unter sehr ähnlichen Beschwerden epidemisch ergreifen … jedesmal von eigener Natur" (Org., § 73). Wir verstehen darunter heute die **Grippe-Epidemien** mit unterschiedlichen Influenza-Virus-Stämmen, verschiedene Salmonelleninfekte u. Ä.

Den wesentlichen Unterschied zwischen akuten und chronischen Miasmen sieht Hahnemann in der Tatsache, dass die Lebenskraft der Erkrankten die Möglichkeit hat, die **akuten Miasmen** aus eigener Leistung zu überwinden – oder die Miasmen überwältigen in kurzer Zeit die Lebenskraft. Das Resultat der akuten miasmatischen Erkrankungen ist also entweder die Genesung oder der Tod.

Die **chronischen Miasmen** dagegen „zeigen … eine solche Beharrlichkeit und Ausdauer, dass … sie mit den Jahren immer mehr zunehmen und lebenslang durch die eigenen Kräfte selbst der robustesten Natur, auch bei der gesundesten Lebensart und Diät nicht gemindert und noch weniger besiegt und ausgelöscht werden, sondern wachsen und sich verschlimmern bis zum Tode" (CK, Bd. 1, S. 11). Sie können nur durch arzneiliche (homöopathische) Behandlung überwunden werden.

Der Unterschied zwischen akuten und chronischen Krankheiten liegt nicht so sehr im zeitlichen Ablauf, sondern der wesentliche Unterschied besteht darin, ob eine **Selbstheilung** möglich ist oder allein die Kunstheilung zur Überwindung führt.

Ein drittes Merkmal der chronischen miasmatischen Krankheiten ist ihr Verlauf in Phasen mit eingeschalteten Latenzzeiten; in diesen Latenzzeiten scheinen sie geheilt zu sein, aber sie kommen „in einer mehr oder weniger abgeänderten Gestalt und mit neuen Symptomen ausgestattet" wieder, „alle Jahre mit einem Zuwachs an Beschwerden" (CK, Bd. 1, S. 6). Diese Beobachtungen Hahnemanns kann die moderne Medizin, speziell die Erforschung der Grundregulation, erklären: Infektionserreger können – wie auch andere Toxine und exogene Reize – die Grundregulationssysteme des Organismus so intensiv und nachhaltig stören, dass die geordnete Eigenregulation zusammenbricht oder „zur pathologischen Beantwortung weiterer exogener Reize" führt (Pischinger 1988).

Als letzte Beobachtung führt Hahnemann an, dass diese **miasmatischen, chronischen Krankheiten** sich **von außen nach innen** entwickeln. Die ersten Erscheinungen spielen sich auf der Haut ab. Die Krankheitsauseinandersetzung ist zunächst auf die Ebene der Haut beschränkt. Kann dort das Problem über die akute Erkrankung gelöst werden, kommt es zur Heilung.

Tab. 11 Unterschiede zwischen akuten und chronischen Miasmen

	Akut	Chronisch
Prototyp	Masern	Lues
Dauer	Kurz	Lebenslang
Selbstheilung	Möglich	Unmöglich
Verlauf	Einheitlich	Phasenhaft (Lues I/II/III)
Richtung	Von innen nach außen: zuerst Prodromalsymptome, dann Exanthem	Von außen nach innen: zuerst Ulkus, dann Tabes

Besteht aber eine chronische Krankheit, so kann, besonders bei unterdrückenden „Heilmaßnahmen", z.B. Cortison- oder Antibiotikagabe, die Krankheitsdynamik auf tiefere Ebenen verlagert werden. Der Krankheitsverlauf zieht dann von der Haut über die Schleimhäute zu den lebenswichtigen Organen. Haut- und Schleimhautsymptome haben wichtige Entlastungsfunktionen für das innere Leiden. Solange die Hauteffloreszenz noch erhalten ist, „ist die ganze Krankheit am leichtesten durch die innerlich gegebenen spezifischen Arzneien heilbar". (CK, Bd. 1, S. 51) Wird diese Entlastungsfunktion der Haut und Schleimhaut unterdrückt (Salbenbehandlung, chirurgische Intervention, Kauterisation), so wird sich der innere Prozess um so rascher und stärker ausbreiten. Diese Beobachtung hat eine wesentliche therapeutische Bedeutung:

Vermeide alle unterdrückenden äußerlichen Behandlungen! Viele chronische Leiden sind Folgen von Unterdrückungen.

Miasmatische chronische Krankheiten

Die **Lues** mit ihren vielfältigen Erscheinungsformen diente Hahnemann als Grundmodell für seine Theorie der miasmatischen chronischen Krankheiten. Er muss von der Klarheit einer unikausalen Genese fasziniert gewesen sein: **Ein** Miasma produziert so unterschiedliche Krankheitsphasen, dass ohne die Kenntnis der einheitlichen Wurzel alle einzelnen Zweige wie selbstständige Krankheiten erscheinen. Er erkannte als einer der Ersten, dass der syphilitische Schanker und die Schoßbeule, der syphilitische Primär-Affekt, nicht chirurgisch oder durch „beizende, ätzende, austrocknende Substanzen" behandelt werden dürfen, da die „Lust-Seuche", dadurch um so rascher ausbricht. Er benannte die Lues nach ihrer ersten Hauteffloreszenz auch als die „Schanker-Krankheit". Sein Hauptmittel dafür war *Mercurius solubilis*.

Die zweite miasmatisch chronische Krankheit ist die „Feigwarzen-Krankheit", die **Sykose**. Sie hat eine deutliche Beziehung zum Tripper, der Gonorrhö. Hahnemann grenzte davon schon genau die unspezifische Urethritis ab. (CK, Bd. 1, S. 105)

Die örtlichen Hauptsymptome, die **Feigwarzen**, sind als blumenkohlartige oder in Form eines Hahnenkamms wachsende, spitze **Kondylome** bekannt. Obschon sie heute nur als Begleiterscheinung der Gonorrhö bewertet werden, kann man an der Bezeichnung „Sykose" festhalten. Dazu zählt Hahnemann auch die **rheumatischen Erkrankungen**. Der Tripper-Rheumatismus (Arthritis gonorrhoica), gonorrhoische Sehnenscheiden- und Schleimbeutelentzündungen waren häufigere Folgekrankheiten.

Die Allgemeinerkrankungen der Gonorrhö sind aufgrund ihrer Seltenheit aus dem Bewusstsein der jüngeren Ärztegeneration verschwunden, was wahrscheinlich als Erfolg der antibiotischen Frühtherapie zu gelten hat. Ich entsinne mich aus der Studentenzeit, dass in der Hautklinik auch postgonorrhoische Hautausschläge und septische Erkrankungen gezeigt wurden. Dies erwähne ich, da ich immer wieder bei jungen Kollegen erlebt habe, dass sie die Gonorrhö nur als örtliche Bagatelle auffassen. Die Hauptmittel für die Sykose sind *Thuja* und *Natrium sulfuricum*, für spätere Stadien ist häufig *Acidum nitricum* indiziert.

Neben diese beiden venerischen Krankheiten, die Syphilis und die Sykose, stellte Hahnemann eine dritte miasmatisch chronische Krankheit, „die mit einem allgemeinen Namen zu benennende **Psora** (innere Krätzkrankheit mit oder ohne ihren Hautausschlag)" ... (CK, Bd. 1, S. 8). „Ebenso langwierig als die Syphilis oder die Sykose, und daher, wenn sie nicht gründlich geheilt wird, vor dem letzten Hauche auch des längsten Menschenlebens ebenfalls nicht erlöschend ... ist die Krätzkrankheit (Psora) noch obendrein die älteste und vielköpfigste unter allen miasmatisch chronischen Krankheiten" (CK, Bd. 1, S. 11/12).

Die juckende, zum Kratzen zwingende Erstmanifestation auf der Haut gibt dieser Krankheitsgruppe den Namen – wie der Schanker und die Feigwarzen den venerischen chronischen Krankheiten ihren Namen verleihen.

Was ist die Psora? Was ist die Krätzkrankheit?

Diese Fragen stellen sich heute in aller Schärfe und Unerbittlichkeit, da wir es gewohnt sind, bis ins letzte Detail den Erreger dingfest zu machen. Bei der Syphilis und Sykose ist er bekannt – hier allerdings tappen wir im Dunkeln. Medizinhistorisch ist belegt, dass Hahnemann die Skabies gekannt hat. Er schreibt: „Ich stimme jenen zu, die die Krankheit auf einen lebenden Erreger zurückführen" (Übersetzung der Materia medica von Monro). 1792 erklärte er im „Anzeiger": „Sie hat ihren Ursprung in kleinen lebenden Insekten oder Milben, die ihren Wohnsitz in unserem Körper nehmen ... sie sind deren einzig wahre, einzig auf Erfahrung beruhende Ursache" (Zit. nach Buschauer 1986).

Wenn er jedoch überzeugt gewesen wäre, dass die Krätze-Milbe der alleinige Auslöser der Psora ist, hätte er dies auch mit Sicherheit so formuliert. Für die isolierte Therapie der Skabies (als eine der psorischen Erkrankungen) gab Hahnemann eine sinnvolle Therapieempfehlung, indem er Waschungen mit Schwefelwasser verordnete.

Die Psora hat aber einen wesentlich größeren Umfang – mit der Gleichsetzung „Psora ist die Folge von Skabies" wird man Hahnemanns Idee von den chronischen Krankheiten nicht gerecht. Nach seiner Meinung gehören sieben Achtel der chronischen Krankheiten zum Bereich der Psora. Darüber hinaus ist die psorische Belastung als Vorläufer und Anlass anderer chronischer Erkrankungen zu betrachten. Die große Zahl von Arzneimitteln, die er zur Behandlung der Psora angegeben hat, entzieht dem Konzept der unikausalen Erklärung, es handele sich um einen einzigen Erreger, den Boden.

8.3.2 Die pathophysiologischen Reaktionsmuster der Miasmen

Die Miasmen-Theorie hat seit Hahnemann alle führenden Homöopathen bewegt, sich Gedanken über ihre Auswirkungen und über ihre Bedeutung hinsichtlich anderer konstitutioneller Eigenschaften des Menschen zu machen. Der Zusammenhang zwischen den Miasmen und entsprechenden pathologischen Reaktionsweisen lässt sich anhand der Symptome chronischer Krankheiten aufzeigen. Ob diese Reaktionsweisen bereits zeitlich vor der miasmatischen Belastung bestanden haben, sie sozusagen verursacht haben, oder ob sie Folge dieser Belastung sind, soll hier nicht diskutiert werden.

Ortega (1986) hat für die Strukturen und den Stoffwechsel der Zellen die drei Prinzipien „Mangel – Exzess – Destruktion" sehr genau und umfassend dargestellt. Diese pathologischen Regulationsmuster entsprechen dem Verhaltensmuster der Formen chronischer Krankheiten:

- Hyporegulation entspricht der psorischen Schwäche.
- Hyperregulation entspricht der sykotischen Übersteigerung.
- Dysregulation entspricht der luesinischen Disharmonie bzw. der chaotischen Regulation.

Diese Muster zeigen sich auch anhand der gesetzmäßigen Verläufe von **Entzündungsphasen** im Organismus.

- Bei einer schwachen Noxe und guter Reaktionsfähigkeit antwortet der Körper mit einer akuten Entzündung, die innerhalb weniger Tage zu vollständiger Heilung führt.
- Bei zu schwacher Regulationsfähigkeit oder zu starker anhaltender Wirkung einer Noxe kann der Schaden nicht alleine über die Induktion eine einfache Entzündung behoben werden. Dann geht der zweite Heilversuch in eine proliferative Phase über, d. h. gewebsständige Histiozyten bauen die entstandene Nekrose ab oder bilden ein Granulom.
- Wenn dies nicht gelingt, kommt es zu einer chronisch-degenerativen Phase, eventuell zur Bildung eines Ulkus.

Anhand der pathologischen Reaktionen des Immunsystems können wir drei Formen unterscheiden:

Die Reaktion kann zu schwach, zu stark oder zerstörend wirken.
Anhand der Symptome können wir die **zu schwache Reaktion den psorischen Symptomen**, die **zu starke Reaktion den sykotischen Symptomen** und die **destruktive Reaktion den syphilitischen Symptomen** zuordnen.

Bei der Beobachtung der Krankheitssymptome werden wir in der Praxis in aller Regel eine individuelle Mischung dieser drei Formen mit Dominanz einer bestimmten Form feststellen, die sich zudem im Laufe des Lebens ändert. Leben ist immer in Bewegung – die Grenzen von einer Form zur anderen sind deshalb fließend. Dies entspricht auch der miasmatischen Zuordnung der Arzneimittel, wie sie z. B. Ortega lehrt (vgl. Kellner, in: Bergmann, Bergmann & Kellner 1984).

In den großen Repertorien sind die Rubriken „Psora“, „Sykose“ und „Syphilinie“ im Hauptkapitel „Allgemeines“ zu finden; das Studium dieser Rubriken im Quervergleich zeigt, dass die meisten Arzneimittel in mindestens zweien, wenn nicht allen Miasmen vertreten sind – dies aber oft in unterschiedlichen Wertigkeiten. Daraus folgt, dass die Mehrzahl aller Mittel als „zwei- bzw. mehr-miasmatisch“ zu bezeichnen ist.

In der Kindheit und Jugend sind psorische Krankheitszustände am häufigsten zu beobachten, das mittlere Lebensalter wird oft geprägt von sykotischen Prozessen, die im Alter zu luesinischen, degenerativen Zuständen führen. Der synoptische Querschnitt soll das Denken vom Statischen der festgeprägten Krankheit zum Denken in Krankheitsprozessen führen.

Psora

Die Psora entspricht der funktionellen Schwäche in Gestalt der Hypotrophie und Hypotonie, sie verkörpert das Prinzip des „Mangels“.

Nach Hahnemann ist die Psora das „Hauptübel“, die **Hauptursache der chronischen Krankheiten**. Wenn der Mensch zu schwach auf Krankheitsreize, auf Reize insgesamt reagiert, kann das Krankheitsproblem nicht gelöst werden; es wird entweder unverändert weiter bestehen oder an einem anderen Ort wieder auftreten, zu anderen Krankheiten hinzutreten, der Heilvorgang kann nicht abgeschlossen werden. Am Beispiel des Aufbaus und der Entwicklung des Immunsystems wird deutlich, dass eine psorische Konstitution die Entwicklung der Immunkompetenz behindern kann; die eingeschränkte Immunabwehr führt zwangsläufig zu Infektanfälligkeit und – über nicht ausgeheilte akute Störungen – zur Entwicklung chronischer Entzündungen.

In der Vorgeschichte dieser Patienten muss man nach Unterdrückungssituationen suchen. Die Unterdrückung von Hautausschlägen (*Sulfur!*) und physiologischen Ausscheidungen (Schweiß, Menses, Durchfälle) provoziert die anlagebedingte Reaktionsbereitschaft und führt zur Ausprägung des psorischen Bildes. Dadurch erfolgen Verschiebungen von Hautausschlägen zu Atemwegsstörungen oder Magen-Darm-Erkrankungen.

Wir wissen heute, dass der Auseinandersetzung mit den verschiedensten Umweltfaktoren hohe Bedeutung für die Entwicklung des Immunsystems, aber auch der Persönlichkeit des Menschen zukommt. Das Individuum muss sich ja auch vom ersten Atemzug an ständig mit seiner Umgebung auseinandersetzen. Das geht nicht immer im Wohlbefinden ab. Die meisten der aus solchen Auseinandersetzungen resultierenden Symptome können heute mit medikamentösen Mitteln (Fieber-, Schlaf- oder Schmerzmittel) unterdrückt werden. Ein Nachteil dieser, die Auseinandersetzungen unterdrückenden Medizin ist, dass dadurch Lerneffekte und Entwicklungen verzögert oder verhindert werden.

Zeichen und Konsequenzen der psorischen Belastung sind:

- Nicht abgeschlossene oder gänzlich ausbleibende Heilung mit Weiterbestehen der Krankheit und dem Übergang zur Chronifizierung,
- dadurch weitere Schwächung des Systems mit einer Verstärkung und Mehrung von Krankheitssymptomen,
- defizitäre Entwicklung in Teilbereichen (Motorik, Abwehrsystem, Intellekt, Psyche) oder in allgemeiner Hinsicht.

Die psorische Belastung zeigt sich z.B. in chronischen Mandelentzündungen, chronischen bzw. rezidivierenden Lymphknotenschwellungen, Infektanfälligkeit, Milchschorf, Verdauungsschwäche und Antriebslosigkeit.

Allerdings ist Folgendes immer zu beachten: Wir verordnen niemals nur deshalb ein psorisches Arzneimittel, weil wir eine Psora diagnostizieren bzw. zu erkennen glauben, sondern immer nur dann, wenn die Gesamtheit der Symptome dem Mittelbild einer psorischen Arznei entspricht.

Sykose

Die Sykose zeigt sich als überschüssige Reaktion in Form von Ablagerungen und Wucherungen, von Hypertrophie und Hypertonie; sie verkörpert das Prinzip des Überschusses (Exzess). Die Sykose entwickelt sich entweder als Folge der (unbehandelten oder nicht konsequent therapierten) Psora oder kann genetisch angelegt sein.

Bei diesen Patienten kommt es in der Jugend und dem frühen Erwachsenenalter gehäuft zu Stoffwechselstörungen (Gicht, Rheuma, Steinbildungen am Nieren- und Gallensystem, Cholesterin-Erhöhungen, Arteriosklerose). Die sykotische Reaktion wird provoziert durch die Infektion mit der Gonorrhö, chronische Entzündungen (insbesondere im Beckenraum), häufige Impfungen, Injektionen von artfremdem Eiweiß, Überernährung, besonders Eiweiß und Kohlenhydrate, Bluttransfusionen.

Unterdrückungen von pathologischen Ausscheidungen (z. B. Ausfluss, Nasensekretionen) und allopathische Entfernung von Wucherungen (Warzen, Zysten, Fibrome) sind oft der Anlass zur Manifestation der Sykose.

Das Konzept der überschießenden Reaktion beobachtet man bei Allergien, Asthma bronchiale, bei Polypen-, Zysten- oder Warzenbildungen sowie bei überschießenden Symptomen von Körper oder Seele (Fieber, Wut, Zorn). Auch Autoimmunerkrankungen zeigen dieses Merkmal, können aber in ihrem Verlauf in den Bereich der destruktiven Erkrankungen übergehen.

Die Neigung zur Sykose kann genetisch angelegt sein (vererbtes Miasma) oder sich infolge einer Psora einstellen.

Als ursächlich für die Ausprägung von Allergien werden heute verschiedene Faktoren diskutiert:

- unzureichende Entwicklung der Immunkompetenz durch übertriebene Hygienevorstellungen seitens der Eltern
- Verzicht auf das Stillen bzw. zu kurze Stillzeit
- (mediale) Reizüberflutung

Die heutigen therapeutischen Möglichkeiten der Allopathie zeigen bei den sykotischen Krankheiten ihr Doppelgesicht: Einerseits sind wir in der Lage gefährliche Situationen zu entschärfen und zu unterdrücken, wodurch die weitere Entwicklung zur destruktiven Reaktion verhindert wird. Andererseits führen solche Unterdrückungen häufig zu einer weiteren Krankheitsverschlimmerung bzw. zur Verlagerung der Störungsdynamik in tiefere Schichten des Organismus.

In jedem Einzelfall ist die Behandlungsstrategie individuell abzuwägen. Ein Verzicht auf schulmedizinische Behandlung ist bei einer Reihe von Erkrankungen (z. B. Autoimmunprozesse wie Morbus Crohn, Colitis ulcerosa) oft nicht zu vertreten. Der in solchen Situationen noch mögliche „Idealfall" ist die homöopathische, adjuvante Therapie – Voraussetzung dafür ist aber ein guter Kontakt zwischen den Behandlern.

Syphilinie

Die Syphilinie zeigt sich in Gestalt von Organläsionen mit Ulzeration und irreversibler Zerstörung, als Dystrophie und Dystonie. Sie verkörpert das Prinzip der Destruktion (Zerstörung).

In der Aszendenz werden bei diesen Patienten gehäuft Malignome, Blutkrankheiten, degenerative Nervenleiden, Psychosen, Alkoholismus und Suizide beobachtet. Die angeborene oder während des Lebens erworbene Lues, aber sicher auch neuroaffine Virus-Erkrankungen (Herpes-Viren, Slow-Virus-Infektionen etc.) lösen die syphilinische Reaktion aus. Unterdrückungen von pathologischen Ausscheidungen, von Geschwüren und Ulzerationen können die luesinische Reaktion weiter verstärken.

Bei der Erhebung der Anamnese wird die „Krankheitskarriere“ deutlich: Zu Beginn stand meistens eine über lange Zeit aktive psorische Symptomatik; deren Vernachlässigung oder unzureichende Behandlung führt häufig zur Entwicklung sykotischer Zeichen. Wurden auch diese nicht adäquat therapiert, kommt es im letzten Schritt zum (dann irreversiblen) Übergang in die Syphilinie.
Die Entwicklung von Psora zu Syphilie kann auch ohne Zwischenschritt Sykose ablaufen.

Ein bekanntes Beispiel sind Glomerulonephritiden als Folge von Streptokokkenanginen, die vermutlich über einen Autoimmunprozess mit Streptokokkenantikörpern zum Nierenversagen führen. Ähnlich sind die Myokarditiden oder rheumatischen Folgen zu betrachten. Einige Krebsarten entstehen möglicherweise auch aufgrund einer Schwächung des Immunsystems; in der Anamnese sind häufig 15 Jahre vor der Krebs-Diagnose keine fieberhaften Infekte mehr zu beobachten. Eine an sich für unsere Regenerationsfähigkeit notwendiges Instrument der Heilung hat sich den Kontrollmechanismen entzogen und selbstständig gemacht.

8.4 Therapeutische Konsequenzen

Die von Hahnemann für die Behandlung dieser Krankheitsgruppen angegebenen Arzneien entsprechen in zahlreichen Symptomen ihrer Arzneiprüfungsbilder den Krankheitsbildern der zugeordneten Infekte. Dabei darf aber nicht vergessen werden, dass jedes Arzneimittelbild immer wesentlich reichhaltiger und umfassender ist als die Symptomatik des gegenwärtigen Erkrankungsstadiums eines Patienten.

Die Krankheitsbilder der **Lues** und der **Gonorrhö** gewinnen damit Modellcharakter für ihnen **ähnliche** Krankheitsverläufe. **Sie sind nicht identisch mit ihnen.** Diese drei chronischen Krankheitsformen sind keine nosologisch und pathogenetisch definierten Einheiten mit exakt beschreibbaren Erregern. Aus diesem Grund dürfen sie auch nicht auf die Stufe einer pathologisch-anatomisch oder pathophysiologisch bis ins letzte Detail erforschten Krankheit gestellt werden. Die Psora, die Sykose und die Syphilinie sind vielmehr als individuelle Disposition aufzufassen, Krankheiten zu entwickeln, die ihrem Wesen und ihrer Reaktion nach psorisch, sykotisch oder syphilinisch sind.

Hahnemann beschreibt typische Reaktionsweisen chronisch kranker Menschen, die als Folge ungenügend behandelter oder unterdrückter Infekte auftreten können oder im Erbgefüge mitgegeben sind.

Diese Reaktionsweisen haben vielfach Symptomenähnlichkeit mit den Folgezuständen der Lues oder Gonorrhö.

8.4.1 Seelisch-geistige Reaktionen

Der Körper (Soma), der Geist und die Seele (Psyche) stellen zusammen genommen alle Facetten des Gleichen dar: des beseelten Leibes. Den somatischen Störungen entspricht der seelisch-geistige Zustand. Im seelisch-geistigen Bereich lassen sich ebenfalls drei Stufen der miasmatischen Einflüsse erkennen (vgl. Tab. 13). Im Bereich der Gemütssymptome und seelischen Verhaltensweisen finden wird die Krankheitszeichen, die Hahnemann als „Störungen der geistartigen Lebenskraft" beschreibt. In dieser tiefsten Schicht der personalen Struktur finden wir auch Hinweise für die Veränderung der Lebensführung unserer Patienten – und nicht zuletzt auch für uns selbst.

Die Störung der geistartigen Lebenskraft beginnt mit „falschem Denken" (verfälschte Wahrnehmung etc.); daraus ergibt sich das „falsche Wollen" (unangemessene Interpretation bzw. inadäquate Impulse der Reaktion), dies führt schließlich dann zum „falschen Tun" (unpassende Handlungen).

Die biografische Anamnese sollte sich um die Ursprünge der Störung, also die frühesten Anfänge des falschen Denkens und Wollens bemühen.

Für die Wahl der Arznei ist es unerheblich, von welchem Stadium der Erkrankung man ausgeht, da sich die entsprechenden Symptome in jeder Episode zeigen und auf das Simile hinweisen. Hier liegt der wesentliche Unterschied zur psychoanalytischen Therapie. Die Arznei umfasst das psychisch und somatisch Erkennbare vollständig. Wenn man die psychischen Reaktionen der drei Grundformen chronischer Krankheiten herausarbeitet, wird man die somatischen Entsprechungen transparent miterleben und in die Arzneifindung einbeziehen können.

8.4.2 Wertung akuter Symptome bei chronischen Störungen

> „Die gegenwärtige Krankheit muss in die totale biografische Existenz des Patienten einbezogen werden, wobei man sich darüber klar sein muss, dass die gegenwärtigen pathologischen Phänomene von einem Ganzen stammen und zu einem Ganzen zusammentreffen." (Paschero 1959)

Tab. 12 Synopse: Symptome und Zeichen

Psora	Sykose	Syphilinie	Tuberkulinie
Hauptwirkung			
▶ **Funktionelle Störung** Neurovegetative Disharmonien Endokrine Störungen Haut, Schleimhäute und das Lymphsystem reagieren stark	**Überschießende Gewebereaktion** Bindegewebe, Muskel, Sehnen: rheumatische Affektionen Haut, Schleimhaut: gutartige Gewächse, Zysten, Warzen, Steinbildungen an Niere, Gallenblase	**Destruktion des Gewebes** Nervengewebe: Paralyse Haut: tiefe Ulzeration, Fissuren, zerstörende Eiterungen Alle Organe: Zerstörung Befallen: vor allem Nervensystem, Knochen, Drüsen	**Starke lymphatische Reaktion und Destruktion** Tuberkulöser Primäraffekt geht über in Ulzeration, zerstörende verkäsende Eiterung, Kavernenbildung Befallen: vor allem Lymphdrüsen, Lunge, Knochen, Leber, Nebennieren
Physiognomie			
▶ **Gesicht**			
Blass, erdfarben, wie ungewaschen Haut trocken, rau, picklig, oft gelblich Sehr blass im ersten Schlaf Bei Fieber rot und durchsichtig	Bleich, fahl, verdickte Haut, grobporig, Orangenhaut, fettig, glänzend Schwitzt im Gesicht Rote Nase mit vergrößerten Kapillaren, Warzen, Fibrome, Papillome Senile Angiome im Bereich der Backenknochen und unter den Augen	Fettig, schmierig, grau Wie ausgemergelt Mittelgesicht tief liegend Hohe Backenknochen Kupferfarbene Flecke Papillome	Dünnhäutig, sichtbare Adern auf rosafarbenem oder bläulichem Grund, wächsern Bei Fieber rote Flecken
▶ **Lippen**			
Rot		Verdickt	Verdickt – extrem rot, als wenn das Blut herausschießen würde Wulstige Oberlippe: Skrofula Fissuren
▶ **Augen**			
Augenlider entzündet	Wimpern spärlich Ausfallen der lateralen Teile der Augenbrauen	Augenbrauen und Wimpern unregelmäßig Ausfallen der Wimpern und/oder Augenbrauen	Weite Pupillen, rote Lidränder Granulomatöse Entzündungen der Lidränder Lange Wimpern

Tab. 12 (Fortsetzung)

Psora	Sykose	Syphilinie	Tuberkulinie
Physiognomie			
► **Haare**			
Trocken, stumpf, früh ergraut, struppig		Trocken oder ölig wie ungewaschene Wolle	Trocken oder feucht, kleben zusammen
Unterdrückungen			
Jede einzelne Diathese reagiert unterschiedlich nach der Art, dem Ort und den Folgen von Unterdrückungen			
► **Art und Ort**			
Hautausschläge Physiologische Ausscheidungen: Schweiß, Stuhl, Urin, Menses	Pathologische Ausscheidungen: Fluor, Absonderung aus Nase und Ohr Operative Entfernung von Warze, Fisteln, Fibromen, Myomen	Pathologische Ausscheidungen: Fisteln, Ulzerationen, Eiterungen	Hautausschläge Normale und pathologische Ausscheidungen (siehe Psora und Syphilinie) Besonders Unterdrückung von Fußschweiß
► **Folgen**			
Nervliche und psychische Symptome	Krankheiten der Becken- und Sexualorgane: überschießende Entzündungen, Abszesse, zystische Tumoren Kopfschmerzen, psychotische Zustände Moralische Entgleisung	Krankheiten des Gehirns oder Hirnhautentzündungen, Lähmungen, Paralyse Kehlkopf, Augen, Knochen	Kopfschmerzen Erregungszustände Eiterungen Kavernenbildung
Modalitäten			
Zeit, Verschlechterung bei, Besserung bei			
► **Zeit**			
Morgens Schmerzen kommen und gehen mit der Sonne	Nach Mitternacht, bes. früheste Morgenstunde (außer *Medorrhinum*)	Von Sonnenuntergang bis Sonnenaufgang	Nachts

Tab. 12 (Fortsetzung)

Psora	Sykose	Syphilinie	Tuberkulinie
Modalitäten			
Zeit, Verschlechterung bei, Besserung bei			
▶ **Schlechter**			
Stehen, Bewegung, Psychische Erregung	Ruhe	Ärger löst heftige Reaktionen aus	Starke Bewegung
	Psychische Erregung	Furcht vor Dunkelheit	Erregungen (wie Psora)
Sorge, Kummer, Furcht, Angst	Ärger löst heftige Reaktionen aus	Sturm	Geistige und körperliche Anstrengungen (Bergsteigen)
Ärger macht traurig	Künstliches Licht	Starke Kälte und Wärme (allgemein)	
Sonnenlicht (Augen)	Jeder Wetterwechsel	An der See	Künstliches Licht
Vor den Menses	Feuchtwarmes und feuchtkaltes Wetter	Im Winter	
Starke Gerüche		Starkes Schwitzen	
Lärm	Nach Schwitzen		
	Nach Stuhlgang		
▶ **Besser**			
Liegen, Ruhe	Auf dem Bauch liegen	Bewegung	Ablenkung, Reisen (besonders psychische Symptome)
Stille	Langsame Bewegung	In den Bergen	
Wärme (bei Schmerzen)	Trockenes Wetter	Kalte Anwendungen (bei Schmerzen)	Örtliche Wärmeanwendungen bessern
Physiologische Ausscheidungen: Schweiß, Stuhl, Harn	Wiederkehr der Menses oder unterdrückter physiologischer Ausscheidungen	Auftreten eines alten Geschwürs, Aufbrechen eines Ulkus, einer alten Entzündung	Schmerzen vorübergehend besser durch Schweiß, besonders Fußschweiß
Besserung seelischer Leiden durch körperliche Krankheiten	Pathologische Ausscheidung bessern sehr rasch: Fluor, Katarrhe, Ausbruch von Warzen, Entstehung von Fibromen		Psychische Symptome: bessern sich nach Aufbruch eines alten Geschwürs

Psora	Sykose	Syphilinie	Tuberkulinie
Allgemeinsymptome			
► **Rascher Wechsel** aller Symptome Trockenheit Heiße Wallungen Pulsationsempfindungen Brennen an Händen und Füßen	**Sehr langsame** Rekonvaleszenz Wird immer wieder rückfällig Schleichender Verlauf Reagiert selten mit Fieber	**Verzögerte** Heilungstendenz Oft nur geringe Vorboten vor Manifestationen organischer Schäden Starkes Schwitzen erschöpft sehr und erleichtert nicht Rascher Gewichtsverlust, wie ausgemergelt Bohrende Knochenschmerzen, Schlimmer nachts	**Rascher Wechsel** von psychischen und körperlichen Symptomen Nächtlicher Schweiß erleichtert vorübergehend
► **Ausscheidungen** Dünn, wässrig, scharf	Ausscheidungen gallertig	Ausscheidungen scharf mit üblem Geruch	
► Die **Krankheitssymptome** werden sehr intensiv erlebt und oft in der „Als-ob"-Form geschildert Viele **Begleitsymptome:** Aparte Essensgelüste, kapriziöses Verlangen oder Abneigung, Hunger mit Hinfälligkeit oder Abneigung gegen Essen, gegen Milch	Steif und lahm	Ruhelos bei Schmerzen – muss sich bewegen Abneigung gegen Fleisch	Verlangen nach kalter Milch und Alkohol Starker Hunger
Lokalsymptome			
► **Kopf** Kopfschmerz			
Häufig Stirn, Schläfen, Seiten	Scheitel	Schädelbasis oder halbseitig	Oft an Ruhetagen, oft mehrtägig, sehr schwer
Schlimmer: morgens oder steigt an oder fällt ab mit dem Sonnenstand, durch Sonnenbestrahlung, Kälte	Schlimmer: nachts, um oder nach Mitternacht, frühe Morgenstunden, im Liegen, körperliche oder geistige Anstrengungen	Schlimmer: nachts, Ruhe, Liegen, Wärme	Schlimmer: nervliche Erregungen bei Vorbereitungen für Prüfungen, Wärme

Tab. 12 (Fortsetzung)

Psora	Sykose	Syphilinie	Tuberkulinie
Lokalsymptome			
▶ **Kopf**			
Besser: Wärme, Ruhe oder Schlaf, Stille, abends	Besser: Bewegung	Besser: gegen Morgen, Kälte, Bewegung, Nasenbluten	Besser durch Essen, Nasenbluten Bandempfindung
	Begleitet oft mit Ruhelosigkeit, fiebriger Empfindung, Kälte des Körpers, Erschöpfung	Bandempfindung Begleitet oft von Schwindel, bohrt den Kopf ins Kissen oder rollt den Kopf hin und her Dauern oft mehrere Tage	Begleitet mit Blutandrang zum Kopf und zur Brust, heiße oder kalte Hände und Füße, starke Erschöpfung und Mutlosigkeit Oft Hunger vor dem Einsetzen der Schmerzen Dauern oft mehrere Tage Sehr schwerer Kopfschmerz Eitrige, stark juckende Ausschläge bilden dicke Krusten
▶ **Kopfhaut und Haare**			
Trockene Ausschläge mit starkem Jucken, schlimmer in frischer Luft Kratzen verursacht Brennen (*Sulfur*) Weiße Kopfschuppen Schwitzt rasch am Kopf			
Haarausfall, bes. nach akuten Krankheiten Vorzeitiges Ergrauen oder fleckweißes Ergrauen Haare brechen und splittern Will den Kopf bedeckt haben	Kreisrunder Haarausfall Saurer oder fischartiger Geruch des Haares	Diffuser Haarausfall oder fleckweise, kreisrunder Haarausfall Haar riecht sauer oder faulig starker Kopfschweiß	Haarausfall nach Kopfschmerz und fieberhaften Erkrankungen Haar riecht sauer oder wie altes Heu Feucht, klebt zusammen, ölig und fettig oder trocken wie Werg Will Kopf bedeckt haben Viel Kopfschweiß

Tab. 12 (Fortsetzung)

Psora	Sykose	Syphilinie	Tuberkulinie
Lokalsymptome			
▶ **Augen**			
Befallen sind: Bindehäute, Lidränder. Dabei treten Empfindungen von Brennen und Trockenheit auf	Starke Blepharitis mit dickem, gelbgrünlichem Sekret Entzündung der Kornea – oberflächliche Ulzerationen	Starke Refraktionsanomalien Tiefe Ulzerationen und spezifische Entzündungen Degenerative Prozesse und Entzündungen an Sklera, Iris, Linsentrübung Optikus-Atrophie	Refraktionsanomalien Ulzerationen und spezifische Entzündungen an Sklera, Iris, Kornea und Tränengang Linsentrübung, starke Lidrandentzündung (Skrofulose), Gerstenkorn.
Empfindlich gegen Tageslicht, schwächer gegen künstliches Licht Entzündungen bessern sich meist durch Wärme	Empfindlich gegen künstliches Licht	Empfindlich gegen künstliches Licht	Stärker empfindlich gegen künstliches Licht Exanthematische Kinderkrankheiten verursachen starke Entzündungen an den Augen
▶ **Ohren**			
Überempfindlich gegen Geräusche (*Belladonna, Calcium carbonicum*) Gehörgang trocken und juckend (*Psorinum*)		Neigung zu Ohrerkrankungen mit Zerstörungen (randständige Perforation, Mastoiditis) oder Hörschäden	Viele organische Ohrerkrankungen, bes. nach fieberhaften Erkrankungen oder exanthematischen Kinderkrankheiten (bes. Masern und Scharlach) Schwere Mittelohrentzündung mit knochenzerstörenden Prozessen; langdauernde Eiterung Eiter riecht wie alter Käse Nach Erkältungen treten nachts Ohrenschmerzen auf Feuchte Ekzeme, Fissuren, Krusten um und bes. hinter dem Ohr

Tab. 12 (Fortsetzung)

Psora	Sykose	Syphilinie	Tuberkulinie
Lokalsymptome			
▶ **Nase**			
„Höchste Empfindlichkeit" gegen alle Gerüche Gerüche verursachen Kopfschmerzen, Übelkeit und Schwindel Nasenbluten bei Jugendlichen, oft von großer Heftigkeit (CK) Lästiges Trockenheitsgefühl in der Nase	Verlust des Geruchssinnes Schnupfen dünn, wässrig, scharf, Empfindung: heiß und brennend Heuschnupfen mit raschem Wechsel des Zustandes: mal verstopft, mal offen Typisch: grün-gelblicher, fischig riechender Eiter viel dünner Schleim durch kalten Wind	Verlust des Geruchssinnes Heuschnupfen in stärkster Form Ulzerationen Dicke Krusten, dunkle oder grünliche Absonderungen Viel Schniefen Zerstörung der Nasenknochens (Lues!)	Exzessives Nasenbluten nach Wärme und Anstrengung, bei geringstem Anlass, Nasenbluten bessert oft psychische Symptome Bei Katarrhen und Heuschnupfen blutiges Sekret Gelblicher Schnupfen mit Geruch nach altem Käse Sekret läuft rachenwärts
▶ **Mund**			
Lippen rot oder ganz blass, geschwollen, brennend, trocken, schorfig, aufgesprungen Mundgeschmack bitter, säuerlich oder „unerträglich süßer Geschmack" (CK) Langer Nachgeschmack der Nahrung Geschmacksempfindung verfälscht: Brot schmeckt bitter, Wasser faulig „Aufstoßen nach dem Geschmacke der Speisen" „Übler Mundgeruch, modrig, faulig, wie Käse ..." (CK)	Mundgeschmack, wie Fisch, faulig	Tonsillen vergrößert Irreguläre Zahnstellung Deformierte, eingekerbte Zähne Zähne konvergieren nach der Spitze Karies am Zahnfleischrand, brechen ab, bevor sie sich voll entwickelt haben Tiefe Ulzerationen am Zahnfleisch Mundgeschmack metallisch Starker Speichelfluss, klebrig, schmeckt nach Metall oder Kupfer	Lippen extrem rot, verdickt Fissuren Tonsillen vergrößert Irreguläre Zahnstellung Geschwüre im Mund Tiefe Ulzerationen Zahnfleischblutungen sehr starke Karies, bevor Zähne sich entwickelt haben Zahndurchbruch mit starken Schmerzen, Durchfall und Fieber Mundgeschmack metallisch, wie Eiter, wie Blut (*Phosphor*), faulig

Tab. 12 (Fortsetzung)

Psora	Sykose	Syphilinie	Tuberkulinie
Lokalsymptome			
▶ **Magen**			
Nahrungsverlangen: süß, Zucker, scharf, sauer, pikant, heiße Nahrung; während der Schwangerschaft und bei Kindern: Verlangen nach unverdaulichen Dingen	Bratenfleisch, fettes Essen, gut gewürzt Heiße oder kalte Nahrung und Getränke Kräftige Nahrung, zu viel Eiweiß (u. a. Fleisch) verstärken sykotische Erscheinungen (Gicht, Steine)	Kalte Nahrung Abneigung gegen Fleisch	Fleisch, Kartoffeln Kinder: unverdauliche Dinge Salz Kalte Nahrung und Getränke
Stimulanzien: Tee, Kaffee, Tabak „Widerwillen gegen gekochte, warme Speisen, besonders gegen gekochtes Fleisch“ (CK)	Stimulanzien: Bier, starke Alkoholika, oder das Verlangen schlägt bei starker sykotischer Belastung um in Abneigung Abneigung: Zwiebeln Magenschmerzen, besser durch Liegen auf dem Bauch oder Gegendruck, durch Bewegung Krampfige, kolikartige Schmerzen		Stimulanzien: Bier, Wein, Tee, Kaffee, Tabak Abneigung: oft gegen Fett
▶ **Appetit**			
Heißhunger zu ungewöhnlichen Zeiten, auch nachts Hunger mit Gefühl großer Hinfälligkeit Hunger, nach wenigen Bissen satt oder: „Heißhunger, besonders früh, muss sofort essen, sonst wird es ihm übel, matt und zittrig … muss sich legen“ (CK)			Erschöpft, wenn der Hunger nicht gestillt wird Essen mehr, als sie vertragen können Kein Appetit am Morgen, aber Hunger zu anderen Zeiten Verlangt Speisen, aber weist sie dann zurück

Tab. 12 (Fortsetzung)

Psora	Sykose	Syphilinie	Tuberkulinie
Lokalsymptome			
▶ Abdomen			
Nach dem Essen Völle und Gasbildung, Brennen, Ängstlichkeit, Kopfschmerz, Herzklopfen; „sehr müde und schläfrig“ (CK) „Blähungen versetzen sich und erregen Beschwerden des Körpers und Geistes“ (CK) Druck im Lebergebiet Leibschneiden, fast täglich „vorzüglich bei Kindern, früh...“ (CK) „Gluckern, ... hörbares Kollern...“ in den Därmen (CK), schlimmer nach Milch, durch kaltes Wasser, Kartoffeln Durchfälle durch psychische Anlässe Wechsel von Verstopfung und Durchfall „Bei Kolik, Kälte der einen Bauchseite“ (CK)	Häufig Kolikschmerzen Besser: Bewegung, fester Druck, Liegen auf dem Bauch Kolikartige Durchfälle mit Schleim und großer Reizbarkeit Rektum: Fissuren, Strikturen, blutende Hämorrhoiden mit dünner Sekretion mit Fischgeruch	Nächtliche Durchfälle mit warmem oder kaltem Schweiß mit großer Erschöpfung	Häufig Obstipation Durchfälle mit kaltem Schweiß Durchfall nach Milch, Kälte, bei Zahnungen Durchfälle enthalten Schleim oder Blut Starke Erschöpfung nach Durchfall Stuhlgang grau, Mangel an Gallenfarbstoff Rektum: Fisteln, Strikturen, Fissuren Rektum-Erkrankungen wechseln mit Herz- oder Lungenerkrankungen Hämorrhoidal-Operation kann Asthma- oder Herz-Erkrankungen auslösen

Tab. 12 (Fortsetzung)

Psora	Sykose	Syphilinie	Tuberkulinie
Lokalsymptome			
▶ **Atmungsorgane**			
Trockener, spastischer Husten Entzündungen in den Bronchien, meist mit Katarrh der oberen Luftwege: „Heiserkeit und Katarrh sehr oft…, es liegt ihm immer auf der Brust“ „Husten, trocken, krampfig oder gelber eitriger Auswurf, Husten mit Stechen, Brennen, Beengung“ „Husten, der mit Niesen endigt“ (CK, KK 1505)	Husten mit geringem Auswurf von klarem Schleim im Herbst und Winter, nach geringster Abkühlung, im Sommer besser Behinderte Nasenatmung Bronchitis beginnt mit Schnupfen, der abwärts geht	Erkrankung der Atmungsorgane relativ selten, höchstens in der Endphase Die Legierung von Psora und Syphilinie (Allen JH: „Pseudo-Psora“) nimmt viele Tuberkuliniesymptome auf Dies wird besonders deutlich im Syndrom der Skrofulose	Thorax: schmalbrüstig, eingesunken unter den Schlüsselbeinen, oberflächige Brustatmung Tiefer hohler Husten mit eitrigem oder schleimig-eitrigem Auswurf, schmeckt süßlich oder salzig Evtl. blutiger Auswurf Erschöpfender Husten Schlimmer nachts
▶ **Herz**			
Funktionelle Herzbeschwerden mit Angst, scharfe, schneidende, stechende Schmerzen Herzbeschwerden nach Erregung, Furcht, Verlust, nach Essen, oft schlimmer abends Herzklopfen beim Liegen mit großer Angst, oft verursacht durch Zwerchfellhochstand, nachts, im Bett (*Sulfur*) mit Druck in der Magengrube (KK 627)	Klappenfehler, Herzmuskelschäden Relativ geringe Angst oder Schmerzen bei Herzerkrankungen Patienten sterben plötzlich ohne Vorwarnung Sykotische und syphilitische organische Herzleiden sind meist ernst – werden aber nicht sehr ernst erlebt Weicher, langsamer Puls		Herzbeschwerden haben meist hypotonen Charakter mit Kollapszuständen Schlimmer durch Anstrengungen Besser durch Hinlegen Können keine Berge steigen Blutleere im Kopf in großer Höhe

Tab. 12 (Fortsetzung)

Psora	Sykose	Syphilinie	Tuberkulinie
Lokalsymptome			
► **Harnorgane**			
„Wenn er durch und durch kalt ist, kann er sein Wasser nicht lassen.“ (CK) Spastische Harnverhaltung „Die Harnröhre ist an mehreren Stellen verengert, vorzüglich früh.“ (CK) Unfreiwillige Harnentleerung „beim Gehen, Niesen, Husten, Lachen“ (CK) Urin hat scharfen Geruch, „ist molkig trübe…“ (CK); bei Fieber weiß, gelblicher oder rostfarbener Satz, Phosphaturie	Krampfartige Schmerzen in der Harnröhre und Blase Kinder weinen beim Wasserlassen Steinbildung in Niere und Blase Gichtniere Nephritis	Fieberhafte Nierenentzündungen	Urin riecht nach altem Heu oder faulig wie Aas Enuresis im ersten Schlaf
► **Geschlechtsorgane**			
Funktionelle Erkrankungen Periode zu kurz oder unterbrochen oder zu stark oder zu schwach, selten normal Häufig Dysmenorrhö in der Pubertät Scharfe Schmerzen	Bei Menses kolikartige Schmerzen, anfallsweise Fluor: stark, scharf, wundmachend, mit Fischgeruch Periodenblut oft ätzend, brennend Entzündungen im Beckenraum gehören besonders häufig zur Sykose Zystenbildung an Ovar, Tube, Uterus Appendizitis		Menses erschöpfend, verlängert und stark, hellrot, zu früh; oft mit Schwindel, Hinfälligkeit, Kopfschmerz, Durchfall, Nasenbluten, dabei ängstlich, reizbar, weinerlich Fluor eitrig oder dünnschleimig oder dickgelb, gelblich-grün Uterus oft nach hinten verlagert Geburten dauern lang Stillen meist unmöglich Hydrozele Prostatitis mit erschöpfendem, unfreiwilligem Abgang von Sekret oder Ejakulat

Tab. 12 (Fortsetzung)

Psora	Sykose	Syphilinie	Tuberkulinie
Lokalsymptome			
► **Extremitäten**			
„Schmerzhafte Empfindlichkeit der Haut, der Muskeln und der Beinhaut" (CK 88)	Steif und lahm Schlimmer im Beginn der Bewegung, beim Bücken	Erkrankung der Knochen und des Periostes, der Lymphdrüsen, Exostosen	Erkrankung der Knochen und Knochenhaut Rachitis
„Wenn er sich an etwas stößt, so schmerzt es heftig und sehr lang." (CK)	Schießende, reißende Schmerzen Schlimmer in Ruhe, bei fallendem Barometerstand, in warmem und feuchtkaltem Wetter, Sturm	Stechende, schießende, bohrende Schmerzen Schlimmer nachts oder am Beginn der Nacht, bei kaltem und feuchtem Wetter	Weiche und gebogene Knochen Schmerzen wie bei Syphilis Paronychie bei blassen anämischen Menschen
„Gelenke verstauchen sich sehr leicht." Knacken bei Bewegungen, sind steif und schmerzhaft	Besser durch Reiben und Strecken, trockenes Wetter	Lähmungen – Ödeme – Schwellungen	Nägel brechen oder splittern leicht Sehr lange Finger Längenverhältnisse der Finger unregelmäßig
Schmerzen besser in Ruhe, Liegen, Wärme	Gichtige Ablagerungen		Schmale Hände, weich
Krämpfe in Beinen	Kalkablagerungen um die Gelenke		
Hände und Füße trocken und heiß oder kalt	Deformierende rheumatische Prozesse		Feuchte, leicht schwitzende oder kalte Hände oder Füße
Brennende Empfindung an Handflächen und Fußsohlen „Klteempfindung an einzelnen Teilen": Knie, Hand, aber auch Nase und Ohr	Nägel oft gefurcht oder gerippt Lähmungen – Ödeme – Schwellungen Striae an Oberschenkel Zellulitis		Allgemeine Muskelschwäche Mangelnde Koordination der Bewegung – Fallen schnell, lassen Dinge leicht fallen, Knicken rasch im Gelenk, verstauchen sich schnell
Hände, einzelne Finger abgestorben, „es fehlt das Tastgefühl" (CK)			Schwaches Bindegewebe
„Verdickung und Versteifung der Gelenke"			Schmerzen und Schwellungen nach dem Klavierspielen oder Maschinenschreiben
Können gut laufen, aber nicht lange stehen (*Sulfur*)			

Tab. 12 (Fortsetzung)

Psora	Sykose	Syphilinie	Tuberkulinie
Lokalsymptome			
► Haut			
Trocken, rau, wie ungewaschen „Ausschläge ... wollüstig-juckende Eiterbläschen, welche nach dem Kratzen brennen und mit dem ursprünglichen Krätzausschlag die größte Ähnlichkeit haben." (CK) „Furunkel mit stechendem Schmerz" (CK) Nesselausschlag Verrucae planae juveniles: „Viele derselben stehen nur kurze Zeit und verschwinden, um einem anderen Psorasymptom Platz zu machen." (CK)	Fettig, schmierig, ölig, fleckig Warzen, Fibrome, senile Angiome Neigung zu Striae, Zellulitis Hautausschläge: Unregelmäßig geformte Schuppen in umschriebenen Flecken angeordnet Ekzeme mit Epidermisverlust (Eczema exfoliativa) Bartflechten, Herpes zoster Gestielte Warzen, glatte Warzen Kondylome, spitze Feigwarzen Akne, sehr berührungsempfindlich Schlimmer um die Menseszeit Varizellen Pockenimpfung verstärkt sykotische Symptome (evtl. sogar syphilitische) Erysipel Impetigo contagiosa Spider im Gesicht, bes. unter den Augen oder auf den Backenknochen Schlechte Wundheilung nach Operationen	Hautausschläge um die Gelenke, in Beugen, ringförmig angeordnet, kupferfarben oder wie roher Schinken oder bräunlich, evtl. sehr roter Grund, kein Jucken! Dicke Schuppen und Schorf in kreisrunder Form Hahnenkammartige Wucherungen, Condylomata lata Pemphigus-ähnliche Hautausschläge Kupferfarbene Flecke, die in der Kälte blau werden	Feine, zarte, durchsichtige Haut Feucht, vermehrtes Schwitzen, selten verringerter Schweiß Neigung zu Sommersprossen Pustulöse Ekzeme Herpes, Urtikaria, Abszesse Ulzerationen, Impetigo Insektenstiche machen starke Reaktion Variköse Symptome bis zu varikösem Ulkus Purpura, Ekchymosen Lupus (meist in Verbindung mit Sykose und Psora)

Tab. 12 (Fortsetzung)

Psora	Sykose	Syphilinie	Tuberkulinie
Lokalsymptome			
► **Psychische Symptome**			
Geistig rasch, aktiv, lebhaft Leicht beeindruckbar und erschöpft nach psychischen Belastungen Will ausreden können, Kleinmut, kleinlich, Angst, schwächlich Ärger macht traurig Ängstlich, furchtsam, ruhelos Schlechte Konzentration Abwesend, vergesslich, Ursprunghaft im Reden „Anfälle von Furcht, z. B. vor Feuer, vom Alleinsein, vor Schlagfluss, vor Irrewerden" (CK) Schreckhaft; „... kein Trieb zu Geschäften" (CK). „Weinerliche Laune, sie weinen oft stundenlang, ohne eine Ursache zu wissen" (CK). „Schneller Launenwechsel; oft sehr lustig und überlustig, oft und plötzlich niedergeschlagen ... oder Ärgerlichkeit ohne Ursache" (CK) Selbstmord selten	Reizbar, ärgerlich, mürrisch Misstrauisch gegen andere bis zum Misstrauen gegen sich selbst Eifersüchtig Hält seine Geheimnisse bei sich Macht aus vielem Unwichtigen ein Geheimnis Angeberisch, prahlerisch, Selbstüberschätzung Ärger macht heftige Reaktionen Wiederholt sich gern im Schreiben und Sprechen Brütet über Dinge lange nach Vergisst Worte – findet die rechten Worte nicht Vergisst, was er gerade gelesen hat Leseschwäche Orthographie schlecht Vergisst Naheliegendes, das Alte behält er gut Verdammt sich selbst Fixe Ideen: Körper zerbrechlich, hinter ihm ist einer (*Med.*) Selbstmord, häufig durch Erhängen (*Nat. sulf.*) oder Erschießen (*Med., Nat. sulf.*)	Schwerfällig, langsames Denken und logisches Folgern Einfältig, stumpfsinnig Apathisch, teilnahmslos Halsstarrig, eigensinnig, hartnäckig, mürrisch Verschlossen, wortkarg, teilt sich nicht mit Hass, Rachsucht, Selbstzerstörung, gewalttätig, aggressiv Langsame Auffassung, Gedanken entschwinden, kann sie nicht mehr zusammenbringen Ärger macht heftige Reaktionen Logisches Denken schlecht Rechenschwäche Unzufrieden mit sich selbst Deutliche Schuldkomplexe Fixe Ideen: Angst vor ansteckenden Krankheiten, vor Bazillen (Waschzwang) Niedergeschlagen, schwermütig, depressiv: spricht aber nicht darüber Selbstmord kommt unerwartet (*Aurum*), durch Hinabstürzen	Anfänglich überaktiv, erschöpft sich rasch und hält nicht durch Sprunghaft, verlieren den Faden, fassen nichts auf Unsozial – kapseln sich ab und werden mürrisch Ausgesprochene Problemkinder Sagen zu allem „Nein" (Künzli) Schulversagen Wechseln gern Ort, Beruf, Partner Typische Tuberkuliniker zeigen hypomanische Grundstimmung, wie der Tuberkulose-Kranke oft bis ante finem voller Hoffnung und Pläne ist Geringe Konzentration Vergesslich, bleibt nicht bei der Sache; vergisst, worüber er sich äußern wollte

8

Tab. 12 (Fortsetzung)

Psora	Sykose	Syphilinie	Tuberkulinie
Lokalsymptome			
▶ **Psychische Modalitäten**			
Besser durch alle physiologischen Ausscheidungen: Schweiß, Durchfall, starke Harnflut und Wiedererscheinen alter, unterdrückter Hautausschläge	Besser durch verstärkte pathologische Ausscheidung: Fluor, katarrhalische Absonderungen, bes. wenn sie vorher unterdrückt wurden	Besser durch verstärke pathologische Ausscheidung: Fluor, katarrhalische Absonderungen, bes. wenn sie vorher unterdrückt wurden	Besser zeitweise durch starken Körper-, Achsel- oder Fußschweiß, durch Aufbrechen eines Geschwüres, Blutung (Nase, Menses), Fluor
	Besser durch Warzenbildungen	Unruhe nach Schweiß	Schlimmer durch Unterdrückung von Fußschweiß
			Unterdrückter Fußschweiß indiziert psychische Symptome, aber auch organische Läsionen

Quellen: Die Anregung zur synoptischen Darstellung erhielt ich durch Ph. Speight und stellte sie aus folgenden Quellen zusammen:

Hahnemann: Die chronischen Krankheiten; Allen: The chronic Miasms; Dorcsi: Stufenplan und Ausbildungsprogramm; Hind, Jai (Hrsg.): Chronic Diseases and Theory of Miasms; Fortier-Bernoville: Syphilis and Sycosis; Voegeli: Die rheumatischen Erkrankungen; Ortega: Anmerkungen zu den Miasmen

Tab. 13 Übersicht der psychischen Reaktionen

	Psora	Sykose	Syphilinie
Hauptmerkmal	Bescheiden	Übertrieben	Aggressiv
Polare Spannung von – bis	Aktiv, begeistert – gehemmt, furchtsam, mitteilsam – verschlossen	Stark, überschüssig – wirr, planlos euphorisch – misstrauisch	Diktatorisch – läppisch apathisch – gewalttätig
Charakter	Schwächlich, spärlich, unzulänglich, ängstlich, schüchtern, kleinmütig, kleinlich, pedantisch	Prahlerisch, aufdringlich, sich selbst überschätzend, anspruchsvoll, unstet, geschäftig	Nervös, gehässig Zerstörerisch, ziellos Selbstmord
Tendenz	Sehnsucht	Anpassung	Revolution
Farbpräferenz (nach H.V. Müller)	Blautöne	Gelbtöne	Rottöne
Kleidung	Unauffällig, ordentlich, hinter der Mode zurück	Grell, übertrieben letzte Mode	Unordentlich, verlottert, schlampig
Krankheitsbereich	Minderwertigkeitskomplexe Angstsyndrome	Fixe Ideen, Skrupel Neurose	Schuldkomplexe, zwanghaftes Handeln, Psychose

Quellen: Allen HC, Allen JH, Dorcsi M, Müller HV, Ortega S, Speight P.

Die Allgemein- und Gemütssymptome beschreiben den Gesamtzustand des Patienten neben den sonderlichen Symptomen (§ 153, Organon) und sind deshalb bei chronischen Krankheiten besonders zu berücksichtigen. Weil wir eine Heilung „von Grund auf" anstreben, können wir uns in der Regel nur wenig um die akuten Symptome kümmern. Diese müssen nur dann zuerst behandelt werden, wenn sie entweder bedrohlich sind oder als Heilungshindernisse auftreten. Wenn z.B. ein Asthmatiker einen Anfall entwickelt, muss dieser zuvorderst behandelt werden, weil er erstens bedrohlich ist und zweitens beim Betroffenen Angst entstehen lässt, die als Heilhindernis den therapeutischen Zugang zu den meist zugrunde liegenden psorischen Kranheitsanteilen verwehrt. Der erste Aspekt ist leicht einzusehen, an den zweiten denken wir oft erst, wenn gut gewählte Mittel eine zu geringe Wirkung zeigen.

Ähnliches gilt auch bei Krebserkrankungen. Auch hier sind akute Symptome häufig bedeutsame Wegweiser, wie Burnett (1996), Schlegel (1927) und Friedrich (2000) aufzeigen. Man könnte sich zu der Schlussfolgerung verleiten lassen, dass, je länger und schwerer sich eine chronische Krankheit entwickelt, zunehmend die „einseitigen" Anteile der Krankheit in den Vordergrund unserer Überlegungen zu stellen sind. Selbstverständlich muss jeder einzelne Fall individuell betrachtet werden.

Die Miasmen-Theorie ermöglicht es uns aber auch, eine genaue Einschätzung des Krankheitszustandes und seiner Ätiologie vorzunehmen. Wir erhalten dadurch besseren Zugang zu Krankheitsabläufen, aber auch Heilungsnotwendigkeiten und Heilungsverläufen. Die Kenntnis der miasmatischen Situation hilft uns bei der Hierarchisierung der Symptome und bei der Arzneimittelfindung, muss sich jedoch immer dem Prinzip der Ähnlichkeitsregel unterordnen.

Symptome, die die zugrunde liegenden Störungen bei einer chronischen Krankheit beschreiben, sind grundsätzlich höherwertig zu betrachten.

Ausnahmen sind:

- bedrohliche Akutzustände
- Heilhindernisse durch akute Situationen
- fortgeschrittene Krankheitszustände, wie z.B. Krebs

8.4.3 Nosoden

Nosoden (nosos, griech.: Krankheit) sind Arzneimittel, deren Ausgangsmaterial aus physiologischen Absonderungen (z. B. Milch), Erregern (z. B. Bakterien), erkranktem Gewebe (z. B. Gewebe des Mamma-Ca) oder Krankheitsprodukten (z. B. Eiter) gewonnen wird. Sie sind bereits im Kapitel zur „Herkunft der Arzneien" erwähnt worden, ohne dort jedoch näher auf sie einzugehen. Der Grund besteht im didaktischen Aufbau dieses Buches: das Verständnis für die Besonderheit der Nosoden ist ohne die Kenntnis des Miasmenkonzepts nicht möglich.

Zu jeder der drei Formen chronischer Krankheiten gehört eine adäquate Nosode mit entsprechendem Krankheitsbild:

- Psora – *Psorinum* – Mineralstoffwechselstörung
- Sykose – *Medorrhinum* – Gonorrhö
- Syphilinie – *Luesinum* (*Syphilinum*) – Lues

Nosoden verfügen, wie andere homöopathische Arzneien auch, inzwischen über gut geprüfte und bestätigte Arzneimittelbilder und werden nach dem Ähnlichkeitsprinzip verordnet.

Bis heute sind sicher weit über hundert Nosoden entwickelt worden, so z. B. aus

- Milchmitteln: *Lac caninum*, *Lac defloratum*, *Lac felinum*, *Lac delphinum*, *Lac caprinum* etc.
- Erregern von Kinderkrankheiten: *Morbillinum*, *Pertussinum*, *Rubeolae*

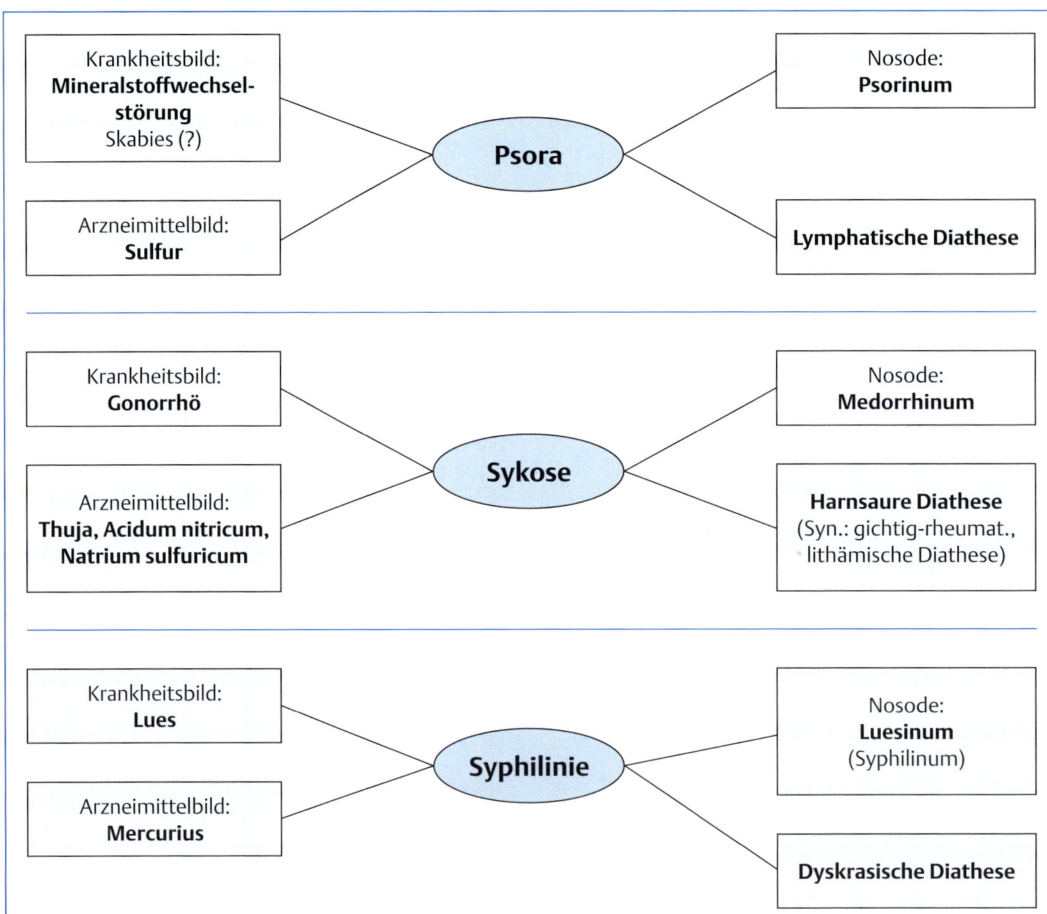

Abb. 9 Chronische Krankheiten und ihre Zuordnung–Synopse der Grundformen.

- Bakterien und Viren: *Streptokokkinum, Staphylokokkinum, Adenoviren, Herpes-Viren*
- erkrankten Organen des Körpers: *Leberzirrhose, Glomerulonephritis* etc.
- tierischen Substanzen: *Apis, Ascariden* etc.

Besondere Bedeutung im Sinne einer häufigeren Verordnung haben das aus unterschiedlichen Kulturen stammende *Tuberculinum* und das aus verschiedenen Krebs-Geweben gewonnene *Carcinosinum* erlangt.

Die Hoffnung, mit einer Nosode die jeweilige Ätiologie einer Krankheit zu erfassen und die Störung grundlegend zu heilen, kann jedoch nur dann erfüllt werden, wenn ihre Verordnung auf der Basis der Ähnlichkeitsregel erfolgt ist. Von manchen Autoren wird ihre – dann oft nur einmalige – Gabe in Krankheitssituationen empfohlen, in denen ein gut gewähltes, anderes Mittel nicht durchgreifend zu wirken scheint.

Wertvolle, zur Verordnung einer Nosode führende Hinweise sind in der Anamnese gewonnene Informationen zu entsprechenden Infektionen in der eigenen oder Familien-Vorgeschichte (z. B. Tuberkulose).

Nosoden können auch als Zwischenmittel in Fällen verordnet werden, in denen durch das Simile keine vollständige Heilung erreicht wurde und die Gesamtsymptomatik auf eine bestimmte miasmatische Belastung hinweist.

Ihre Verordnung ist in folgenden Situationen dienlich:

- bei Folgezuständen nach einer anamnestisch festgestellten Infektion des Kranken oder seiner Vorfahren; positive Serum-Reaktion nach behandelter Lues; nach ungenügend behandelter Gonorrhö oder Gonorrhö der Mutter vor der Schwangerschaft,
- nach lange zurückliegender Tuberkulose oder in der Aszendenz gehäuft aufgetretener Tuberkulose,
- bei Krankheitsverläufen, die dem Arzneimittelbild der geprüften Nosode ähnlich sind.

Daraus kann man die Folgerung ableiten: Es gibt chronische Krankheiten, die eine deutliche ätiologische Verknüpfung zu einem chronischen Miasma aufweisen (Spirochäten, Gonokokken, Tuberkulose-Bakterium). Andererseits beobachtet man aber auch chronische Krankheitsprozesse, die so **erscheinen**, als ob der Patient eine Lues, eine Gonorrhö oder Tuberkulose gehabt hätte, obwohl keine derartige Infektion nachweisbar ist.

Bei dieser Form chronischer Krankheiten zeigt sich aber eine phänomenologische Übereinstimmung zu diesem Infekt, der wiederum dem Arzneimittelbild der zugehörigen Nosode entspricht. Die Kenntnis der Arzneimittelbilder der Nosoden und ihre Anwendung macht Hahnemanns Begriff der chronischen miasmatischen Krankheiten nochmals deutlicher: „Durch Ansteckung oder Erbschaft eingeprägte Krankheiten". Damit gewinnen diese chronischen Krankheitsformen einen Modellcharakter für typische konstitutionelle Reaktionsweisen.

Bei latenter konstitutioneller Bereitschaft zur sykotischen Reaktion können z. B. Impfbelastungen, Bluttransfusionen oder eine Eiweiß-Überernährung die Manifestation der Sykose mit gichtig-rheumatischen Beschwerden oder Steinbildung in verschiedenen Organen (Gallenblase, Nieren) auslösen.

Nosoden sind außerordentlich wirkungsvolle Arzneimittel – vorausgesetzt, sie sind nach dem Simile-Prinzip bestimmt worden. Gerade aufgrund ihrer Potenz sind aber auch bestimmte Warnhinweise und Verordnungsregeln angebracht:

- Bei einer frischen oder akut rezidivierenden Infektion sollte man sie nicht verwenden – es sollte ein längeres Latenzstadium verstrichen sein.
- Möglichst nicht als die erste Arznei, sondern als ein Zwischenmittel in minimaler Dosis geben. Mit wenigen Tropfen einer niedrigen Q-(LM)-Potenz beginnen.
- Nicht mehrere Nosoden zusammen geben (auch Selbstverständliches muss wieder einmal gesagt werden).

Wie in einer umfassenden Fallaufnahme mit dem Patienten können wir auch **alle** erfahrbaren Sachverhalte zusammentragen, die uns das Wesentli-

Tab. 14 Die häufigsten Arzneimittel der chronisch-miasmatischen Krankheiten

Miasma	Arzneimittel
Psora	Baustoffe des Organismus: *Calcium; Kalium; Natrium; Magnesium; Phosphor; Silicea; Sulfur,* deren Verbindungen und Säuren. Spurenelemente: *Alumina; Antimonium crudum; Arsenicum album; Barium; Cuprum; Zincum.* Pflanzliche Mittel: *Lycopodium, Mezereum; Sarsaparilla.* Nosode: *Psorinum.*
Sykose*	*Thuja; Natrium sulfuricum; Acidum nitricum.* Nosode: *Medorrhinum.*
Syphilinie**	*Mercurius; Acidum nitricum; Aurum; Jodum; Kalium bichromicum; Kalium jodatum; Plumbum; Thallium.* Nosode: *Luesinum.*
Tuberkulinie	*Phosphor; Stannum.* Nosode: alle *Tuberkulin*-Nosoden.

* Vgl. Sykotische Konstitution (Bartflechte), KK 1985
** Vgl. Syphilis, KK 1985

che, den Inbegriff dieser chronischen Krankheiten verdeutlichen:

- Krankheitsbilder der zugeordneten **Infekte** und Mineralstoffwechselstörungen
- Arzneibilder der adäquaten **Nosoden**
- Arzneimittelbilder der von Hahnemann angegebenen **Hauptmittel**
- Symptomatik der entsprechenden **Diathesen**

Nach diesem Schema lässt sich für jede einzelne der drei Grundformen der chronischen Krankheiten eine Synopse erstellen, welche die zusammengehörigen Sachverhalte anschaulich macht (Abb. 9).

8.4.4 Reihenfolge der Arzneien

Reine Formen von Psora, Sykose oder Syphilinie sind selten, ebenso, wie es auch praktisch keine ein-miasmatischen Arzneimittel gibt. Deshalb kommen manchmal mehrere Arzneien in die engere Auswahl:

> Wenn bei der Erstverschreibung trotz gewissenhafter Vorarbeit keine sichere Arzneidiagnose zu stellen ist und die Wahl offenbleibt, entscheidet man nach der Reihenfolge: pflanzliche Mittel – Nosode – Mineral – Metall

Gehören diese Mittel zu verschiedenen konstitutionellen Defekten oder ist eine Grundstörung nicht sicher zu bestimmen, ordnet man nach der Reihenfolge Psora – Tuberkulinie – Sykose – Syphilinie.

8.5 Heilungshindernisse und Behandlungsfehler

Die Strategie zur Behandlung chronischer Krankheiten folgt dem in den Kapiteln zur Anamnese, Analyse, Repertorisation und Arzneimittelwahl ausführlich geschilderten Vorgehen – allerdings sind einige Besonderheiten zu beachten, namentlich sind dies die Beachtung potenzieller **Heilungshindernisse**, der Einsatz von Erfolg versprechenden, **flankierenden Maßnahmen** und die **Vermeidung von Behandlungsfehlern.**

8.5.1 Heilungshindernisse

> Die unzureichende Wahrnehmung oder Bewertung von **Heilungshindernissen** können den Erfolg der gesamten vorhergehenden Arbeitsschritte zunichte machen.

Trotz der korrekten Wahl des Similes kann die Heilung der Krankheitsursache behindert werden, wenn „die unterhaltende Ursache der Krankheit noch fortwährt ... und sich in der Lebensordnung des Kranken ... ein Umstand befindet, welcher abgeschafft werden muss (Organon, § 252).

Stellvertretend seien hier einige häufiger auftretende Hindernisse genannt:

- **Störherde** im Organismus, wie z.B. chronisch entzündete Zahnwurzeln. Befinden sich diese Herde im Oberkiefer, kann aufgrund der anatomischen Nachbarschaft daraus eine chronische Sinusitis (Nebenhöhlen-Entzündung) entstehen. Weitere Störherde sind u.a. chronische Entzündungen der Tonsillen, pathologische Besiedlungen der Darmschleimhaut, chronische Appendizitis und Tbc (sie führt zu einer über Jahre und Jahrzehnte bestehenden, chronisch erhöhten Abwehrreaktion). Störherde sind aufgrund der meist eher diskreten Symptomatik chronischer Entzündungsprozesse häufig schwer zu erkennen; ihre Diagnose ist an qualifizierte schulmedizinische Methoden der Diagnose gebunden (Rx, CT etc.).
  Obwohl der Erkennung und Behandlung von Störherden hoher Stellenwert zukommt, sollte man sich aber gleichermaßen vor einer **„Fokal-Phobie“** hüten. Das Simile heilt die chronische, symptomatisch sichtbare Erkrankung oft trotz einer bestehenden Herdbelastung, allerdings reagieren Herde auf den Arzneimittelreiz, worauf die Herdsymptome deutlicher zu Tage treten. Ein guter Ratschlag ist es sicherlich, in jedem Zweifelsfall erfahrene Kollegen aus den entsprechenden Spezialdisziplinen (HNO, Zahnarzt etc.) zu Rate zu ziehen.
- Die Effekte aus der **Einnahme allopathischer Medikamente**, sowohl die Heil-(bzw. Unterdrückungs-)Wirkungen wie auch mögliche unerwünschte Nebenwirkungen, sind zu berücksichtigen. Es versteht sich von selbst, dass Arzneiverordnungen des Arztes vom Homöopathen in keinem Fall angetastet, d.h. verändert oder abgesetzt werden dürfen. Eine Anzahl von Medikamenten erfordert das „Ausschleichen“ aus der Therapie, da ansonsten schwere, irreversible Schäden drohen (z.B. Nebennieren-Insuffizienz als Folge des abrupten Absetzens einer Cortison-Medikation).
  Auch auf die Einnahme psychoaktiver Medikamente darf vom Homöopathen auf keinen Fall negativer Einfluss genommen werden. Im Einzelfall ist es manchmal schwierig, abzuschätzen, welche Symptome als Nebenwirkungen der allopathischen Arznei anzusehen sind und welche zum individuellen Krankheitsbild zu rechnen sind. Ist die Unklarheit mit Nachdenken und Beobachtung nicht zu beseitigen, so hilft manchmal eine Gabe *Sulfur* oder *Nux vomica* (max. C6), um die Situation zu klären.
- Eine „Karriere“ (und die sich daraus ableitenden Folgen) vorhergehender **Unterdrückungen** kann ebenfalls ein hartnäckiges Heilungshindernis darstellen. Ein wesentliches Verdienst Hahnemanns ist die Erkenntnis, dass die Unterdrückung von Hautausschlägen sowie von physiologischen und pathologischen Ausscheidungen dem Heilungsbestreben der Natur zuwiderlaufen. Eines der Hauptmittel (aber bei weitem nicht das einzige) zur Behandlung der Folgen solcher Unterdrückungen ist *Sulfur*; je nach der Natur und Symptomatik der Unterdrückungs-

maßnahme ist das passende Mittel in den Rubriken des Repertoriums zu suchen.

8.5.2 Flankierende Maßnahmen

Ein weiterer bedeutsamer Punkt ist die Einleitung von parallel zur homöopathischen Behandlung laufenden, **flankierenden Maßnahmen**. Ein vernünftiges Konzept zur gesamten Lebensweise, das die Ernährung, ausreichende Bewegung – kurz: gesamthaft funktionierende Lebensregeln (griech: diaita), beinhaltet, ist eine der wichtigen Voraussetzungen zum Gelingen der homöopathischen Therapie.

Die wichtigen, in der Anamnese erhobenen Modalitäten des Patienten entscheiden darüber, welche **Nahrungs- oder Genussstoffe** der Patient während der Behandlung konsumieren darf – und in welcher Menge bzw. Häufigkeit. So ist der Konsum von Substanzen wie Kaffee, Tee, Alkohol und Tabak wenn überhaupt, dann höchstens in mäßigen Mengen erlaubt, Kräutertees aus Arzneipflanzen (insbesondere Kamille) sind generell zu meiden. Es gilt, in jedem Einzelfall die **Empfindlichkeit des Patienten** auf die jeweilige Substanz zu erkennen oder zu ermitteln. Kommt es z.B. nach dem Konsum von Kaffee zum plötzlichen Zusammenbruch der zuvor durch das Simile induzierten Heilungsreaktion, so ist von einer Antidotierung durch die Kaffeewirkung auszugehen; die einzig mögliche Konsequenz besteht dann im vollständigen Verzicht auf Kaffee für die Dauer der Behandlung. Verzicht ist auch hinsichtlich des Verzehrs von Mast- und Schweinefleisch und von Säuren bzw. säurebildenden Substanzen zu üben.

Hahnemann gab für die Diät und die empfohlene Lebensweise recht eindeutige Anweisungen („Die chronischen Krankheiten“, Bd. 1, S. 134 f. und den §§ 259 und 260 des „Organon“). Diese Hinweise bestehen sicher zu Recht, werden jedoch in unserer Zeit nicht mehr mit letzter Konsequenz befolgt. Die Erfahrung aus der Praxis zeigt, dass entsprechende „Verbote“ eher dazu führen, dass der Patient die Behandlung abbricht. Empfehlungen sind hilfreicher. Der Hinweis auf mentholfreie Zahnpasten wird wesentlich dankbarer aufgenommen als das Gebot, die Zähne nur mit Wasser und Bürste zu reinigen.

Der Bann des Kontakts mit **ätherischen Ölen** aus anderen Quellen (Erkältungsbalsam, Duftlampen etc.) ist schon wesentlich besser zu vermitteln, wenn dem Patienten die Gründe dafür, nämlich die mögliche Antidotierung der Arzneimittelwirkung, in einleuchtender Weise nahe gebracht werden. Jegliches „Schulmeistern“ und der Einsatz von Dogmen sollte vermieden werden, um die Kooperation effizient zu gestalten. Eine warmherzige, offene und optimistische Haltung des Therapeuten führt praktisch immer zu einer positiveren Einstellung des Patienten gegenüber dem möglicherweise notwendigen, vom Therapeuten angeregten Verzicht auf Liebgewonnenes.

Die Modalitäten beziehen sich zum Teil auf Umweltbedingungen. Es ist sinnvoll, den Patienten zu sensibilisieren, Situationen zu meiden, von denen er qua Erfahrung bereits sicher weiß, dass sie seinen Zustand verschlechtern. Nicht jeder Mensch sollte z.B. seinen Urlaub am Meer verbringen, wieder andere erleben eine Verschlechterung in den Bergen. Die entsprechenden Rubriken finden sich überwiegend im Repertoriums-Kapitel „Allgemeines“.

8.5.3 Vermeidbare Fehler

Mangelnde Geduld ist unser Hauptfehler, „welche der homöopathische Arzt bei der Kur chronischer Krankheiten nicht sorgfältig genug und nicht standhaft genug vermeiden kann“. „Wenn man die großen Veränderungen bedenkt, welche in vielen und unglaublich feinen Teilen unseres belebten Organismus von der Arznei bewirkt werden müssen, da ein so tiefwurzelndes chronisches Miasma vertilgt werden und so ein gesunder Zustand wieder entstehen könne ...“

Die Wirkung der Arznei hält bei der Gabe von Hochpotenzen häufig sehr lange, d.h. über Wochen bis Monate an „und sie darf ... durch kein neues Mittel gestört und aufgehoben werden“. (CK 1, S. 151 – 153) Fazit: Lassen Sie der Arznei Zeit, damit sie sich voll auswirken kann! Geben Sie in großen Abständen die gleiche Arznei in verschiedenen Potenzen über lange Zeit, über viele Monate.

Wechseln Sie die Arznei nicht ohne die durch genaue Beobachtung gehärtete Überzeugung, dass sich das Krankheitsbild geändert hat.

Q-(LM)-Potenzen können, in Abhängigkeit von der Reaktion des Patienten, u. U. auch täglich gegeben werden, D- oder C-Potenzen aber nur selten. Ein weiterer Fehler ist **mangelnde Sicherheit** in der Führung der Kur. Wer heute dies und morgen das verordnet und jeder kleinen Unpässlichkeit des Patienten mit einem neuen Mittel begegnet, kommt nie an das Ziel.

Der verdorbene Magen reagiert gut auf einen Fastentag – die Verkühlung auf ein ansteigendes Fußbad (**Cave:** Krampfadern!) – ein beginnender Husten ist oft mit einem Brustwickel kuriert. Wenn der Patient über neue Beschwerden klagt, sollte man immer zuerst überlegen, ob diese nicht eine notwendige Ausscheidungskrise darstellen (Haut, Darm, Niere). Psorische Störungen bessern sich durch vermehrte physiologische Ausscheidungen (Schweiß, Harn, Stuhl, Menses), besonders wenn genau diese früher unterdrückt wurden. Sykotische und luesinische Zustände hingegen bessern sich durch verstärkte pathologische Sekretionen.

Keine Heilung degenerativer Leiden ohne Entzündung!

Wenn es sich nicht vermeiden lässt, für die interkurrente akute Störung eine Arznei zu geben, soll man möglichst nur pflanzliche Mittel verordnen, z. B. plötzlicher Schreck: *Opium*; Ärger mit starker Erregung: *Chamomilla*; Betrübnis: *Ignatia*; Eifersucht: *Hyoscyamus*; Durchfall durch Kälteeinwirkungen: *Dulcamara*.

9

Besondere Krankheitsformen und ihre Behandlung

Spezielle Untersuchungstechniken haben die Medizin in viele Sonderfächer geteilt. Das „Objekt“, dem diese Untersuchungen nutzen sollen, ist aber unteilbar geblieben: ein ganzer Mensch. Dem unteilbaren, kranken Menschen begegnet die Homöopathie mit einer Arznei, die über die Gesamtheit der Symptome auf die personale Ganzheit ausgerichtet ist.

Lokale Erkrankungen haben, sofern sie nicht durch eine Verletzung entstanden sind, eine innere Ursache. Hauterkrankungen sind keine Lokal-Übel, sondern stellen das äußere Spiegelbild einer inneren Dynamik dar; sie sollten daher nicht von außen unterdrückt, sondern gemäß ihrer Veranlassung, d. h. von innen her, behandelt werden.

Für die Behandlung der geistigen und seelischen Störungen hat Hahnemann wichtige Richtlinien formuliert; er war einer der ersten Ärzte der Neuzeit, der diesen Kranken respektvoll begegnet ist und sie menschenwürdig behandelt und gepflegt hat. Hahnemann grenzte zu seiner Zeit bereits recht genau die endogenen von den reaktiven Psychosen ab. Das moderne Konzept der Psychosomatik ist von Anbeginn an ein tragender Stützpfeiler des Gebäudes der Homöopathie gewesen.

In Bezug auf die Therapie geistiger und psychischer Störungen hat sich gezeigt, dass der Erfolg psychotherapeutischer Maßnahmen durch adjuvante homöopathische Therapie noch gesteigert werden kann (Ledermann 1966; Schmeer 1968 und 1969).

Alles Besondere ist nur ein Teil des Ganzen!

Julius Cäsar konstatierte: „Gallia est divisa in partes tres". Ein Medizinhistoriker müsste für unsere Zeit feststellen: „Medicina est divisa in partes x" – wobei sich eine genaue Zahl nicht angeben lässt, da die weitere Differenzierung noch nicht beendet ist. Neue Disziplinen etablieren sich fortlaufend, frühere Sonderfächer haben schon Spezialisten und „Unterspezialisten" geboren.

Das Wort „Individuum" wird zunehmend nur noch im Zusammenhang mit dem gesunden Menschen verwandt. Der Mensch ist aber unteilbar geblieben, wie er war, auch in der Krankheitssituation. Gerade hier besteht für den homöopathischen Arzt und seine Patienten die tröstliche Gewissheit, dass die Behandlung, Hahnemanns Maßgaben befolgend, stets auf den unteilbaren, ganzen Menschen ausgerichtet wird:

> „Jede echte ärztliche Behandlung ... muss daher auf das Ganze, auf die Vernichtung und Heilung des allgemeinen Leidens, mittels innerer Heilmittel gerichtet sein, wenn sie zweckmäßig, sicher, hilfreich und gründlich sein soll." (Org., § 190)
> Es „ist schon bei geringem Nachdenken einleuchtend, dass kein ... äußeres Übel ohne innere Ursachen ... entstehen und auf seiner Stelle beharren oder wohl gar sich verschlimmern kann ... ja dessen Emporkommen lässt sich, ohne vom ganzen Leben dazu veranlasst zu sein, nicht einmal denken, so innig hängen alle Teile des Organismus zusammen und bilden ein unteilbares Ganze in Gefühlen und Tätigkeit ...". (Org., § 189)

Lokale Krankheitsäußerungen

Diese sollte man aus den oben genannten Gründen nicht generell spezifisch behandeln wollen. Die Diagnose einer Organerkrankung darf die Arzneiwahl nicht auf einige organotrope Mittel einengen. Die homöopathische Fallaufnahme bemüht sich um die Gesamtheit der Symptome und wählt die Arznei danach aus:

> „Durch diese bloß innerlich gegebene Arznei wird dann der gemeinsame Krankheitszustand des Körpers, mit dem Lokalübel zugleich aufgehoben und ... zugleich geheilt, zum Beweis, dass das Lokalleiden einzig und allein von einer Krankheit des übrigen Körpers abhing und nur als ein untrennbarer Teil des Ganzen, als eines der größten und auffallendsten Symptome der Gesamtkrankheit anzusehen war." (Org., § 193)

Nach dieser grundsätzlichen Vorklärung und Abgrenzung bleiben einige „lokale Übel" übrig, die diesen Namen verdienen. Die **von außen** kommende Verletzung eines Teiles kann neben chirurgischer, orthopädischer oder sonstiger spezieller mechanischer Versorgung auch nach arzneilicher Hilfe verlangen. Hier hat die Homöopathie eine Reihe bewährter Mittel anzubieten, die den Schaden, das physische Trauma, rasch beheben können (Verletzungen: KK 1987; Synth. 2019; Verbrennungen: KK 1986; Synth. 2018; Wunden: KK 1988; Synth. 2027).

9.1 Hauterkrankungen

> Hauterkrankungen sind keine rein lokalen Phänomene, sondern stellen das äußere Spiegelbild einer inneren Störung dar und sollten daher nicht von außen unterdrückt, sondern von innen geheilt werden.

Grundsätzlich ist als äußerliche Behandlung nur die Wiederherstellung und Erhaltung der natürlichen Hautflora sinnvoll. Die Haut ist ein wichtiges Ausscheidungsorgan und entlastet das innere Übel.

Trotzdem wird in aller Welt und seit alters her am Krankheitsort eifrig „geschmiert und gesalbt". Wenn der Schwamm in der Hauswand steckt, das Gemäuer feucht ist, die Decke Regenringe zeigt, ist der Anstreicher und Maler sicher nicht der richtige Mann. Sollte man nicht doch besser den Dachdecker holen oder das Fundament trockenlegen? Sei es, wie es sei – es wird weiter gesalbt und geschmiert. Um die innere Ursache der äußerlich sichtbaren Störung kümmert man sich therapeutisch selten. „Das Terrain ist alles." (Claude Bernard)

9.1.1 Hauterkrankungen und konstitutionelle Belastung

Die biblische Geschichte von der Heilung der Aussätzigen spricht deutlich aus, dass nicht das Handauflegen, der äußere Vorgang die Heilung bringt. Heilung kommt von innen: „Dein Glaube hat dir geholfen!" Die innere Wandlung lässt den Aussatz verschwinden. Diese Wandlung kann durch eine Arznei angeregt werden, die das konstitutionelle Terrain zu ändern vermag. Tiefwirkende homöopathische Konstitutionsmittel sind die besten Helfer für Patienten mit Hauterkrankungen.

Innen und Außen entsprechen sich: Die Haut ist nicht zuletzt eines der wichtigsten Ausscheidungsorgane; sie vermag die konstitutionelle Belastung zu „entlasten". Wenn wir diesen Gedanken zu Ende denken, dass nämlich eine Hautkrankheit auch eine Entlastungsfunktion haben kann, werden wir uns nicht mehr leichtfertig an der äußeren Unterdrückung dieser heilsamen Krankheit beteiligen können.

> „Diese bisher so allgewöhnliche, äußere, verderbliche Behandlung, ist die allgemeinste Quelle aller der unzähligen, benannten und unbenannten, chronischen Leiden geworden, worüber die Menschheit so allgemein seufzet." (Org., § 203)

Außen und Innen entsprechen sich: Die besondere Art der Haut-Effloreszenz, die Morphe der erkrankten Haut, ist ein Erkennungszeichen der inneren Krankheit und damit ein wichtiges Symptom innerhalb der Gesamtheit der Symptome. Daraus folgt, dass es also kein Spezifikum gegen **Ekzeme**, **Warzen** oder **Ulzera** geben kann, sondern immer nur ein der Gesamtheit der Symptome ähnliches Simile.

Die verschiedenen Formen der chronischen Krankheiten, die Hahnemann in drei Gruppen zusammengefasst hat, haben als Lokalsymptome typische Hauterscheinungen, die er zur Benennung verwendet: Krätzkrankheit, Feigwarzenkrankheit und Schankerkrankheit.

> Als Zeichen der konstitutionellen Belastung weisen Hautkrankheiten auf die Art der inneren Krankheit hin.

Von der Toxikologie und der Anwendung bei Kranken – weniger durch die Arzneiprüfung am Gesunden – wissen wir, welche morphologischen Veränderungen zu einer bestimmten Arznei gehören. Damit wird die Morphe der Haut zu einem wichtigen, zuverlässigen Symptom der Arzneifindung. Die Hautsymptome haben eine höhere Rangordnung für die Arzneiwahl als den sonstigen lokalen Symptomen zugestanden wird.

Vielleicht kann man die besondere Rolle der Haut damit erklären, dass während der embryonalen Entwicklung das Nervensystem und die Haut vom äußeren Keimblatt, dem Ektoderm, gebildet werden. Von daher erfüllt die Haut auch Funktionen eines Nerven- und Sinnesorgans. Symptome dieser Organe haben in der Wertigkeit der Person hohen Rang.

9.1.2 Zusammenhänge zwischen psychischen Störungen und Hautphänomenen

Wie eng Psyche und Haut verbunden sind, wird schon durch die Wahl des sprachlichen Ausdrucks deutlich: „Wie fühlen Sie sich in Ihrer Haut?“ „Das geht mir unter die Haut“ – „Ich könnte aus der Haut fahren“ – „Komme mir nicht zu nahe; ich bin unangenehm berührt.“

> Die Haut ist unsere Grenze zur Umwelt. Konflikte an unserer Grenze sind Abgrenzungsprobleme, Hauterkrankungen weisen auf solche Abgrenzungsprobleme hin. Das „Ich“ ist nicht stark genug, sich abzugrenzen.

Beobachten Sie während des Patientengespräches, wie eng der Kontakt zwischen Mutter und Kind ist oder welche Störungen der Beziehung erkennbar werden. Das Berühren und Streicheln der Haut des Kindes, das Wärmen und Nähren lassen die Gemeinschaft entstehen und bilden das Urvertrauen und die Basis der psychischen Gesundheit für das ganze Leben. Auf der Grenzfläche der Haut wird der Kontakt zur Welt „gefühlt“ und das Ich „begriffen“ – kein Wunder, dass die Haut den Gesundheitszustand und die Seelenlage widerspiegelt, „wie es innen aussieht.“

Mit einem treffenden Wort formuliert der Arzt und Dichter Peter Bamm die „vielfältige“ und „umfassende“ Funktion der Haut: das „Seelenleder“. Wer sich für diese psychischen Zusammenhänge interessiert, sei auf ein im Jahre 1992 erschienenes Buch verwiesen: „Das Haut-Ich“ von Didier Anzieu. Ich habe daraus manche neue Anregung erfahren und bin darin bestätigt worden, dass die auf der Haut sichtbaren Zeichen der Krankheit und die anamnestisch erfahrbaren Symptome gemeinsam den Inbegriff der Symptome darstellen, dass die Morphe der Hautkrankheiten in der Hierarchie der Symptome und damit bei der Arzneiwahl oft sehr hoch eingestuft werden kann. Anzieu schreibt: „Die Tiefe der Hautschädigung ist proportional zur Tiefe der psychischen Störung.“

> Die Arznei ist nach der Gesamtheit der Symptome zu wählen und die Morphe der Haut als ein wichtiges individuelles Symptom zu verwenden. Die Haut ist auch ein Nerven- und Sinnesorgan.

Nur bei parasitären Hauterkrankungen ist die Morphe der Haut oft gleichzeitig auch ein pathognomonisches Symptom. Trotzdem dürfen wir über der Behandlung der Parasiten nicht das die Störung begünstigende Terrain vernachlässigen. Die individuelle Reaktion der Haut auf den parasitären Befall gibt Hinweise auf das passende Mittel. Nicht bei jedem gedeiht der ubiquitäre Fußpilz, gerade er lebt vom für ihn passenden Terrain!

9.2 Gemüts- und Geisteskrankheiten

Dass ein Mensch einen Schnupfen oder eine lebensbedrohende Infektion bekommen oder einem körperlichen Siechtum verfallen kann, leuchtet jedermann ein. Das sind „normale" Krankheiten. Aber dass ein Mensch wahnsinnig wird, ein tobender und rasender „Narr" oder ein verzweifelter Selbstmörder, ein sich selbst und seine Familie zerstörender Neurotiker – hier versagt der „gesunde Menschenverstand" und mit ihm die Möglichkeit zur Einsicht.

Unsere aufgeklärte Zeit hält diese Menschen zwar nicht mehr in Ketten, doch sie bleiben uns fern. Hahnemann und seine Schüler haben sehr oft Geisteskranke behandelt. Zeugnis legen das „Organon" und das ausgezeichnete Buch von Jahr (1998) ab.

9.2.1 „Psychiatrie" zu Hahnemanns Zeiten

Qualvoll war das Leben der Geisteskranken zu Hahnemanns Zeiten. Statt zu heilen, „begnügen sich diese Grausamen, jene bedauernswürdigsten aller Menschen durch die heftigsten Schläge und andere qualvolle Martern zu peinigen" (Fußnote zu § 228 des Organon). Vor diesem Hintergrund muss man die ärztliche Tat Hahnemanns sehen, als er 1792 den wahnsinnigen Klockenbring bei sich aufnahm, unter schweren äußeren Bedingungen seine ganze Zeit nur diesem Kranken widmete, ihn versorgte und pflegte wie einen körperlich kranken Menschen – ohne Ketten, ohne Gummizelle oder Elektroschocks! Seine „Psychopharmaka" waren Pflanzenextrakte. Er verfügte zu diesem Zeitpunkt noch nicht über potenzierte Arzneien, hatte auch noch keine Kenntnis von Arzneimittelprüfungen – alles, was ihn antrieb, war der Wille, zu heilen. Als Arzt trat er zu einem geistig kranken Menschen.

Alle Welt preist Pinel als den Ersten, der 1791 forderte, auch Geisteskranke menschenwürdig zu behandeln. Von Hahnemann spricht kein Lehrbuch der Psychiatrie. Es ist unwahrscheinlich, dass er die Veröffentlichung von Pinel kannte. In der wirren Zeit der Französischen Revolution bestand zwischen Frankreich und Deutschland kaum eine geistige Verbindung. Die Frage der Priorität des Gedankens ist unbedeutend: Hahnemann hat als Erster etwas getan, er hat die Ketten und Stricke gelöst, in denen bis dahin diese Kranken „in Ruhe gehalten wurden". „So zeigte er mir oft mit Tränen die Reste der Schwielen von Stricken, deren sich seine vorigen Wächter bedient hatten, ihn in Schranken zu halten." So berichtet Hahnemann von Klockenbring. (Zit. nach Fritsche 1964; vgl. auch Org., § 228, Fußnote 1).

In den §§ 210–230 des Organon formuliert Hahnemann in klaren Richtlinien seine reichen Erfahrungen mit psychisch Kranken. Er unterschied schon sehr genau die endogenen von den reaktiven und symptomatischen Psychosen und grenzte diese von neurotischen Störungen ab.

Die homöopathische Behandlung von Psychosen und Neurosen stellt hohe Anforderungen an die Geduld und das Können des Arztes. Im Interesse der Glaubwürdigkeit der Homöopathie sollten sich nur diejenigen Ärzte damit befassen, die mit den diagnostischen und psychiatrischen Verfahren unserer Zeit **und** mit der Homöopathie gut vertraut sind. Sie sollten auch soviel Selbstkritik haben, dass sie die Grenzen der arzneilichen Therapie, besonders bei schweren neurotischen Verhaltensstörungen, nicht überschreiten.

Gute Zusammenarbeit mit versierten Psychotherapeuten kann dem Patienten manchmal am besten helfen. Die Grenzen der Psychotherapie können durch homöopathische Arznei – und der Bereich der arzneilichen Therapie durch den Analytiker oder Verhaltenstherapeuten erweitert werden (Ledermann 1966; Schmeer 1969).

Ein empfehlenswertes neues Werk ist das von Claudia de Laporte (2006) verfasste Buch „Homöopathie bei psychischen Erkrankungen". Es vermittelt sehr praxisorientiert die besonderen Aspekte der Anamnesetechnik, erläutert die verschiedenen Behandlungsansätze zu den häufigsten psychischen Erkrankungen und enthält zahlreiche Fallbeispiele.

Wenn man diese Vorbehalte und Beschränkungen berücksichtigt, können die Richtlinien Hahnemanns auch heute noch zur Grundlage der homöopathischen Therapie der Psychosen und Neurosen verwendet werden.

Aus Gründen des besseren Verständnisses und überschaubaren Einteilung gehe ich im Folgenden nicht von der Symptomatik, sondern von der Diagnose aus. Dass es Mischformen und manchmal nicht klar abgrenzbare Krankheitsbilder gibt, ist bekannt. Die Nomenklatur ist von Land zu Land verschieden, auch unterscheiden sich die Theorien und Beschreibungen.

9.2.2 Endogene Psychosen

Unter diese Überschrift fallen vor allem die Schizophrenien und zyklothymen Psychosen. Endogen ist alles, was „kryptogen“ ist – eine eher bescheidene Umschreibung der Tatsache, dass „scio ut nesciam“ („ich weiß, dass ich es nicht weiß“) die älteste Weisheit ist. Hahnemann beschrieb, vor dem Hintergrund seiner Zeit, diese Krankheiten als **Körperkrankheiten**, die sich aus der konstitutionellen Belastung entwickeln. Die dabei auftretenden Geist- und Gemütssymptome waren für ihn pathognomonische Symptome, die zur Diagnose gehören, also für die Arzneiwahl sekundäre Bedeutung haben. Die körperliche Symptomatik, die der geistigen Störung vorausging oder sie begleitete, musste durch biografische Anamnese und Fremdanamnese (Angehörige usw.) erhoben werden. Die körperliche Symptomatik kennzeichnet die Konstitution des Kranken und damit die Wurzel der Krankheit. Die psychischen Symptome gehören selbstverständlich zur Gesamtheit. Sie wurden von ihm nur in der Wertigkeit für die Arzneiwahl an die zweite Stelle gesetzt.

> Die Arzneifindung für psychotische Patienten berücksichtigt an erster Stelle die konstitutionelle leibliche Symptomatik.

9

Die psychische Symptomatik steht allerdings im Vordergrund bei plötzlich auftretenden Erregungsphasen. Hahnemann empfahl in diesen Situationen die Gabe von *Aconit, Belladonna, Stramonium, Hyoscyamus oder Mercurius* (Org., § 221, Fußnote). Diese Mittel werden vor oder während der grundlegenden antipsorischen Kur je nach Situation gegeben, und zwar nicht zusammen, sondern alternierend!

9.2.3 Reaktive Psychosen

Wenn die Anamnese eine deutliche, nachvollziehbare Ätiologie der geistigen Störung ergibt, muss sich die Arzneisuche zuerst auf die Arzneimittel zur Therapie des psychischen Traumas konzentrieren.

Diese reaktiven Psychosen entwickeln sich bei Menschen, deren Konstitution überstarken seelischen Belastungen nicht standhält. Die meisten Trauernden überwinden durch Trauerarbeit ihren Schmerz bis auf einen Rest; obwohl sie nie vollständig verschwinden wird, kann die Wunde vernarben. Andere verfallen in Schwermut oder bäumen sich auf. Nicht jeder Mensch ist wie Hiob, der alles erträgt und den „demütigsten aller Demutsgedanken“ denkt: die „Unerforschlichkeit Gottes“ anzuerkennen (Kästner). Der Verlust an Religio (=„Rückbindung“) ist in unserer Zeit möglicherweise einer der Gründe, warum seelische Belastungen häufiger zu psychischen Erkrankungen führen, zu Neurosen und Suchtverhalten.

Nach der Beruhigung der psychischen Situation durch das ätiologische Mittel richtet sich die Therapie auf die Behandlung der konstitutionellen Schwäche. Die Gesamtheit der Symptome wird den Weg zum Konstitutionsmittel weisen. Häufig wird dieses Mittel auch zur Ätiologie passen.

9.2.4 Symptomatische Psychosen

In den Repertorien findet man ätiologische Begriffe, die Hinweise in Richtung bestimmter, in Frage kommender Mittel geben können, z. B.: Geisteskrankheit im Kindbett (KK 55; Synth. 91), in der Schwangerschaft (SR 97), im Klimakterium (KK 55; Synth. 90), bei Trinkern (KK 55; Synth. 89); Säuferwahn (KK 86; Synth. 89).

Alterspsychosen haben, auf lange Sicht gesehen, eine schlechte Prognose. Manche Wahnideen und Verwirrtheitszustände lassen sich zeitweise bessern (vgl. Verwirrung KK 115, Synth. 200; im Alter: SR 210. Wahnideen KK 120, Synth. 205 – 243; SR 215ff.). Grundsätzlich ist im Alter die Heilfähigkeit rückläufig. Für den Homöopathen stellt sich damit die Frage nach den realistischen Zielen der

Therapie. Eine, auch der Alterspsychose zugrunde liegende, falsche Lebensweise wird nur selten korrigiert werden können. Dem Anspruch und der Fähigkeit der Homöopathie, ursächlich zu heilen, sind damit Grenzen gesetzt. Dennoch kann die Homöopathie segensreich, nämlich entspannend und beruhigend wirken.

Bei Alterspsychosen führen die wesentlichen körperlichen Allgemeinsymptome zuverlässiger zum Simile als die vorwiegend pathognomonische, psychische Symptomatik.

9.2.5 Metaluische Psychosen

Sie sind glücklicherweise in unserem Krankengut extrem selten geworden. Zum Ausschluss sollte man dennoch bei allen psychotischen Zuständen einen Serumstatus anfertigen lassen, und dies nicht nur bei älteren Menschen.

9.3 Psychosomatische Krankheiten

Dieser Begriff wird in der Literatur weit gedehnt. Der Inbegriff der Symptome, bei jeder Erkrankung die Grundlage der Arzneiwahl, umfasst die personale Ganzheit der körperlichen und seelisch-geistigen Symptomatik. Deshalb geht de facto eine homöopathische Therapie immer auch von den psychosomatischen Zusammenhängen aus. Hahnemann forderte, dass

> „in allen zu heilenden Krankheitsfällen der Geisteszustand der Kranken als eines der vorzüglichsten mit in den Inbegriff der Symptome aufzunehmen ist, wenn man ein treues Bild von der Krankheit verzeichnen will, um sie hiernach mit Erfolg homöopathisch heilen zu können" (Org., § 210). „Dies geht so weit, dass bei homöopathischer Wahl eines Heilmittels der Gemütszustand des Kranken oft am meisten den Ausschlag gibt, als Zeichen von bestimmter Eigenheit ..." (Org., § 211). „Man wird daher nie naturgemäß, das ist nie homöopathisch heilen, wenn man nicht bei jedem, selbst akuten Krankheitsfalle, zugleich mit auf das Symptom der Geistes- und Gemütsveränderungen siehet." (Org., § 213)

Die Homöopathie hat die psychosomatische Verflechtung seit Anbeginn zur Grundlage der Therapie gemacht. Das Krankwerden als Folge psychischer Alteration war für Hahnemann eine Selbstverständlichkeit. Er schrieb in § 225 des Organon:

> „Es gibt dagegen wie gesagt, allerdings einige wenige Gemütskrankheiten, welche nicht bloß aus Körper-Krankheiten dahin ausgeartet sind, sondern auf umgekehrten Wege, bei geringer Kränklichkeit, vom Gemüte aus, Anfang und Fortgang nehmen, durch anhaltenden Kummer, Kränkung, Ärgernis, Beleidigungen und große, häufige Veranlassung zu Furcht und Schreck. Diese Art von Gemütskrankheiten verderben dann oft mit der Zeit auch den körperlichen Gesundheits-Zustand in hohem Grade."

Seit Freud wissen wir einiges über die Funktion des Unbewussten, über unbewusste Fehlleistungen (Verschreiben, Versprechen, Verlegen, Vergessen, Unfälle). Manche Krankheiten können als solche Fehlleistungen des Unbewussten betrachtet werden. Sie treten als körperliche Krankheiten auf, passen aber sinnvoll in die Lebensgeschichte und haben ihre biografische Notwendigkeit oder sind eine Art „Sühneopfer". Victor v. Weizsäcker hat in seinen „Studien zur Pathogenese" (1935) beschrieben, dass die psychische Störung in der Konversion auf eine körperliche Symptomatik den Ort nicht zufällig wählt, dass zwischen der Art der psychischen Störung und dem in der Folge erkrankten Organ ein Sinn-Zusammenhang bestehen kann. In fast allen homöopathischen Arzneimittelbildern lassen sich Entsprechungen zwischen der Psyche und typischen körperlichen Symptomen finden, die im Inbegriff der Symptome **gemeinsam** erfasst und therapeutisch verwendet werden. In einer Studie über das Symptom der „Angst" versuchte ich, die Korrelation zwischen der individuellen Form der Angstsymptomatik und der dabei beobachteten Störung der Blutzirkulation darzustellen (Köhler 1960).

Die blasse, kalte Angst von *Veratrum album* mit der Zentralisation des Kreislaufs ist im Erscheinungsbild eine wesensmäßig andere Angst als die rote und heiße Angst von *Belladonna* mit ihrer Kopfkongestion oder die gestaute, beengende Angst von *Lachesis*. An diesen Beispielen lässt sich zeigen, dass bei psychosomatischen Angstkomplexen die besondere, dabei immer gestörte Form der Blutverteilung, in den Inbegriff der Symptome aufgenommen werden sollte.

Unsere Sprache verweist auf diesen Zusammenhang: „Angst" und „eng" haben die gleiche indogermanische Sprachwurzel.

Paroxysmale Tachykardien treten sehr häufig als das psychosomatische Äquivalent einer unbewussten Angstsituation auf.

Patientin: 33-jährige Hausfrau, Mutter von drei Kindern.
Physiognomie: Zarter Empfindungstyp (Huter), sehr blass, brünett, ängstliche Mimik, unruhige Gestik, verschlossen, nicht sehr gesprächsbereit.
Hauptbeschwerde: Seit fünf Jahren häufige Anfälle von Herzjagen, internistische und Klinikbehandlungen. Sie bringt ihren Bericht mit: supraventrikuläre, paroxysmale Tachykardie. Bisherige Therapie: Isoptin, Dociton, digitalisiert, Adumbran, Bulbus- und Karotisdruck beim Anfall ohne Wirkung. EKG außerhalb der Anfälle o. B.
Spontanbericht: Sehr plötzliche Anfälle ohne Vorboten. Dabei Angst und Kälte mit Schmerzen im Oberbauch. Arme und Beine sind dann wie gelähmt, es besteht ein starkes Verlangen nach kalten Getränken, besonders Sekt. Kalter Schweiß, vorwiegend an der Stirn, „zum Umfallen, muss mich setzen oder hinlegen".
Gelenkter Bericht und indirekte Befragung: Als Mädchen starke Periodenschmerzen, Periodenabstand 20 – 22 Tage, Periode stark, danach war sie völlig fertig. Mehr ist nicht zu erheben.
Fremdanamnese durch den Ehemann: Aus Gründen des Taktes konnte ich bei der ersten Konsultation nicht tiefer fragen. Die Verschlossenheit der Kranken setzte Grenzen. Er berichtet: Die Anfälle treten vor der Periode häufiger auf, sie sei in dieser Zeit sehr gereizt, ohne Rast und Ruhe, poltere mit den Kindern, habe aber ein verstärktes sexuelles Verlangen. Warum sie denn so ohne Rast und Ruhe sei, ob sie sich darüber ausgesprochen habe? Er sagt, sie bete sehr viel, aber finde dabei auch keine Ruhe. Sie fühle sich verdammt und voller Schuld. Etwas zögernd berichtet er, dass das Ganze nach einer Fehlgeburt angefangen habe. Bei den Anfällen sei sie eiskalt, das Gesicht völlig eingefallen wie eine Tote, der Puls sei kaum zu fühlen und zu zählen.
Wahlanzeigende Symptome: Kollaps mit Angst und Kälte, dabei blasses Gesicht, kalter Schweiß auf der Stirn. Dazu ein paradoxes Symptom: Verlangen nach kaltem Getränk. Angst mit dem Gefühl der Verdammung, allem Anschein nach religiöse Motive, Schuldkomplex. Puls schnell und klein. Prämenstruelle Verschlechterung.
Arzneiwahl: *Veratrum album* LM (Q) VI/XIV/XVIII dil.
Epikrise: Häufigkeit und Schwere der Anfälle konnten bald gebessert werden, nach vier Monaten trat kein neuer Anfall mehr auf. Sie ist zugänglicher und freier. Die Reizperioden vor den Menses bleiben aus. Sie ist im Ganzen gesehen wieder fröhlich und ausgeglichen.

Patientin: 54-jährige, verwitwete Frau mit drei erwachsenen Kindern. Ihr Mann ist im Kriege gefallen.
Physiognomie: Ernährungs-Empfindungstyp (Huter 1957), entspricht Mischtyp pyknisch-leptosom (Kretschmer 1936), gesprächig, aufgeschlossen, lebhafte Gestik und Mimik.
Hauptbeschwerde: Schon immer Neigung zum Herzklopfen, das Herz schlägt bis zum Halse. Seit 10 Jahren Anfälle von Herzjagen.
Vorgeschichte: Ist dauernd in internistischer Behandlung, mit Isoptin klingen die Anfälle rasch ab, kommen aber immer wieder. Viele Beruhigungsmittel, mit Hormonen bessern sich die Wallungen, sie ist aber sehr weinerlich.
Spontanbericht: Angstzustände in engen Räumen, läuft lieber Treppen, als sich in einen Fahrstuhl zu begeben, seit Klimax Hitzewallungen mit Schweiß, schlimmer in warmen, ungelüfteten Räumen, nachts. Starkes Verlangen nach frischer Luft, hat zu Hause Fenster und Türe offen. Bei Herzanfällen geht sie auf den Balkon, das tut gut, sie öffnet ihre Kleidung (Rock und BH). Enge Kleidung mag sie gar nicht, der Hals muss kühl sein.
Gelenkter Bericht und indirekte Befragung: Seit 8 Jahren Menopause, früher war die Periode lang und stark, am Ende der Periode litt sie oft unter Kopfschmerzen, nach der Periode ging es ihr recht gut. Nächtliche Angstzustände, Träume von Verfolgungen, habe am Kriegsende auf der Flucht viel Schlimmes erlebt. Die Erinnerung daran macht immer noch Herzklopfen. Die Herzanfälle aber hätten damit nichts zu tun. Der Frauenarzt hätte es auf die Wechseljahre geschoben. Bei der zweiten Konsultation berichtet sie dann spontan, dass sie bei einer Vergewaltigung am Halse stark gewürgt worden und fast gestorben sei. Seitdem habe sie Angst, wenn jemand ihr nur den Hals berühre. Sie habe eines der Kinder einmal geschlagen, weil es von hinten sich um den Hals geklammert habe, danach habe sie stundenlang ganz schnelles Klopfen gehabt.
Wahlanzeigende Symptome: Furcht vor allem Beengenden, Enge am Hals, Verlangen nach Kühlung und frischer Luft. Die bildhafte Entspre-

chung zwischen der heißen gestauten Angst und der würgenden Schlange (Laokoon) finden wir in ihrem Erleben wieder, welches das Herzjagen über das Unbewusste wohl auslöst.
Arzneiwahl: *Lachesis* C30, C100, C1000 Tbl. in großen Abständen mit *Saccharum lactis* in der Zwischenzeit.
Epikrise: Die klimakterischen Wallungen verstärkten sich eine Zeitlang und wurden nach einem Vierteljahr deutlich geringer. Die Anfälle von Herzjagen wurden bald seltener, kamen im nächsten Sommer noch einmal verstärkt wieder und blieben nach einem Jahr endgültig weg. Herzklopfen tritt noch auf, wenn etwas plötzlich auf sie zukommt: Freude, Schreck, unerwartete Geräusche. Warme Räume und viele Menschen sind ihr weiter unangenehm. Beglückend empfindet sie das viel bessere Verhältnis zur ältesten Tochter, mit der sie sich jetzt richtig aussprechen kann. Dieses Kind war in den schrecklichen Monaten der Flucht schon groß genug, um die Erlebnisse bewusst aufnehmen zu können. War das bisher die Barriere zwischen Mutter und Kind?

Die Frage nach der Ätiologie einer psychosomatischen Störung führt in Verbindung mit der körperlichen Symptomatik oft zum passenden Arzneimittel, das den Konflikt auflösen kann. Die homöopathische Anamnese hat auch eine therapeutische Bedeutung. Die Möglichkeit für den Patienten, seinen Konflikt spontan zu verbalisieren, darf aber nicht überbewertet werden. Eine Aussprache ist für manchen ein Segen, leider ist er oft nicht von langer Dauer, wenn nicht durch gekonnte Gesprächstherapie weitergearbeitet wird. Die eingehende Anamnese wird immer das Ziel haben müssen, den Geistes- und Gemütszustand zu explorieren, damit wir den Patienten **verstehen**. Erst dadurch haben wir die Gesamtheit der Symptome. Von dieser Sicht aus ist jede Krankheit ein psychosomatisches Geschehen, sie kommt aus der Ganzheit der verstimmten Lebenskraft. Ihre „Ur-Sache" liegt in einem Bereich, der eine Trennung von Leib und Seele nicht einmal ansatzweise zulässt. Der Leib ist Leib, weil er beseelt ist, der unbeseelte Leib ist ein toter Körper. „Er ist tot und, nun bloß der Macht der physischen Außenwelt unterworfen, fault er und wird wieder in seine chemischen Bestandteile aufgelöst." (Org., § 10, Fußnote)

Der Begriff der „psychosomatischen Krankheit", wie er in unserer Zeit formuliert wird, fasst die Krankheitsbilder zusammen, bei denen die nachvollziehbare Ätiologie vom seelischen Erlebnis ausgeht und sich in körperlichen Symptomen manifestiert. Hahnemann beschreibt sehr genau das Zusammenwirken der Disposition (geringe Kränklichkeit) mit auslösenden psychischen Belastungen – ein Konzept, wie es in den modernen Lehrbüchern nachgezeichnet wird (Redlich/Freedman 1974).

Disposition und Auslösung haben in jedem einzelnen Krankheitsfall verschiedenes Gewicht. In der Disposition erkennen wir die konstitutionelle Grundlage aller chronischen Krankheiten.

9.4 Neurosen

Die Behandlung von Neurosen sollte nur derjenige homöopathische Arzt übernehmen, der sich eingehend mit den Grundprinzipien der Neurosenlehre und -Therapie beschäftigt hat. Er muss seine persönlichen Grenzen und die Grenzen seiner Methode kennen.

Neurotische Störungen, die den Kern der Persönlichkeit tiefgreifend verändert haben, sind meist nur durch Zusammenarbeit mit einem Psychotherapeuten zu beeinflussen. Man muss sich bewusst machen, dass Neurosen aus zwei Hauptquellen gespeist werden:

- angeborene konstitutionelle Grundlage,
- frühkindliche Umweltkonflikte (Eltern, Geschwister, Sippe, soziale Umwelt).

Sie bedingen gemeinsam die neurotische Verhaltensstörung. Eine ideologisch eingeengte Betrachtung, die nur einen Faktor gelten lässt, hilft dem Kranken nicht.

Neurotisches Verhalten ist zum Teil „erlernt" und im Unbewussten sozusagen programmiert, die wirklichen Probleme werden dadurch abgeschoben und verdrängt. Psychotherapeutische Maßnahmen haben die Aufgabe, das „Gelernte" und „Verdrängte" durch das Bewusstmachen wieder zu „entlernen" (Redlich/Freedman 1974). Die arzneiliche Therapie mit homöopathischen Einzelmitteln kann sich in diesen Prozess einschalten und die Ergebnisse der Psychotherapie wesentlich verbessern. In vielen Fällen, in denen die Persönlichkeitsstruktur noch erhalten ist, kann die homöopathische Therapie in Verbindung mit der psychischen Führung des Patienten recht gute Ergebnisse erzielen – auch ohne tiefenanalytische Behandlung.

Bei der Arzneiwahl sollte man in diesen Fällen einige Besonderheiten beachten. Sie erinnern sich, dass die Arzneiwahl der Natur der Störung, der Idee des Krankheitsfalles angepasst sein muss (Voisin, Eichelberger). Oder wie es Dorcsi formulierte: „Wir müssen den Patienten begreifen."

Die biografische Anamnese ist die Grundlage. Die Biografie deckt oft die Ätiologie der gegenwärtigen Symptome auf. Wenn ein bestimmtes psychisches Trauma die Weiche zur neurotischen Reaktion gestellt hat, können wir eine Arznei aus der Gruppe der psychischen Trauma-Mittel verwenden. Dieser Weg bewährt sich besonders bei einer körperlichen Symptomatik, die sich als Folge psychischer Belastungen manifestiert, bei der Verdrängung unbewältigter Konflikte auf körperlich erlebte Bereiche: psychosomatische Krankheiten, traumatische Neurosen.

„Unter traumatischen Neurosen versteht man ein akutes oder chronisches Fehlverhalten im Gefolge eines psychischen Traumas, das bei einer bis dahin relativ gesunden Persönlichkeit intensive Angst ausgelöst hatte." (Redlich/Freedman 1974)

In der Biografie eines stotternden Kindes konnte als Auslösung ein Angst- und Schreckgeschehen identifiziert werden. Wahlanzeigend dazu war das Symptom: wird krebsrot im Gesicht beim Stottern, *Opium* heilte die Störung in kurzer Zeit.

Bei der Diskussion der Behandlung von Psychosen wurde schon darauf hingewiesen, dass die körperlichen Zeichen und Symptome der Krankheiten Vorrang vor den pathognomonischen Symptomen der Störung haben. Entsprechende Verhältnisse finden sich bei manchen Kern-Neurosen. Auch dort hat sich die Störung „endlich bis zur auffallendsten Einseitigkeit fast wie ein Lokalübel in die unsichtbaren feinen Geistes- und Gemütsorgane versetzt" (Org., § 215). Wenn der Verdrängungsmechanismus vorwiegend **psychische Symptome** produziert, die zur Diagnose der Neurose unabdingbar dazugehören, sind die begleitenden **körperlichen Zeichen höherwertig als die pathognomonische Verhaltensweise**. Dagegen haben die Gemütssymptome einen höheren Rang bei psychosomatischen Krankheiten, traumatischen Neurosen und Organneurosen. Unabhängig von dieser differenzierten Wertigkeit der körperlichen oder psychischen Symptome bei diesen verschiedenen Neuroseformen gilt auch hier:

Die auffallenden, sonderlichen Symptome, besonders die paradoxen Symptome nach Organon § 153, nehmen auf alle Fälle den ersten Rang ein, gleichgültig, ob es sich um körperliche oder psychische Symptome handelt.

Homöopathische Ärzte, die eine tiefenanalytische Ausbildung haben, haben auch bei der arzneilichen Neurosentherapie mehr Erfolg. Paschero war meines Wissens der erste homöopathische Arzt, der darauf aufmerksam machte, dass die vom Kranken berichteten Symptome den zugrunde liegenden Konflikt oft nicht ansprechen. Eine Arzneiwahl, die sich an den vordergründigen Symptomen orientiert, verfehlt nach seiner Meinung den Kern der neurotischen Störung. Die vordergründigen, gegenwärtigen Symptome sind oft ein Spiegelbild der sekundären Verarbeitung des Konfliktes. „Die analytische Aufarbeitung der Biografie der Kranken lässt die wahre Natur der Symptome ... verstehen, welche sich hinter reaktiven Gebilden oder Verteidigungsmechanismen, die der Patient selbst geschaffen hat, verbergen ... Der Homöopath kann der Richtigkeit seiner Verordnungen nur sicher sein, wenn er ... die psychischen Symptome, welche sich gewöhnlich hinter einer sekundären Verarbeitung verbergen und daher im tatsächlichen Bild nicht erscheinen, bewertet und somit das vollkommene Bild der Krankheit erkennt." (Vgl. Paschero 1959. Die Zitate und die Krankengeschichte stammen aus dieser Arbeit. Ergänzend dazu: Paschero 1962.)

Die folgende Krankengeschichte, die ich leicht gekürzt wiedergebe, soll seine Arbeitsweise kennzeichnen:

Junge Patientin, Mutter, zwei Kinder, wies ein Bild von Angst, Depression, intensiven Kopfschmerzen auf, mit dem Gefühl, den Verstand zu verlieren. Angst vor dem Tod und vorm Alleinsein, Schwindel, vorübergehende Ohnmachten, schmerzvolle und spärliche Menstruation mit Amenorrhö von 1–2 Monaten Dauer, Widerwille gegen Menschen, Hitzewellen zum Gesicht, Schüttelfrost und unbezähmbare Eifersucht. Vor einem Jahr habe ihr Mann von einer Reise als Marine-Offizier geschrieben, er habe an einem Ball teilgenommen. Diese Nachricht hatte den Effekt, als sei ein Idol gestürzt. Seitdem: Zwangsvorstellungen von der Untreue ihres Mannes; Gefühl, den Verstand zu verlieren; sie zieht sich von Mitmenschen zurück, damit diese nicht ihre Verwirrung bemerken. Die Patientin zeigt eine auffallende Stärke ihrer unteren Körperhälfte, sie bevorzugt salzige und kalte Nahrungsmittel, Durst, chronische Verstopfung, Mattigkeit gegen 10–11 Uhr morgens, gehetzte Unruhe mit dem Bedürfnis, alles zu erledigen. Eine Zusammenstellung des Krankheitsbildes unter dem Zeichen der Eifersucht als scheinbar bestimmendem Symptom, verbunden mit dem Eindruck einer schüchternen, traurigen, schamhaften, passiven Patientin ließ auf *Pulsatilla* schließen.

Die biografische Anamnese ergab: Als Kind war sie dünn und reizbar. Divergenz-Schielen vom 5.–16. Lebensjahr (dann operiert). Schüchtern, zurückhaltend, mit plötzlichen Weinkrämpfen. Duldete dabei nicht, dass ihre Eltern sich nähern, da ihre Verzweiflung sich verstärkte und sie den Impuls hatte, dieselben anzugreifen. Es handelt sich also nicht um eine passive Kranke, die Trost sucht und Bedürfnis nach Liebe hat, wie *Pulsatilla*, sondern um eine unterdrückte Feindlichkeit gegen die Eltern, ihre Eifersucht war reaktiver Hass gegen die Eltern.

Nach der Analyse der Biografie dieser Patientin werden folgende Symptome zusammengestellt: Ressentiment, unterdrückte Feindseligkeit, Furcht vor Irrsinn, Furcht vor Übel, Furcht, dass ihr etwas zustoßen könne, Ablehnung des Trostes seitens ihrer Eltern, Erregung, allgemeine Mattigkeit 10–11 Uhr, Vorliebe für salzige Nahrung, Stärke der unteren Körperhälfte.

Die Repertorisation der biografischen und gegenwärtigen Symptome führte zu *Natrium muriaticum*.

Hierzu noch ein beherzigenswertes Wort von Paschero: „Ein Patient soll nicht so betrachtet werden, wie er selbst sich darstellt, sondern so, wie er in Wirklichkeit ist."

Wir haben bisher gelernt, dass wir die Phänomene des Patienten **ohne Vorurteil** annehmen sollen. Nun jedoch wird scheinbar gefordert, die Phänomene zu interpretieren – ein Widerspruch? Dieser Widerspruch löst sich auf, wenn wir die Natur der neurotischen Störung in ihrem Ursprung des Konfliktes als Phänomen in die Gesamtheit der Symptome mit aufnehmen, wenn wir die Biografie des Kranken in Bezug zu seiner gegenwärtigen Symptomatik setzen.

Das Besondere der neurotischen Störung zwingt den Therapeuten, die Wurzel des Konfliktes zu finden. Vereinfacht kann man sagen: Die gegenwärtigen Symptome sind nur ein Produkt der Verdrängung, eine unbewusste „Fälschung". Zum Vergleich: Einem Heuchler versuchen wir auf die Spur zu kommen, dahinterzuschauen, was er will, wer er wirklich ist.

Die Arzneiwahl für die neurotische Störung muss die Art des Konfliktes und die speziellen Mechanismen der Verdrängung berücksichtigen. Mangel an Liebe und Zuneigung kann bei einem Kind eine Enuresis, die auffallende Neigung, zu lügen oder Naschsucht auslösen.

Die Gesamtheit der Symptome umfasst die gegenwärtigen und die biografischen Phänomene, den Konflikt und die sekundäre Verarbeitung. Die Arzneiwahl muss der Gesamtheit der Gegenwart und Vergangenheit entsprechen – nur so ist eine Heilung von Grund aus möglich.

10

„Organon der Heilkunst“

Vom literarischen Erbe Samuel Hahnemanns sind die Werke „Reine Arzneimittellehre“, „Die chronischen Krankheiten“ sowie das „Organon der Heilkunst“ besonders bedeutungsvoll.

Mit diesen drei Werken sollte sich jeder selbst eingehend beschäftigen. Diese Aufgabe kann kein Exeget übernehmen. Wenn mein Buch einen Wert für Sie gehabt hat, so muss er sich jetzt erweisen: Quelle und Exegese müssen in ein tieferes Wissen hineinführen, das im täglichen Umgang mit den Problemen Ihrer Patienten den Weg zum Heilen zeigt. Insbesondere Anfänger der Homöopathie lassen sich möglicherweise von der altertümlichen und verschachtelten Ausdrucksweise dieser Werke, insbesondere des Organon, abschrecken, sie zu studieren. Dass es sich trotzdem lohnt, ist die Erfahrung von ausnahmslos jedem erfolgreichen Homöopathen.

Gewiss sind lange, fast barocke Sätze, viele Fußnoten und Anmerkungen nicht jedermanns Sache, da der Fluss der Gedanken unterbrochen wird. Deshalb mein erster Rat:

Lesen Sie jeden Paragrafen zweimal – erst ohne Fußnoten und Anmerkungen, dann im Ganzen.

10.1 Die Sprache des Organon

Unsere Sprachwelt hat sich seit Hahnemanns Zeiten verändert. Um diesen Veränderungen Rechnung zu tragen, haben Autoren wie Buchmann und Hochstetter versucht, das Organon sprachlich leichter fassbar zu machen, ohne dabei die Essenz der Aussagen zu verändern. Classen (2005) hat eine kommentierte Ausgabe vorgelegt. Eine Neufassung von Josef M. Schmidt (Hahnemann 2006), die ebenfalls dem heutigen Sprachstandard entspricht, ist zusätzlich auch als CD-ROM erhältlich, mit der Suchvorgänge möglich sind. Das Original ist in einer textkritischen Ausgabe und einer Standardausgabe erhältlich (Hahnemann 1999).

Das Original fordert sicherlich weit mehr an Arbeitsaufwand vom Leser, speziell gilt das für die teilweise sehr ausufernden Fußnoten. Und doch lohnt sich die Anstrengung. Erst wenn die Gedanken Hahnemanns durch die intensive Beschäftigung, ja fast sogar den „Kampf“ mit seiner Sprache verinnerlicht werden, wird man den Zugang zur Sicherheit des Umgangs mit der Methode gewinnen.

„Selbst die bestausgeführte Kopie wird niemals das Original vollständig erreichen. Es fehlt ihr eben die Originalität, die im Werke selbst sich offenbarende Eigenart des Künstlers, auf welcher die hervorgebrachte Wirkung beruht. So auch mit dem „Organon“. Man lernt Hahnemann erst recht verstehen, wenn man seiner Auseinandersetzung in demselben mit Aufmerksamkeit gefolgt ist.“ (Hahnemann 1991; Lorbacher im Vorwort des Herausgebers.)

Dieser Kommentar soll Anregung zum Quellenstudium sein und Hinweise geben, damit rasch und sicher der Weg durch dieses Buch gefunden wird. Durch Querverweise wird auf das gleiche Thema in anderen Paragrafen aufmerksam gemacht. Ein angeführter Fragenkatalog gibt die Möglichkeit zur Selbstprüfung, ob ausreichende Kenntnisse der homöopathischen Therapie vorhanden sind. Das Schlusswort gehört Samuel Hahnemann. Er weist uns darauf hin, die Homöopathie nach ihren Grundsätzen konsequent anzuwenden.

Die Grundlage jeder Wissenschaft ist das Quellenstudium.

10.2 Die Geschichte des „Organon“

1810 1. Auflage: „Organon der rationellen Heilkunde.“

1819 2. Auflage. Änderung des Titels in „Organon der Heilkunst“. Neuer Vorspruch: Aude sapere

1824 3. Auflage

1829 4. Auflage

1835 5. Auflage

1841 Handschriftliche Neubearbeitung für die

–42 6. Auflage (im 86. Lebensjahr), die nicht mehr zu seinen Lebzeiten erscheint. Seine Frau Mélanie zögert nach seinem Tode die Veröffentlichung der Ausgabe hinaus.

1920 Richard Haehl erwirbt von den Nacherben, der Familie von Boenninghausen, den gesamten literarischen Nachlass mit dieser handschriftlichen Bearbeitung.

1921 6. Auflage, herausgegeben von Richard Haehl.

„Ein Buch geht um die Welt“

Das „Organon“ ist in alle Weltsprachen übersetzt worden und hat seinen Weg um den ganzen Erdball gemacht. Es muss etwas Besonderes an diesem Buch sein. Es liegt an uns, dass wir dieses Erbe für uns und unsere Patienten nutzbar machen. Wir können die Bedeutung dieses Werkes mit dem Verstand, aber auch mit dem Herzen begreifen.

> Das „Organon“ ist ein Werkbuch, es ist als eine Arbeitsanleitung zu verstehen, wie Homöopathie ausgeübt werden soll.

Die Qualität dieser Arbeitsanleitung entspringt der Gabe zur präzisen Beobachtung, die Hahnemann zu eigen war und kann fast ohne Einschränkung verwendet werden. In der theoretischen Begründung der Lehre findet sich manches, was wir als zeitgebundenes Wissen heute kritisch betrachten – aber auch manches, was wir als seherische Ahnung empfinden, aber noch nicht rational verstehen können.

10.3 Aufbau des „Organon“

Das Werk beginnt mit einer Vorrede und einer Einleitung. Gleichzeitig ist die Vorerinnerung zur 1. Auflage beigegeben.

Vorrede. Auseinandersetzung mit der Therapie und den radikalen Maßnahmen seiner Zeit; diesen stellt er die Vorzüge seiner Lehre gegenüber und erinnert seine Leser daran, die Homöopathie rein zu halten.

Einleitung. Ausführlich geht er auf die Nachteile der „alten Heilmethoden“ ein, er beschreibt besonders den gedanklichen Hintergrund dieser Therapien: Die Krankheit ist etwas Materielles, ein Ding, was hinweggeschafft werden muss (materia peccans). Daraus erklären sich die radikalen Ausleitungskuren (Aderlässe, Erbrechen, Purgieren, Laxieren). Dagegen stellt er seine Krankheitsauffassung der „dynamischen Verstimmung der gestörten Harmonie in der Lebenskraft“. Diese Lebenskraft vermag das Leben im Stadium der Gesundheit zu erhalten. Bei deren Verstimmung ist ihre ordnende Fähigkeit verloren gegangen. Dann muss die Kunstheilung mittels der Gabe einer Arznei eingeleitet werden. Die Wahl der Arznei muss nach der Ähnlichkeitsregel erfolgen. Klassische Formulierung der Ähnlichkeitsregel: „Wähle, um sanft, schnell, gewiss und dauerhaft zu heilen, in jedem Krankheitsfalle eine Arznei, welche ein ähnliches Leiden (homoion páthos) für sich erregen kann, als sie heilen soll.“

Hauptteil. Er ist in Paragrafen geordnet und besteht aus drei Teilen:

I. Theoretische Grundlegung (§§ 1–70)
II. Praktische Durchführung (§§ 71–285)
III. Hilfsmaßnahmen (§§ 286–291)

Der Aufbau des Buches ist logisch klar gegliedert. Die Gliederung ist besser erkennbar, wenn man weiß, dass die wesentlichen Themen dreimal umkreist werden: zuerst die Einführung in das Problem, dann dessen theoretische Erklärung und Begründung, am Ende die praktische Konsequenz.

Die folgende synoptische Darstellung gibt deshalb in der dritten Spalte Hinweise, in welchen Paragrafen das gleiche Thema wieder aufgenommen wird.

Tab. 15 Synopse des Aufbaus

Hauptthema	Inhalt	Hinweise
I. Theoretische Grundlegung (§§ 1–70)		
Aufgaben des Arztes/1–2	Heilen – nicht Theoretisieren	s. Einleitung
	Heilung muss schnell, sanft, dauerhaft sein	Wähle, um sanft …
Übersicht und Gliederung des Werkes:	Er muss Bescheid wissen über:	
Welche Kenntnisse muss der Arzt erwerben, um homöopathisch heilen zu können? 3–5/71	1. Wesen der Krankheit	6–18 72–81 185–244
	2. Arzneikräfte und ihre Reaktionen Argumente für die Regulationstherapie	19–21 63–68
	3. Arzneiforschung	105–145
	4. Arzneiwahl nach der Ähnlichkeitsregel Theoretische Erklärung der Ähnlichkeitsregel	146–154 28–70
	5. Arzneianwendung	245–279
	6. Abstände in der Wiederholung der Arznei	246
	7. Hindernisse der Genesung und deren Ausschaltung	4, 252, 255, 259–261
	8. Veranlassung akuter Krankheiten und Ursache chronischer Krankheiten (Miasmen)	204–209
	9. Individuelle Anamnese-Erhebung der leiblichen, seelischen, geistigen Beschaffenheit des Kranken und seiner sozialen Umwelt	83–104
Wesen der Krankheit/6–18	Darstellung des dynamischen Krankheitsbegriffes:	
	Der vorurteilslose Beobachter sieht die Gestalt der Krankheit in den sinnlich wahrnehmbaren Zeichen und Symptomen.	
	Die Ursache der Krankheit ist die Verstimmung der Lebenskraft.	
	Krankheit ist das nach außen reflektierende Bild des inneren Wesens der Krankheit, d. i. des Leidens der Lebenskraft.	7
	Nach Beseitigung aller Symptome ist die Krankheit ausgelöscht.	8
	Tätigkeit der Lebenskraft in Gesundheit und Krankheit	9–17
	Aus dem Vorhergehenden folgt: Der „Inbegriff“ aller Symptome ist die einzige Indikation für ein bestimmtes Heilmittel.	

Tab. 15 (Fortsetzung)

Hauptthema	Inhalt	Hinweise
Die Arzneikräfte und ihre Reaktionen/19–21	Arznei wirkt durch ihre Fähigkeit, Änderung des Befindens herbeizuführen –	
	erkennbar an Arzneiprüfung an Gesunden	
Arzneiwahl/22–27	Die Symptome des Kranken müssen den Symptomen der Arzneiprüfung möglichst ähnlich sein	146–154
Theoretische Erklärung der Ähnlichkeitsregel/28–70	Erklärung der Ähnlichkeitsregel an Beispielen	
II. Praktische Durchführung (§§ 71–285)		
Übersicht und Gliederung/71	1. Was muss der Arzt von den verschiedenen Krankheiten und von den individuellen Symptomen des Kranken wissen, um heilen zu können?	72–81 185–244
	2. Wie erforscht er die Wirkung der Arznei?	105–145
	3. Wie wendet er die Arznei am zweckmäßigsten an?	146–154 245–279
1. Arten der Krankheiten/ 72–81	Akute Krankheiten – durch schädliche Einflüsse der Umwelt – psychische Einflüsse – sporadische Fieber – akute Miasmen (Pocken, Masern, Keuchhusten)	73
	Echte chronische Krankheiten (miasmatische Krankheiten) Syphilis, Sykose, Psora	Fußn. § 80
	Unechte chronische Krankheiten – durch Arzneimissbrauch (ganz modern s. Arzneimittelschäden) – durch vermeidbare Schädlichkeiten (Ausschweifung in Essen, Trinken, Genussmittel)	 74–76 77
Fallaufnahme/83–104	Voraussetzung: individualisierende Untersuchung verlangt Unbefangenheit, gesunde Sinne, Aufmerksamkeit im Beobachten, genaues Aufzeichnen der Krankengeschichte	83
	Der Patient erzählt selbst: Spontanbericht des Kranken	84
	Der Arzt vervollständigt mit dem Patienten den Spontanbericht: Gelenkter Bericht	86, 87
	Zur Vervollständigung, um die Gesamtheit der Symptome zu erzielen: Indirekte Befragung.	
	Beachte: Vermeide jede Suggestivfrage!	88–90
	Fremdanamnese	98
	Wert der Aufzeichnung: Dokumentation!	104

Tab. 15 (Fortsetzung)

Hauptthema	Inhalt	Hinweise
2. Arzneiforschung/ 105–145	Arzneiprüfung am Gesunden	108
	Toxikologische Forschung	110, 111
	Erst- und Nachwirkung von Arzneireizen	112–114, 137
	Wechselwirkungen	115
	Unterschiedliche Sensibilität der Menschen auf Arzneireize	117, 121, 129, Fußn. zu 119 u. 141
	Genaue Richtlinien für die Arzneiprüfung an Gesunden	122
	Arzneiprüfung mit Hochpotenzen	128
Arzneifindung/146–154	Voraussetzung zur erfolgreichen Therapie ist Gewissenhaftigkeit und Sorgfalt	Fußn. 148
	Sichere Methode zur Arzneifindung ist allein die Auswahl der charakteristischen Zeichen und Symptome des Kranken	153, 154, 165
Reaktionen nach der Arzneianwendung/ 155–184	Erstverschlimmerung ist ein gutes Zeichen bei akuten Krankheiten. Sie ist abhängig von der Gabengröße	157–160
	Neue Symptome treten auf: Zeigt an, dass die Arzneigabe falsch war	
	Ein Teil der Symptome ist behoben, ein Teil bleibt:	
	Neue Arzneiwahl nötig	168
	Änderung der Symptome: Neue Arzneiwahl nötig	170
	Stillstand der Wirkung: Neue Arzneiwahl.	183, 184
Besondere Krankheitsformen und ihre Behandlung/185–244	Lokalübel haben ihre Quelle in einem inneren Leiden.	187, 189
	Merke: Nicht lokal behandeln	190
	Auf den ganzen Menschen gerichtete Behandlung ist erforderlich!	
	Chronisch-miasmatische Krankheiten	204–209
	Geistes- und Gemütskrankheiten	210–244
	Bedeutung der psychischen Symptome für die Arzneiwahl.	211–213
	Geistes- und Gemütskrankheiten sind körperliche Krankheiten.	215
	Psychosomatische Krankheiten	225–227
	Wie sollen sich Ärzte und Pflegepersonen gegenüber Geisteskrankheiten verhalten?	
	Ganz moderne Psychiatrie!	228, 229
	Wechselnde Krankheitszustände (mal hier, mal da) sind psorische Krankheiten.	231
	Wechselfieber (Malaria?)	237–244

Tab. 15 (Fortsetzung)

Hauptthema	Inhalt	Hinweise
3. Arzneianwendung und Herstellung der Arznei/ 245 – 279	Die gut gewählte Arznei in einer Gabe auswirken lassen	246
	Bei Wiederholung die Arznei nicht in derselben Potenz geben: in Wasser auflösen und mit 8 – 12 Schüttelschlägen weiterpotenzieren	248
	Treten während der Arzneianwendung neue beschwerliche Symptome auf, muss ein Antidot gegeben werden. Besser ist es, das passende Mittel zu finden.	249, 250, 256
	Tritt keine Besserung bei gut gewählter Arznei ein, muss in der Lebensordnung des Patienten oder in seiner Umgebung der Hinderungsgrund gesucht und abgeschafft werden.	252, 255, 259 – 261
	Besserung oder Verschlimmerung eines Krankheitsfalles äußert sich oft zuerst in der seelisch-geistigen Verfassung eines Patienten.	253
	Wegen guter oder schlechter Erfahrungen mit einem Mittel bei anderen Kranken soll man keine Vorurteile haben. Gewöhne Dir keine Lieblingsmittel an! Habe nie gegen ein Mittel ein Vorurteil!	257, 258
	Der Arzt muss die Gewissheit haben, dass die verordnete Arznei von bester Qualität ist.	264, 265
	Anleitung zur Herstellung der Arznei	269 – 272, Fußn. zu 270, Herst. der Q-(LM)-Potenz
	Wende keine Arzneigemische an.	273 – 274
	Gib die passende Arznei in potenzierter Arzneiform in kleiner Menge.	275 – 279
III. Hilfsmaßnahmen (§§ 286 – 291)		
	Bei Besserung der Grundkrankheit kann in der Rekonvaleszenz Massage- und Bäderbehandlung erfolgen. Hahnemann empfiehlt, wie später Kneipp, die kalten Wasseranwendungen, besonders bei Mangel an Lebenswärme.	§ 291

10.4 Ein Fragenkatalog für den Leser

In den §§ 3, 7 und 71 sind in konzentrierter Form die Grundkenntnisse dargestellt, die vorhanden sein müssen, damit wir homöopathisch heilen können.

Im stillen Kämmerlein kann man jetzt am Ende dieses Buches eine Fragestunde mit sich selbst durchführen:

Was ist Krankheit?
→ Verstimmung der selbsttätigen Lebenskraft (§ 11)

Woran erkennt man die Krankheit?
→ An der Gesamtheit der Symptome (§ 7)

Wie erfährt man diese Symptome?
→ Durch genaue, individualisierende Anamnese (§§ 84 – 104)

Welche Symptome sind wichtig?
→ Auffallende, sonderliche, ungewöhnliche und eigenheitliche (charakteristische) Symptome (§ 153)

Welche Wirkung hat die Arznei?
→ Sie produziert Krankheitssymptome am Gesunden (§ 21) – eine Art Kunstkrankheit (§ 34)

Auf welche Weise erforscht man die Wirkung der Arznei?
→ Durch Arzneiprüfung an gesunden Versuchspersonen (§ 108)

Warum heilt die Arznei?
→ Die stärkere arzneiliche Kunstkrankheit überstimmt die natürliche Krankheit (§ 26)

In welchem Verhältnis müssen arzneiliche Kunstkrankheit und natürliche Krankheit stehen?
→ Sie müssen sich in der Symptomatik ähnlich sein (§ 25).

Wie bereitet man die Arznei zu?
→ Durch Potenzieren (§ 269)

In welcher Potenz wählt man die Arznei?
→ In einer möglichst angemessenen Potenz, welche die natürliche Krankheit überstimmen kann (§§ 275, 279)

In welchen Abständen wird die Arznei wiederholt?
→ Bei akuten Krankheiten häufiger, aber in Wasser aufgelöst und verschüttelt; in chronischen Krankheiten seltener und in höheren Potenzen oder täglich in Q-(LM)-Potenzen (§§ 246, 248, 270)

Und am Ende die „Gretchen-Frage“: Wie stehst Du zu den Komplex-Mitteln?
→ „Es ist unrecht, durch Vielfaches bewirken zu wollen, was durch Einfaches möglich ist.“ (§§ 273, 274)

10.5 Das Schlusswort hat Samuel Hahnemann

„Hiernach ist die Homöopathik eine ganz einfache, sich stets in ihren Grundsätzen sowie in ihren Verfahren gleichbleibende Heilkunst. Wie die Lehre, auf der sie beruht, erscheint sie ... in sich völlig abgeschlossen und dadurch allein hilfreich. Gleiche Reinheit in der Lehre wie in der Ausübung sollten sich von selbst verstehen und jede Rückverirrung ... völlig aufhören, sich mit dem ehrwürdigen Namen Homöopathik zu brüsten.“ (Org., Vorrede 6. Aufl.)

Anhang

Homöopathie von A–Z

Ähnlichkeitsregel In der Einleitung des „Organon der Heilkunst" schreibt Hahnemann: „Wähle, um sanft, schnell, gewiss und dauerhaft zu heilen, in jedem Krankheitsfalle eine Arznei, welche ein ähnliches Leiden (homoion pathos) für sich erregen kann, als sie heilen soll." Ähnliches soll mit Ähnlichem behandelt werden: **Similia similibus curentur**.
Das vergleichbar Ähnliche findet sich in den charakteristischen Symptomen der Arzneiprüfung und in den individuellen Symptomen des einzelnen Kranken. Der Vergleich dieser beiden Symptomenreihen führt zur Wahl der Arznei, die im einzelnen Krankheitsfall am ähnlichsten ist, dem sogenannten → **Simile**.

Allgemeinsymptome betreffen die **Reaktionsweise des ganzen Menschen**. Hunger, Schlaf und Sexualität sind wesentliche Bereiche zur Findung individueller Allgemeinsymptome. Auch die Mensessymptome der Frau haben deren Rang.
Allgemeinsymptome werden sprachlich meist mit „ich habe", „ich bin", „mir ist" – in der Form des Ego – geschildert.
Treten an verschiedenen Körperteilen gleichartige Empfindungen auf, z. B. brennende Schmerzen, so kann man diese örtlichen Symptome nach von Boenninghausen in den Rang von Allgemeinsymptomen erheben.

Als-ob-Symptom Der Patient schildert die Art der krankhaften Empfindung mittels bildhaftem Vergleich: „Mein Bein fühlt sich an, als wenn es abgebunden würde." Symptome, die mit „als wenn", „als ob" geschildert werden, haben oft recht individuellen Charakter und sind von großem Wert.

Anamnese Ihre Durchführung ist im → Organon in den §§ 83 – 104 in klassischer Form beschrieben: Zuerst schildert der Patient spontan seine Beschwerden und Empfindungen, danach arbeiten Arzt und Patient im → gelenkten Bericht gemeinsam an der Vervollständigung des → Spontanberichtes.
Für die meisten akuten Krankheiten genügen diese beiden Teile der Anamnese, die darauf abzielen, → **vollständige Symptome** (Ätiologie, Lokalisation, Empfindung, Modalität) zu erhalten. Bei chronischen Krankheiten muss zusätzlich durch → indirekte Befragung versucht werden, die **Gesamtheit der Symptome** zu erarbeiten.
Außerdem ist hier eine biografische Anamnese mit der eigenen und der Familien-Vorgeschichte notwendig, um die konstitutionelle Belastung zu erkennen.

Arzneibuch → Homöopathisches Arzneibuch (HAB)

Arzneifindung Die Sicherheit der Arzneifindung ist abhängig von der Qualität der Fallaufnahme. Ohne gute Anamnese keine gute Therapie!
Verschiedene Wege zur Arzneifindung sind möglich – entscheidend ist, dass der gesuchte Weg sicher und rasch zum Ziel führt. Verschiedene Wege ergeben sich aus dem Umfang der krankhaften Störung: → Kurze und → Lange Wege. In der Person des Arztes, seiner Arzneikenntnis und individuellen Begabung zu synthetischer Erfassung oder analytischer Aufarbeitung der Symptome liegen verschiedene Möglichkeiten zur freien Entscheidung.
Klarheit und Fülle der Symptome ermöglichen synthetisches Erfassen – verschwommene und bruchstückhafte Symptome zwingen zu analytischer Arbeit. Vor jeder Auswertung der Phänomene, die der Kranke offenbart, sollte der Arzt sich bemühen, die „Natur der Störung" zu begreifen. → Krankheitserkenntnis führt zu sinnvoller Ordnung und → **Wertung der Symptome** und Zeichen.
Der homöopathische Arzt vermeidet Fehler, wenn er sich an Hahnemanns Mahnung hält: „Macht's nach – aber macht es genau nach!" „Genau nachmachen" heißt: Die Arzneifindung muss sich am § 153 des Organon ausrichten: „... Bei dieser Aufsuchung eines homöopathisch spezifischen Heilmittels ... sind die auffallende-

ren, sonderlichen, ungewöhnlichen und eigenheitlichen (charakteristischen) Zeichen und Symptome des Krankheitsfalles besonders und fast einzig fest ins Auge zu fassen; denn vorzüglich diesen, müssen sehr ähnliche, in der Symptomenreihe der gesuchten Arznei entsprechen, wenn sie die passendste zur Heilung sein soll …"

Arzneigabe Dosis und → Potenzierung sollen grundsätzlich der jeweiligen Reaktionslage des Kranken entsprechen. Die Potenzierungsstufe ist weiterhin abhängig von der Aktivität der unpotenzierten Arznei. Die Dosis muss sich den Gesetzen der Reiztherapie anpassen: Je heftiger die Reaktion ist, desto geringer muss die Dosis sein; je träger die Reaktionslage ist, desto höher kann die Dosis sein.
Die beobachtete Reaktion des Kranken gibt auch den Hinweis darauf, ob und wann eine Arzneigabe wiederholt werden soll.

Arzneiherstellung Die homöopathischen Arzneimittel stammen aus dem Reich der Pflanzen, Tiere, Mineralien. Einige sind Entwicklungen aus der chemischen Retorte oder werden aus Krankheitsprodukten hergestellt (→ Nosoden). Hahnemann hat eine spezielle Arbeitstechnik (Verreibung oder Verschüttelung) zur Aufbereitung der Rohstoffe angegeben. Dabei wird stufenweise eine Minimierung und gleichzeitig eine Aufschließung des Rohmaterials mit der Steigerung seiner Wirksamkeit erreicht (→ Potenzierung).

Arzneimittelbild (AMB) Es beinhaltet die Zusammenschau der Einzelerkenntnisse der Arzneiwirkung. Die Homöopathie bezieht die Kenntnis der Arzneiwirkung aus der Arzneimittelprüfung an Gesunden, den Ergebnissen der Toxikologie und Pharmakologie, der Anwendung bei Kranken (Ex usu in morbis) sowie der Arzneianwendung bei Tieren.

Arzneimittelprüfung (AMP) am Gesunden Was eine Arznei bewirkt, wird durch Prüfung an Gesunden ermittelt. Hahnemann gibt im → Organon (§§ 105 – 108, 120 – 153) präzise Anordnungen zur Durchführung der Prüfung.

Arzneityp Die Aspekt-Diagnose nach Arzneitypen zählt zu den → Kurzen Wegen der Arzneifindung und berücksichtigt neben den verbalen Äußerungen des Patienten vor allem die sichtbaren Zeichen der konstitutionellen leiblichen Prägung. Diesen Eigenheiten lassen sich bestimmte homöopathische Arzneimittel zuordnen. Schon Hahnemann beobachtete, dass einige Arzneien bei bestimmter leiblicher Beschaffenheit eines Kranken besonders gut wirken.

Begleitsymptome (Konkomitanzien) In zeitlicher Verbindung mit den Hauptbeschwerden tritt an einem anderen Ort des Körpers ein Schmerz oder eine Funktionsstörung auf: Die Hauptbeschwerde wird begleitet von einer anderen Empfindung. Individuelle Begleitsymptome sind Phänomene, die vom pathologisch-anatomischen oder pathophysiologischen Gesichtspunkt aus nicht begriffen werden können.

Bewährte Indikation Die Verordnung der Arznei nach bewährter Indikation entspricht einem → Kurzen Weg der Arzneifindung, dessen Sicherheit auf der Erfahrung vieler Ärztegenerationen gründet.

Biologische Verfügbarkeit eines Arzneistoffes Sie ist abhängig von der Aufbereitung. Die homöopathischen Arzneizubereitungen durch Potenzierung „sind Erweckungen der verborgen gelegenen arzneilichen Eigenschaften". Für Arzneistoffe, die im rohen Zustande unarzneilich sind, beginnt die tiefste Potenz mit der kolloidalen Löslichkeit (etwa D 8). Stark toxische Substanzen sollten nicht in niedriger Potenzstufe angewendet werden.
Die homöopathisch umstimmende Potenz beginnt erst jenseits der phytotherapeutisch und allopathisch benutzten Wirkphase – oft erst bei D 12.

Charakteristisches Symptom → Schlüsselsymptom

Chronische Krankheiten Sie haben einen eigenen Charakter. Ihre Symptome vermehren sich im Laufe des Lebens. Die Lebenskraft kann sie allein nicht überwinden. Auch die beste Diät und Lebensführung helfen nicht entscheidend. Nur diejenige homöopathische Arznei, die der gesamten Grundstörung entspricht, kann heilen.

Diese Grundstörung ist „durch Ansteckung oder Erbschaft entstanden", Hahnemann benützt dafür den seit Hippokrates bis in seine Zeit gebräuchlichen Ausdruck „Miasmen". Er teilt die chronischen Krankheiten in drei Gruppen ein und benennt sie nach ihren typischen Hautveränderungen der Anfangsphase: Die Krätzkrankheit oder Psora mit zum Kratzen zwingenden Hautausschlägen, die Feigwarzenkrankheit oder Sykose mit proliferativen Haut- und Schleimhautveränderungen und die Schankerkrankheit oder Syphilis mit geschwürigem Zerfall und Ulzera der Haut und Schleimhaut.

Dezimal-(D-)Potenz → Zentesimalpotenz

Diathese ist die angeborene oder erworbene Organ- und System-Schwäche, die zur Krankheitsbereitschaft und zu bestimmten Prozessen der Krankheitsverläufe führt.

Dynamisation → Potenzierung

Einglas-Potenzen nach von Korsakoff entstehen durch ein Herstellungsverfahren, bei dem die → Potenzierung fortlaufend in einem Glas durchgeführt wird.

Erstreaktion Wegen der „Angemessenheit" und „Kleinigkeit der Gabe" einer homöopathischen Arznei entsteht „gleich nach der Einnahme eine Art kleiner Verschlimmerung ... Sie ist aber in der Tat nichts anderes als eine, das ursprüngliche Übel etwas an Stärke übersteigende, höchst ähnliche Arzneikrankheit" (Org., § 157). Diese „kleine homöopathische Verschlimmerung" ist ein gutes Zeichen bei akuten Krankheiten (Org., § 158). Bei chronischen Krankheiten darf diese Erstreaktion nicht auftreten, wenn die Potenzwahl richtig war und bei Wiederholung der gleichen Arznei die Dynamisierung geändert wird (durch Verschüttelung in Wasser, Org., § 248, Fußnote 1).

Fallaufnahme Eine gute Fallaufnahme kann nur gelingen, wenn „Einklang" zwischen Patient und Arzt besteht. Ruhe – Zeit – Geduld sind hierfür wesentliche Voraussetzungen.
Untersuchung und Anamnese werden zunächst so durchgeführt, wie es in der Ausbildung an Hochschule und Klinik gelehrt wird. Daraus resultiert die Diagnose der Erkrankung und ihre Prognose. Danach ist zu entscheiden, ob eine Behandlung mit einem chemisch-synthetischen oder homöopathischen Arzneimittel oder eine andere, z. B. chirurgische Behandlung angezeigt ist. Nach der Entscheidung für die homöopathische Behandlung folgt die homöopathische → Anamnese mit dem Ziel der Bestimmung des individuellen, passenden Heilmittels.
Die Qualität der Fallaufnahme entscheidet über die Sicherheit der Arzneiwahl.
Unterscheidende, individuelle Symptome leiten die Suche nach der „ähnlichen" Arznei. Vor der → Wertung der Symptome ist es zweckmäßig, eine „schöpferische Pause" einzulegen.
Hahnemann rät im → § 3 des Organon, dass der Behandler sich um → Krankheitserkenntnis bemüht, um das, was „insbesondere zu heilen ist".
Hilfsmittel zur Fallaufnahme kann ein gut ausgearbeiteter Fragebogen sein, der sich in etwa der persönlichen Anamnese-Führung anpasst.

Gelenkter Bericht In diesem Teil der → Anamnese arbeiten Arzt und Patient gemeinsam an der Vervollständigung des Spontanberichtes. Die einzelnen, spontan geäußerten Symptome sollen durch systematisches Befragen umfassend charakterisiert werden und im Sinne eines → **vollständigen Symptoms** Angaben zu Ätiologie, Ort, Art der Empfindungen, Modalitäten und Begleitsymptome enthalten.

Gemütssymptome wie Angst, Erregung, Zorn, Ausgelassenheit und Schwermut haben in der Homöopathie einen besonders hohen Wert, vorausgesetzt, dass sie deutlich und vollständig erfasst sind. Menschengemäße Medizin (Humanmedizin) muss sich auf das Besondere des Menschen stützen.

Gesamtheit der Symptome drückt die ganzheitliche Auffassung des homöopathischen Krankheitsbegriffes aus und beinhaltet eine wertende Einordnung der Einzelteile in ein Ganzes. „Das Ganze ist nicht erklärt durch das Zusammensein, sondern durch das Zusammenwirken von Teilen." (Leeser)

Großes Arzneimittel Syn. → **Polychrest**; dieser Terminus bezeichnet ein Arzneimittel, das aufgrund der großen Zahl der bekannten Symptome in seinem Arzneimittelbild häufig verschrieben wird.

Hering'sches Gesetz Hering beobachtete, dass sichere und dauerhafte Wiederherstellung der Grundkrankheit erwartet werden kann, wenn die Auslöschung der Symptome in folgenden Richtungen verläuft: von innen nach außen, von oben nach unten, von jetzt zu früher.

Herkunft der Heilmittel → Arzneiherstellung

Herstellung der Arznei → Arzneiherstellung

Homöopathisches Arzneibuch (HAB) Die homöopathische Arzneibereitungslehre ist von Hahnemann selbst entwickelt worden. Sie ist so exakt, dass das Homöopathische Arzneibuch als offizielle Pharmakopöe heute noch – abgesehen von technischer Verfeinerung – nach seinen Vorschriften arbeitet.

Homöopathische Arzneimittellehre Hierunter versteht man das Sammelwerk der Homöopathie, in dem aus den ursprünglichen Prüfungssymptomen und klinischen Beobachtungen ausgewählte bzw. abstrahierte Arzneimittelbilder enthalten sind; oft auch als → Materia medica bezeichnet.

Homöopathische Erstreaktion → Erstreaktion

Humoralpathologische Temperamentenlehre Im Wissenschaftsverständnis ihrer Zeit beschrieben die alten Ärzte die verschiedenen menschlichen Konstitutionen und Diathesen nach ihrer Zuordnung zu den kosmischen Grundformen (Empedokles) zu unterschiedlichen Säftemischungen (Hippokrates) oder zur Beschaffenheit des Blutes (Aristoteles). Diesen Elementen, Säften, Blutbeschaffenheiten entsprechen die vier ionischen Temperamente: cholerisch, melancholisch, phlegmatisch, sanguinisch.

Inbegriff der Symptome Hierzu zählt, was den ganzen Menschen charakterisiert, seine Eigenheit im Seelisch-Geistigen und ganzheitlichen Leiblichen (→ Allgemeinsymptome); sowie organbezogene und lokale Symptome in ihrer individuellen Ausprägung, wenn sie präzise geäußert werden, auffallend und sonderlich sind (individuelles Lokalsymptom).

Indirekte Befragung Im dritten Teil der homöopathischen → Anamnese werden sämtliche Bereiche angesprochen, zu denen sich der Patient nicht spontan äußerte. Dabei ist jede Suggestivfrage zu vermeiden.

Die indirekte Befragung wird je nach Lage sehr individuell gestaltet. Ein festes Schema erarbeitet sich jeder am besten selbst, um es stets fest im Gedächtnis zu haben. Entsprechend der Anordnung der meisten Symptomenverzeichnisse und Arzneimittellehren empfiehlt es sich, zunächst die → Lokalsymptome nach dem Kopf-Fuß-Schema zu erfragen, danach nach → Allgemeinsymptomen und → Modalitäten, die das Befinden des ganzen Menschen betreffen, zu fragen. Darauf folgt die Erhebung der → Gemüts- und Geistsymptome sowie der Sexualsymptome.

Ziel ist, vollständige und individuelle Symptome sowie einen Überblick über die Gesamtheit der Symptome zu erhalten.

Individuelles Krankheitsbild Seine Erhebung geschieht durch eine detaillierte Anamnese unter Berücksichtigung der körperlichen und seelischen Symptome. Die praktische Anwendbarkeit der → Ähnlichkeitsregel verlangt aus logischen Gründen die individuelle Symptomatik des Kranken, keinen kollektiven Krankheitsbegriff. Nur das kann verglichen werden, was sich entspricht: Symptome des Kranken können nur mit Symptomen der Arzneiprüfung in Beziehung gesetzt werden.

Individuelles Symptom → Symptomgruppen

Kleines Arzneimittel Der Terminus bezeichnet ein homöopathisches Arzneimittel, das aufgrund der geringen Zahl der bekannten Symptome in seinem Arzneimittelbild selten verschrieben wird.

Von einigen Autoren wird die Hierarchie der Symptome zu streng fixiert dargestellt. Dadurch besteht die Gefahr, dass Arzneimittel vernachlässigt werden, die zwar sehr präzise Einzelsymptome haben, aber nicht genügend bekannte → Allgemeinsymptome mit hoher Rangstellung in der Hierarchie der Person. Die „kleinen" Mittel kommen dann zu kurz, wenn man sich ausschließlich an die zahlreichen Allgemeinsymptome der → Polychreste hält.

Klinisches Krankheitsbild Der Einstieg in die Arzneiwahl von der diagnostizierten Krankheit aus zählt zu den → Kurzen Wegen der Arzneifindung. Er ist dort legitim, wo die Fallaufnahme nur wenige individuelle Symptome liefert und das Beschwerdebild des Kranken von den Symptomen der klinischen Krankheit beherrscht wird.

Körperliche Symptome sind stets in ihrer Verbundenheit mit seelisch-geistigem Geschehen zu betrachten. Auch bei vorwiegend seelisch motivierten Beschwerden werden die Symptome oft in der Körpersprache ausgedrückt (→ psychosomatische Störungen). Durch genaues Hinhören lernt man in der Anamnese-Erhebung die Unterschiede erkennen.

Komplexmittel bezeichnet ein Arzneimittel mit mehreren, in der Regel potenzierten, d.h. homöopathisch zubereiteten Arzneisubstanzen in festen Kombinationen.

Konkomitanzien → Begleitsymptome

Konstitution In Anlehnung an Dorcsi ist Konstitution die angeborene **und** erworbene geistig-seelische und körperliche Verfassung eines Menschen. Sie ist erkennbar am Körperbau, an der seelisch-geistigen Grundstimmung und an den Reaktionsweisen auf innere und äußere Belastungen. Aus den verschiedenen Möglichkeiten zum Krankwerden, die in der Konstitution begründet sind, entwickeln sich Dispositionen oder → Diathesen.

Krankheitserkenntnis Voraussetzung zur sicheren Arzneifindung ist nach Hahnemann klare Krankheitserkenntnis (Org., § 3). Dies bedeutet Wissen um die „Idee eines Krankheitsfalles" (Eichelberger), um die „Natur einer Störung" (Voisin) sowie Klärung der Ätiologie, Diagnose der Krankheit, Ordnung der mehrschichtigen Krankheitsprozesse nach Aktualität und Situation, Selbsterkenntnis der eigenen Fähigkeiten und Grenzen, evtl. Erweiterung der Anamnese oder zusätzliche Diagnostik.
Krankheitserkenntnis erlaubt die sinnvolle Ordnung und Wertung der Symptome und Zeichen.

Kurzer Weg der Arzneifindung In Krankheitsfällen mit klarer und offensichtlicher Symptomatik bietet sich die rasche Entscheidung zu einem Arzneimittel an. Der Kurze Weg folgt mehr dem synthetischen Überschauen und ganzheitlichen Erfassen der Symptome; er setzt gute Kenntnis der Arzneimittelbilder voraus und findet sich über → bewährte Indikation, → klinisches Krankheitsbild, → Ätiologie und → Arznei-Typen sowie → Schlüsselsymptome.

Langer Weg der Arzneifindung In unklaren, vielschichtigen Krankheitsfällen wird analytische Verarbeitung und Bewertung der Symptome nötig, meist mit Hilfe von Nachschlagewerken (→ Repertorium und umfassende Arzneimittellehren). Präzision der Symptome und Standort in der Hierarchie der Person entscheiden gemeinsam über ihren Wert in der Arzneifindung (→ Repertorisation).

Lokale Symptome Körperliche Symptome betrachten wir stets in ihrer Verbundenheit mit seelisch-geistigem Geschehen. Allein aus Ordnungsgründen und aus Gründen der Verständigung trennen wir das, was an sich untrennbar ist. Ebenso ist das sogenannte Lokal-Übel nur fassbar als Teilgeschehen, es enthält vom Ganzen her seinen Stellenwert und die Möglichkeit der Heilung. Auch bei vorwiegend seelisch motivierten Beschwerden werden die Symptome oft in der Körpersprache ausgedrückt. Durch genaues Hinhören lernt man in der Anamnese-Erhebung die Unterschiede erkennen.
Die lokalen Symptome führen zur Organotropie und Funktiotropie der Mittel. Sie sind oft → pathognomonische Symptome, die in den Bereich der klinischen Diagnose gehören können. Aus diesem Grund ist der Wert zur Mittelfindung beschränkt.
Die vom Patienten geschilderte Hauptbeschwerde führt meist nur zu wenig differenzierten Lokalsymptomen. Diese sind zur Mittelfindung allein nicht ausreichend. Die → Gesamtheit der Symptome ist erforderlich: insbesondere diejenigen, welche die Reaktionsweise des ganzen Menschen betreffen oder die Bedingung des → Organon, § 153 erfüllen.
Das lokale Symptom wird deutlicher durch die Angabe der Körperseite und die Richtung der Schmerzausbreitung. Schilderungen von Lokalsymptomen eröffnet der Patient vorwiegend mit dem besitzanzeigenden Fürwort „mein": „mein Knie", „mein Arm" u.a.

Materia medica ist die zusammenfassende Bezeichnung für die Gesamtheit aller Symptome aus homöopathischen Arzneimittelprüfungen und klinischen Beobachtungen, geordnet nach Arzneimitteln; weiterhin für ein entsprechendes Sammelwerk, oft synonym mit dem Begriff → **homöopathische Arzneimittellehre** gebraucht.

Mehrglas-Potenz Das → Homöopathische Arzneibuch schreibt für den Hersteller den genauen Arbeitsgang der → Potenzierung vor: Jeder Potenzierungsschritt wird mit einem neuen Glas durchgeführt.

Miasma → chronische Krankheiten
Das chronische Miasma bedeutet bei Hahnemann „durch Ansteckung oder Erbschaft" eingeprägte Krankheit.

Modalitäten Ihre individuelle Kennzeichnung erhalten die Symptome und Zeichen durch Angabe aller Bedingungen, wodurch und wann sie entstehen, sich verstärken oder abschwächen. Die Modalität gehört neben Ätiologie, Art und Ort der Empfindungen zum → vollständigen Symptom.

Nebensymptome können auftreten, wenn die gewählte Arznei dem Krankheitszustand nicht völlig entspricht und der Patient eine sehr feine Sensibilität besitzt.

Nosoden sind potenzierte Heilmittel, die aus Krankheitsprodukten und physiologischen bzw. pathologischen Absonderungen hergestellt werden.

Objektives und subjektives Symptom Was der Arzt sieht, tastet oder durch Untersuchung feststellt, sind Zeichen oder objektive Symptome. Was er vom Patienten hört oder intuitiv wahrnimmt, sind subjektive Symptome.

Organon der Heilkunst Dieses Basiswerk der Homöopathie von Samuel Hahnemann enthält grundlegende Anweisungen zur Homöopathie und besteht aus einem theoretischen (§§ 1–70) und einem praktischen Teil (§§ 71–291).

Organotropes Arzneimittel Aus den Arzneimittelprüfungen wissen wir, dass viele Mittel bestimmte Organe oder Gewebe bevorzugen oder spezielle Funktionen stören.

Pathognomonische Symptome → Symptomgruppen

Personale Medizin Als personale Medizin bemüht sich die Homöopathie um die Integration der Seelen- und Körperheilkunde. Sie fasst den Kranken als einmaligen, unteilbaren ganzen Menschen auf: „Man wird ... nie naturgemäß, das ist nie homöopathisch heilen, wenn man nicht bei jedem ... Krankheitsfall zugleich mit auf das Symptom der Geistes- und Gemütsveränderungen sieht." (Org., § 213)

Polychrest ist die Bezeichnung für ein „vielnütziges" Mittel, das wegen der sehr großen Zahl bekannter Symptome in seinem Arzneimittelbild eine Verschreibung nach dem Ähnlichkeitsprinzip bei einer Vielzahl von Erkrankungen ermöglicht (→ großes Arzneimittel).

Potenz → Potenzierung

Potenzierung Hahnemann machte die Erfahrung, dass der rohe, unbearbeitete Arzneistoff oft nicht wirksam genug ist und die bisher verwendeten Arzneidosen zu groß sind. Durch Bearbeitung des Arzneistoffes (Verreiben, Verschütteln) und Minimierung der Dosis gelang es ihm, das Optimum der Qualität und Quantität der Arznei zu erreichen. Diesen Arbeitsvorgang nannte er Potenzieren. Die so hergestellten Arzneizubereitungen erhielten den Namen → Potenzen oder → Dynamisationen (→ Dezimalpotenz, → Zentesimalpotenz, → Q-Potenz, → LM-Potenz).

Potenzwahl → Arzneigabe

Prinzipien der Homöopathie sind die Anwendung der → Ähnlichkeitsregel, die → Arzneimittelprüfung und die Erhebung des → individuellen Krankheitsbildes.

Psychodynamische Wirkung von Arzneistoffen Im Arzneimittelbild fast aller tiefer wirkenden Stoffe ist in der Gesamt-Symptomatik die Veränderung des seelisch-geistigen Befindens verzeichnet. Hahnemann hat durch die Arzneimittelprüfungen am Menschen die psychodynamischen Wirkungen von Arzneistoffen 150 Jahre früher erforscht, bevor die modernen Psychopharmaka aus der Taufe gehoben wurden.

Psychosomatische Störungen Abweichungen im seelisch-geistigen Bereich gehen oft einer Störung der Funktion oder Struktur voraus. Angst und Furcht als wesentlicher Bestandteil menschlichen Seins äußern sich allerdings oft nicht direkt. Es ist der Kunst des Arztes aufgetragen, ihre Masken zu durchschauen und in scheinbar körperlichen Störungen das Leiden der Seele zu erkennen. Aufgabe der Prophylaxe ist Behandlung der Befindensstörungen, damit der Befund vermieden wird. Hahnemann hat praktische therapeutische Wege gezeigt, psychosomatische Störungen zu heilen. Er hat ebenso für die Behandlung von Psychosen Richtlinien im → Organon aufgestellt.

Q-Potenz → LM-Potenzen

Q-(LM)-Potenzen Neben → D- und → C-Potenzen entwickelte Hahnemann in seinen letzten Jahren die Potenzierung über Streukügelchen. Das Mischungsverhältnis ist dabei etwa 1:50 000.

Regulationstherapie Homöopathie ist eine Form der arzneilichen Regulationstherapie, die die Selbstheilungstendenz des Organismus anregt und steuert.

Repertorisation Die Arzneiwahl durch analytischen Vergleich der Symptome des Patienten mit den Arzneisymptomen unter Verwendung eines → Repertoriums ist von v. Boenninghausen und Kent zu einer speziellen Technik, der Repertorisation, ausgebaut worden.
Repertorisationstechnik setzt eine gute Fallaufnahme und schriftliche Dokumentation der Symptomatik voraus. Durch Auswahl, Werten und Ordnen der Symptome wird der Umfang der Gesamtheit der Symptome auf eine kleine Zahl von wesentlichen Symptomen begrenzt: → Inbegriff der Symptome. Diese qualitativ hochwertigen Symptome werden im Repertorium gesucht und in die zugehörigen Arzneimittellisten eingetragen. Meist dominieren in diesen Vergleichsreihen zwei oder drei Mittel. Diese vergleicht man in der Arzneimittellehre, und danach wird entschieden, welches Mittel dem kranken Menschen im Ganzen entspricht.
Die analytische Arzneifindung über Symptomenreihen wird durch synthetisches Vergleichen mit dem → Arzneimittelbild am Schluss kontrolliert.
Um die ausgewählten wesentlichen Symptome in übersichtlicher und geordneter Form zusammenzustellen, die eine zweckmäßige Auswertung erleichtert, bietet sich die Verwendung eines Repertorisationsbogens an.

Repertorium (Symptomenverzeichnis) Ohne Benutzung von Nachschlagewerken ist die sichere differenzierte Arzneiwahl nach der Ähnlichkeitsregel nicht immer möglich. Arzneimittellehre und Symptomenverzeichnis sind gemeinsam wesentliche Hilfen. Hahnemann hat ein „Symptomenlexikon" für den eigenen Bedarf geschrieben. Von Boenninghausen hat das erste umfangreiche Symptomenverzeichnis herausgegeben und war der Begründer einer Technik der Arzneifindung, die durch Vergleich von ganzheitlichen Symptomen des Patienten mit den im Symptomenverzeichnis niedergelegten Symptomen der Arzneiwirkung das Simile auswählt. Auf dem Fundament dieser Repertorisationstechnik hat vor allem Kent weitergearbeitet, dessen Repertorium sich weltweit durchgesetzt hat. Die deutsche Übertragung durch von Keller und Künzli von Fimelsberg ist überarbeitet und erweitert.

Rezeptur Die Arzneistoffe werden rezeptiert:
flüssig = Dil. = Dilutio
trocken, Pulver = Trit. = Trituratio
Tablette = Tabl. = Tabuletta
Streukügelchen = Glob. = Globulus, Mehrzahl: Globuli

Schlüsselsymptom Wer die Leitsymptome, d. h. die besonders typischen Symptome der Arzneien, gut im Kopf hat, hört im Bericht des Patienten neben viel Allgemeinem das **Typische** heraus. Das Schlüsselsymptom des Kranken entspricht dem **Leitsymptom der Arznei**.

Seelisch-geistiges Symptom Seelische und geistige Symptome sind fast immer so eng verbunden, dass sie beim Kranken und in der → Arzneimittelprüfung am Gesunden nicht trennbar sind. Das Repertorium von Kent bringt unter „Gemüt" beide Rubriken gemeinsam.

Simile bezeichnet das homöopathische Arzneimittel, dessen Arzneimittelbild zum Zustand des Patienten ähnliche Symptome enthält (→ Ähnlichkeitsregel).

Similia similibus curentur → Ähnlichkeitsregel

Spontanbericht → Anamnese

Subjektives Symptom → objektives Symptom

Symptom Die Symptome des Kranken sind der Wegweiser zur → Arzneifindung. Da Homöopathie eine individuelle Therapie ist, werden nicht nur die krankheitsspezifischen, sondern vor allem die persönlichen Symptome bewertet. Sie geben Auskunft sowohl über die Ätiologie und die Lokalisation einer Störung als auch über die Art der erlebten Änderung des Befindens im seelisch-geistigen und leiblichen Bereich.

Symptomgruppen Die Symptome, über die der Kranke klagt und die wir durch Beobachtung und Untersuchung erheben, sind ein Gemisch aus → pathognomonischen Symptomen, die zur klinischen Diagnose führen, und → individuellen Symptomen. Diese spiegeln die persönliche Reaktionsweise des Patienten in der Auseinandersetzung mit den krankmachenden Faktoren wider.

Temperamentenlehre → humoralpathologische Temperamentenlehre

Ursubstanz Mit Milchzucker verriebene feste Substanzen, die als Ausgangsmaterial bei der → Arzneiherstellung dienen.

Urtinktur Bei der → Arzneiherstellung werden durch Verschütteln der Ausgangsstoffe mit Wasser oder Alkohol Lösungen, Essenzen oder Tinkturen bereitet, die den Sammelnamen „Urtinktur" führen.

Verreibung → Arzneiherstellung

Verschüttelung → Arzneiherstellung

Vollständiges Symptom Es setzt sich aus fünf Faktoren zusammen: Ätiologie, Ort, Art der Empfindung und → Modalitäten. Sehr wertvoll sind → Begleitsymptome.

Wertung der Symptome Eine gute → Fallaufnahme bringt oft eine Reihe von Zeichen und Symptomen, unter denen man wählen kann. Für die → Arzneifindung sind alle präzisen Angaben wichtig. Das → **vollständige Symptom** hat die größte Präzision. Spontan und bestimmt geäußerte Symptome haben hohe Qualität, besonders wenn sie in letzter Zeit verstärkt auftreten. Ältere Symptome behalten ihre Wichtigkeit im biographischen und konstitutionellen Zusammenhang, wenn die jetzige Störung deutliche Verbindung zum konstitutionellen Terrain hat.
Die Wertigkeit der Symptome entspricht der Hierarchie der Person: Die Teile werden durch das Ganze erhalten und vom Seelisch-Geistigen gesteuert. Das Persönliche überstrahlt das Kollektive.
Die Arzneifindung stützt sich im Wesentlichen auf die Phänomene, die Ausdruck für die individuelle Reaktion des Kranken sind. Dies ist der Sinn des **§ 153 des** → **Organon**. Ungewöhnlich können in einem speziellen Fall auch einmal die → Lokalsymptome sein. In einem anderen wird das Individuelle durch sonderliche Gemütssymptome geprägt. Ein dritter Fall kann auffallende → Allgemeinsymptome haben. Es widerspricht der Forderung nach Individualisierung der Krankenbehandlung, die Hierarchie der Symptome zur Routine abzuwerten.
Die Präzision der Symptome und ihr Standort in der Hierarchie der Person entscheiden gemeinsam über ihren Wert für die Arzneifindung.

Zentesimalpotenz Bei der → Potenzierung werden die → Potenzen in der Stufung 1 + 9 = 10 oder 1 + 99 = 100 hergestellt und dem Zahlenverhältnis entsprechend → Dezimal- oder Zentesimalpotenzen genannt. In der Kurzform der Rezeptur erhalten sie ein D oder C vor der Zahl der Arbeitsschritte.

Literatur

Albrecht H: Retrospective of 20 years of research on homeopathy. Abstracts of the 60th Congress of the Liga Medicorum Homeopathica Internationalis. AHZ. 2005: 250: S4.

Allen HC: Keynotes and Characteristics. New Delhi: Jain; 1979.

Allen HC: Materia Medica of the Nosodes. New Delhi: Jain; 1977.

Allen JH: The Chronic Miasms. New Delhi: Jain; 1987.

Allen TF: The Encyclopedia of Pure Materia Medica. New York: Boericke and Tafel; 1874 – 1880.

Anzieur D: Das Haut-Ich. Frankfurt: Suhrkamp; 2002.

Bamm P: Ex Ovo. Essays über die Medizin. München: Droemer-Knaur; 1980.

Barthel H (Hrsg.): Synthetisches Repertorium. Stuttgart: Haug; 2005.

Baur J, Schweitzer W: Ein Buch geht um die Welt. Kleine Geschichte des Organon. Heidelberg: Haug; 1979.

Bayr G: Kybernetik und homöopathische Medizin. Heidelberg: Haug; 1966.

Bergsmann O, Bergsmann R, Kellner M (Hrsg.): Grundsystem und Regulationsstörungen. Heidelberg: Haug; 1984.

Beuchelt H: Konstitutions- und Reaktionstypen in der Medizin mit Berücksichtigung ihrer therapeutischen Auswertbarkeit in Wort und Bild. 6. Aufl. Heidelberg: Haug; 1980.

Bidwell GI: Der richtige Gebrauch des Repertoriums. Ulm: Haug; 1960. (Vollständiger ist das amerikanische Original: How To Use The Repertory. London: The Homeopathic Publishing; 1915.)

Bier A: Homöopathie und harmonische Ordnung der Heilkunde. O. Schlegel (Hrsg.). 2. Aufl. Stuttgart: Hippokrates; 1949.

Bleul G: Weiterbildung Homöopathie. Bd. F, Langzeitbehandlung von chronisch Kranken – Syphilitisches Miasma – Schulen der Homöopathie. Stuttgart: Sonntag; 2005.

Boenninghausen von C: Übersicht der Hauptwirkungssphäre der Antipsorischen Arzneien. Münster, Coppenrath, 1833.

Boericke W: Handbuch der homöopathischen Materia medica. 3. Aufl. Stuttgart: Haug; 2004.

Boger CM: Synoptic Key zur homöopathischen Materia medica. Hamburg: Lieth, 2007.

Böttger HE: Erfahrungen mit der homöopathischen Arzneimittelprüfung (HAMP) an der Akademie für Homöopathie und Naturheilverfahren in Celle. AHZ. 1991; 236: 6.

Borland DM: Kinderkonstitutionstypen in der Homöopathie. Heidelberg: Haug; 2000.

Borland D: Homöopathie in der Alltagspraxis. W. Klunker (Hrsg.). Stuttgart: Sonntag; 1992.

Braun A: Methodik der Homöotherapie. 6. Aufl. Stuttgart: Sonntag; 1998.

Buchmann W: Die Grundlinien des Organon. 2. Aufl. Heidelberg: Haug; 1989.

Buchmann W.: Hahnemanns Chronische Krankheiten. 2. Aufl. Heidelberg: Haug; 1987.

Buchmann W: Hahnemanns Reine Arzneimittellehre. Heidelberg: Haug; 1983.

Burnett JC: Die Heilbarkeit von Tumoren durch Arzneimittel. 2. Aufl. München: Müller & Steinicke; 1996.

Charette G: Homöopathische Arzneimittellehre für die Praxis. 6. Aufl. Stuttgart: Hippokrates; 1991.

Clarke JH: Hahnemann and Paracelsus. London: Homœopathic Publishing; 1923.

Clarke JH: Der Neue Clarke. 4 Bde. Greifenberg: Hahnemann Institut; 2006.

Classen C: Hahnemanns Organon der Heilkunst. Studienausgabe für die Praxis. Stuttgart: Sonntag; 2005.

Coulter CR: Portraits homöopathischer Heilmittel, Bd. I–III. Stuttgart: Haug; 2001.

Cullen W: A Treatise of the Materia Medica. Edinburgh: Elliot; 1789. (Dt. Übersetzung v. Hahnemann S: Abhandlung über die Materia Medica. Leipzig Schwickert; 1790.)

Curry M: Der Schlüssel zum Leben. Das Geheimnis der Anziehungskraft zwischen den Menschen. 2. Aufl. Zürich: Schweizer Verlagshaus; 1969.

Deichmann H: Die Lehre von den Hahnemannschen Miasmen. ZKH. 1976. 20: 1 – 10.

De Laporte C: Homöopathie bei psychischen Erkrankungen. Stuttgart: Haug; 2006.

Dorcsi M: Homöopathie. Bd. 6. Symptomenverzeichnis. 4. Aufl. Heidelberg: Haug; 1992.

Dorcsi M: Medizin der Person. Praktikum der homöopathischen Medizin. 3. Aufl. Heidelberg: Haug; 1980.

Dorcsi M: Stufenplan und Ausbildungsprogramm in der Homöopathie. Heidelberg: Haug; 1980.

Eichelberger O: Klassische Homöopathie. 4 Bde. Heidelberg: Haug; 1987 – 1993.

Ensinger T: Leitfaden zu Kents Repertorium. 5. Aufl. Stuttgart: Haug; 2007.

Fechner GT: Nanna oder das Seelenleben der Pflanzen. Leipzig: Insel; 1848.

Flury R: Praktisches Repertorium. Bern: Selbstverlag; 1979.

Flury R: Realitätserkenntnis und Homöopathie. VG Resch, Flury-Lemberg M (Hrsg.). Bern: Selbstverlag; 1979.

Foubister DM: Homöopathische Anamneseerhebung bei Kindern. ZKH. 1962; 6: 64–76.
Frei H, Everts R, von Ammon K et al.: Homeopathic treatment of children with attention deficit hyperactivity disorder – a randomised, double blind, placebo controlled trial. Eur J Ped. 2005. DOI: 10.1007/s00431-005-1735-7. 164/12: 758–767.
Frei H et al.: Homöopathische Behandlung von hyperaktiven Kindern. ZKH. 2006; 50: 5–12.
Friedrich E, Friedrich P: Charaktere homöopathischer Heilmittel. 5. Bd. Traupe-Vertrieb; 1999–2005.
Friedrich U: Forschung in der Homöopathie. ZKH. 2000; 44: 205–213.
Fritsche H: Samuel Hahnemann. Idee und Wirklichkeit der Homöopathie. Stuttgart: Klett; 1964.
Frotier-Bernoville: Syphilis and Sycosis. New Delhi: B. Jain; o. J.
Gawlik W: Die homöopathische Anamnese. Stuttgart: Hippokrates; 1996.
Gawlik W: Samuel Hahnemann: Synchronopse seines Lebens: Geschichte, Kunst, Kultur und Wissenschaft bei der Entstehung der Homöopathie, 1755–1843. Stuttgart: Sonntag; 1996.
Gawlik W: 275 bewährte Indikationen aus der homöopathischen Praxis. 3. Aufl. Stuttgart: Hippokrates; 2006.
Gawlik W: Arzneimittelbild und Persönlichkeitsportrait. 5. Aufl. Stuttgart: Hippokrates; 2007.
Gebhardt KH (Hrsg.): Beweisbare Homöopathie. 2. Aufl. Heidelberg: Haug; 1986.
Gebser J: Ursprung und Gegenwart. 2. Aufl. Stuttgart; 1966.
Gnaiger J: Der geschwätzige Mensch. AHZ. 1978; 223: 232–239.
Gypser KH: Boenninghausens Therapeutisches Taschenbuch. Revidierte Ausgabe. 3. Aufl. Stuttgart: Sonntag; 2006.
Haehl R: Samuel Hahnemann, sein Leben und Schaffen. 2 Bde. Leipzig; 1922.
Hahnemann S: Abhandlung über das „Simile-Prinzip". Hufelands Journal der practischen Arzneykunde. 1796; 2: 433.
Hahnemann S: Organon der Heilkunst. 3. Aufl. Stuttgart: Hippokrates; 1982.
Hahnemann S: Reine Arzneimittellehre. 6 Bde. 5. Nachdruck. Heidelberg: Haug; 1991.
Hahnemann S: Die chronischen Krankheiten. 5 Bde. 5. Nachdruck. Heidelberg: Haug; 1991.
Hahnemann S: Organon der Heilkunst. 6. Aufl. Hrsg. v. Josef M. Schmidt. Stuttgart: Haug; 1999. (Erhältlich als textkritische und Standardausgabe.)
Hahnemann S: Organon der Heilkunst & CD-ROM. Neufassung mit Systematik und Glossar von Josef M. Schmidt. München: Elsevier; 2006.
Hahnemann S: Gesamte Arzneimittellehre. Alle Arzneien Hahnemanns: Reine Arzneimittellehre, Die chronischen Krankheiten und weitere Veröffentlichungen in einem Werk. Hrsg. und bearb. von Christian Lucae und Matthias Wischner. Stuttgart: Haug; 2007.
Hauptmann H: Homöopathie in der kinderärztlichen Praxis. Heidelberg: Haug; 1991.
Hehr GS: Bakteriologie und Homöopathie. AHZ. 1986; 231: 141–148.
Hering C: Leitsymptome unserer Materia Medica. 10 Bde. Aachen: Schlick; 1990.
Hind J: Chronic Diseases and Theory of Miasms. New Delhi: B. Jain; o. J.
Hochstetter K: Einführung in die Homöopathie und andere Behandlungsmöglichkeiten. 4. Aufl. Stuttgart: Sonntag; 1985.
Hochstetter K: Organon der Heilkunst. Neue Überarbeitung des Werkes von Samuel Hahnemann. Regensburg: Sonntag; 1978.
Homöopathisches Arzneibuch. Amtliche Ausgabe. Stuttgart: Deutscher Apotheker Verlag; 2006.
Hufeland CW: Hufelands Journal. 1796; II.
Huter C: Menschenkenntnis durch Körperformen- und Gesichtsausdruckskunde. 3. Aufl. Schwaig: Verl. d. Orig.-Huterwerke; 1957.
Ide Dr.: Die Zeiten des Auftretens und der Verschlimmerung der Beschwerden mit ihren vorzüglichen Arzneien. Sonderdruck. Zeitschrift des Berliner Vereins homöopathischer Ärzte. 1886; 5: 293.
Imhäuser H: Homöopathie in der Kinderheilkunde. 9. Aufl. Heidelberg: Haug; 1991.
Itschner V (Hrsg.): Potenzierte Heilmittel. Stuttgart: Verlag Freies Geistesleben; 1971.
Jahr GHG: Allgemeine und spezielle Therapie der Geisteskrankheiten und Seelenstörungen nach homöopathischen Grundsätzen. Euskirchen: Verl. Homöopathisches Wissen; 1998.
Jütte R: Samuel Hahnemann: Begründer der Homöopathie. München: DTV; 2005.
Julian O: Materia Medica der Nosoden. 7. Aufl. Heidelberg: Haug; 1991.
Kästner E: Aufstand der Dinge. Frankfurt: Suhrkamp; 1973.
Keller G von: Über Q-Potenzen. ZKH. 1988; 32: 227–238.
Keller G von: Computer und homöopathische Einzelsymptome. ZKH. 1990; 34: 141–150.
Keller G von: Über das Repertorium von Jahr. ZKH. 1991; 35: 243–245.
Keller G von: Repertorium und Arzneimittellehre. ZKH. 1992; 36: 3.
Keller G von: Symptomensammlung homöopathischer Arzneimittel. Heidelberg: Haug; 1972–1987.
Kent JT: Kent's Repertorium. Keller G von, Künzli von Fimelsberg J (Hrsg.). 14. Aufl. Stuttgart: Haug; 2003.
Kent JT: Was der Arzt, um erfolgreich verordnen zu können, wissen muss. Ulm: Haug; 1964.
Kent JT: Zur Theorie der Homöopathie. Vorlesungen über Hahnemanns Organon. Stuttgart: Haug; 2001.
Klunker W: Synthetisches Repertorium. Stuttgart; Haug: 2005.

Klunker W: Homöopathie – eine Außenseitermedizin. ZKH. 1988; 32: 1.
Klunker W: Die Behandlung der chronischen Krankheiten in der Praxis nach Hahnemanns Lehre. ZKH. 1988; 32: 135–145.
Klunker W: Beitrag zur Titelfrage des Hahnemannschen Organon. ZKH. 1992; 36: 3.
Köhler G: Über die Modalität Zeit. Deutsche Homöopathische Monatsschrift. 1958; 12.
Köhler G: Die Zeiten der Arznei. Erfahrungsheilkunde. 1960; IX: 1.
Köhler G: Eine bildhafte Studie über das Symptom „Angst". Deutsche Homöopathische Monatsschrift. 1960; 7.
Köhler G: Homöopathie. In: Wörterbuch medizinischer Grundbegriffe. Seidler VE (Hrsg.). Freiburg: Herder; 1979: 136–141.
Köhler G: Homöopathie. In: Lexikon Medizin, Ethik, Recht. Eser A, von Lutterotti M u. a. (Hrsg.). Freiburg: Herder; 1989.
Köhler G: Lehrbuch der Homöopathie Bd. 2. 6. Aufl. Stuttgart: Hippokrates; 2004.
Korsakoff von: Erfahrungen über ein völlig sicheres und leichtes Verfahren, die homöopathischen Arzneien zu jedem beliebigen Grade potenzieren zu können. Stapf's Archiv: 1832; 11.
Kretschmer E: Körperbau und Charakter. Berlin: Springer; 1967.
Kruzel T: Homöopathische Akutbehandlung. 3. Aufl. Stuttgart: Haug; 2006.
Künzli von Fimelsberg J: Hahnemanns Repertorien. Acta Homöopathica. 1969; XIII: 1.
Lang E: Homöopathische Differenzialdiagnose bei häufigen Erkrankungen. Eine tabellarische Übersicht bewährter Indikationen. Stuttgart: Hippokrates; 2007.
Ledermann EK: Die Homöopathie und die existentialphänomenologische Auffassung. ZKH. 1966; 5: 1.
Leers H: Sammlung seltener Symptome. 4. Aufl. Heidelberg: Haug; 1988.
Leers H: Kents Repertorium in Lochkartenform. 4. Aufl. Solingen; 1979.
Leeser O: Leesers Lehrbuch der Homöopathie. 5 Bde. 2.–4. Aufl. Heidelberg: Haug; 1986–1989.
Leibbrand W: Romantische Medizin. Hamburg: Goverts; 1937.
Lippe A: Handbuch homöopathischer Charakteristika. Stuttgart: Haug; 2003.
Martini P: Homöopathische Arzneimittel-Nachprüfungen. Naunyn-Schmiedeberg's Arch. exp. Pathol. Pharmakol. 1939; 192.
Mezger J: Gesichtete homöopathische Arzneimittellehre. 2 Bde. 12. Aufl. Stuttgart: Haug; 2005.
Möllinger H, Schneider R: Homöopathie: mehr als nur Placeboeffekt? AHZ. 2007; 252.
Morrison R: Handbuch der homöopathischen Leitsymptome und Bestätigungssymptome. Kiel: Kai Kröger; 1997.
Müller HV: Das Krankheitsgeschehen aus homöopathischer Sicht. ZKH. 1978; 1.
Müller HV: Die Psychoanamnese. Heidelberg: Haug; 1981.
Müller HV: Homöopathische Psychotherapie. Bd. 1: Sepia. Heidelberg: Haug; 1986.
Müller HV: Homöopathische Tabellen. Heidelberg: Haug; 1985–1993.
Müller HV: Die Farbe als Mittel zur Similimumfindung in der Homöopathie. Bd. 1. 2. Aufl. Heidelberg: Haug; 1991.
Nash EB: Leitsymptome in der homöopathischen Therapie. Neuübersetzung. 1. Aufl. Heidelberg: Haug; 2004.
Ortega PS: Anmerkungen zu den Miasmen oder chronischen Krankheiten im Sinne Hahnemanns. 4. Aufl. Heidelberg: Haug; 1991.
Paschero TP: Die homöopathische Diagnose. ZKH. 1959; 3: 6.
Paschero TP: Homöopathie als konstitutionelle Medizin. ZKH. 1962; 6: 2.
Payer L: Andere Länder, andere Leiden. Frankfurt: Campus; 1989.
Phatak SR: Homöopathische Arzneimittellehre. München: Urban & Fischer; 2005.
Pischinger A: Das System der Grundregulation. 8. Aufl. Heidelberg: Haug; 1990.
Redlich FC, Freedman DX: Theorie und Praxis der Psychiatrie. 2. Aufl. Frankfurt/Main: Suhrkamp; 1974.
Rehman A: Handbuch der homöopathischen Arzneibeziehungen. 3. Aufl. Stuttgart: Haug; 2007.
Ritter H: Samuel Hahnemann – Begründer der Homöopathie. 2. Aufl. Heidelberg: Haug; 1986.
Roberts HA: „Sensations as if". A Repertory of Subjective Symptoms. New Delhi: Jain; o. J.
Rost A: Regulationsthermographie. 2. Aufl. Stuttgart: Hippokrates; 1987.
Rost A: Wirkungsnachweis homöopathischer Arzneien. AH Z. 1978; 223: 5.
Rost A, Rost J: Krankheit und Heilung – sichtbar gemacht. AHZ. 1986; 231: 5.
Rost J: Einführung in die Regulationsthermographie. Stuttgart: Hippokrates; 1987.
Rost J: Gedanken über die Wirkungsweise der Homöopathie. AHZ. 1978; 223: 5.
Rost J: Die Quintessenz der Naturheilverfahren. Berlin: Quintessenz; 1990.
Scheiwiller-Muralt E: Homöopathie bei akuten Erkrankungen und Notfällen. 3. Aufl. München: Elsevier; 2004.
Schlegel: Die Krebskrankheit, ihre Natur und ihre Heilmittel. Stuttgart: Hippokrates; 1927.
Schlüren E: Homöopathie in Frauenheilkunde und Geburtshilfe. 6. Aufl. Heidelberg: Haug; 1989.
Schmeer DH: Die Differentialdiagnose neurotischer und homöopathischer Symptome. ZKH. 1968; 7: 6.
Schmeer DH: Die homöopathische Behandlung der Neurosen. Acta Homöopath. 1969; XIII: 4.

Schoeler H: Über die wissenschaftlichen Grundlagen der Homöopathie. Über angewandte Toxikologie. Berlin: Arbeitsgemeinschaft med. Verlage 1948.
Schroyens F: Synthesis. Repertorium homoeopathicum syntheticum. 9. Aufl. Greifenberg: Hahnemann Institut; 2005.
Schultz CH: Die homöobiotische Medizin des Theophrastus Paracelsus. Berlin; 1831.
Schulz H: Vorlesungen über Wirkung und Anwendung der unorganischen Arzneistoffe. Ulm: Haug; 1956.
Schulz H: Vorlesungen über Wirkung und Anwendung der deutschen Arzneipflanzen. Ulm: Haug; 1956.
Schweitzer W: Ein Buch geht um die Welt. Heidelberg: Haug; 1979.
Seideneder A: Mitteldetails der homöopathischen Arzneimittel. Neuauflage. Ruppichteroth: Similimum; 2000.
Seidler E: Geschichte der Pflege des kranken Menschen. Stuttgart: Kohlhammer; 1972.
Seidler E (Hrsg.): Wörterbuch medizinischer Grundbegriffe. Freiburg: Herder; 1979.
Speight P: A comparison of the Chronic Miasms. Rustington/Sussex; 1961.
Stauffer K: Homöotherapie (Nachdruck v. 1924). Stuttgart: Sonntag; 1990.
Stauffer K: Symptomenverzeichnis. 9. Aufl. Stuttgart: Sonntag; 1989.
Stiefvater E: Akupunktur als Neuraltherapie. 2. Aufl. Ulm: Haug; 1956.
Stübler M: Homöopathische Arzneien. Stuttgart: TRIAS; 1989.
Tischner R: Samuel Hahnemann. Leben und Lehre. Ulm: Haug; 1959.
Tischner R: Geschichte der Homöopathie. 4 Bde. Leipzig; 1934.
Tischner R: Das Werden der Homöopathie. Stuttgart: Hippokrates; 1950.
Tompkins P, Bird C: Das geheime Leben der Pflanzen. Frankfurt: S. Fischer; 1978.
Tyler M, Weir J: How to use the Repertory. New Delhi: Jain; o.J.
Vehsemeier A: Zur Pharmakotechnik. Hygea Z. f. Heilkunst. 1836; 4 B 547.
Vithoulkas G: Essenzen homöopathischer Arzneimittel. 2. Aufl. Höhr-Grenzhausen: Faust; 2004.
Vithoulkas G: Materia medica viva. Bislang 11 Bde. Göttingen: Burgdorf; 1991.
Voegeli A: Die rheumatischen Erkrankungen. 8. Aufl. Stuttgart: Haug; 2006.
Voisin H: Die vernünftige kritische Anwendung der Homöopathie. Ulm: Haug; 1960.
Voisin H: Materia Medica des homöopathischen Praktikers. 3. Aufl. Heidelberg: Haug; 1991.
Voisin H: Praktische Homöotherapie. Hamm: Stockebrand; 1969.
Vonessen F: Was krank macht, ist auch heilsam. Heidelberg: Haug; 1980.
Wachsmuth G: Erde und Mensch. 2. Aufl. Konstanz: Philosophisch-Anthroposophischer Verlag; 1952.
Walach H: Homöopathie als Basistherapie. Heidelberg: Haug; 1986.
Ward JW: Unabridged Dictionary of the Sensations „As if". New Delhi: Jain; 1978.
Wecker L: Arzneifindung in Kent's Repertorium (Übersetzung nach W. Erbe). Stuttgart: Hippokrates; 1982.
Weizsäcker von V: Studien zur Pathogenese. 2. Aufl. Stuttgart: Thieme; 1946.
Witt CM et al.: Outcome-Studie: Patienten in der homöopathischen Arztpraxis. AHZ. 2006; 251.
Wolter H: Wirksamkeitsnachweis von Caulophyllum D 30 bei der Wehenschwäche des Schweines. Die Wirksamkeit von Flor de Piedra D 3 bei der Azetonämie des Rindviehs. In: Beweisbare Homöopathie. Gebhardt VKH (Hrsg.). 2. Aufl. Heidelberg: Haug; 1986.
Wurmser L: Die Entwicklung der Homöopathischen Forschung. Sonderdruck DHU. Karlsruhe: o.J.

Sachverzeichnis

T

U

V

W

Z

Arzneimittelverzeichnis

N

O

P

Q

R

S

T

U

V

Z